CHEF AJ
MIT GLEN MERZER

Das Erfolgsrezept für ultimatives Abnehmen

Der revolutionäre Ansatz gegen Heißhunger und emotionales Essen

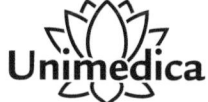

Unimedica

Chef AJ mit Glen Merzer
Das Erfolgsrezept für ultimatives Abnehmen
Der revolutionäre Ansatz gegen Heißhunger und emotionales Essen
1. deutsche Auflage 2020
ISBN 978-3-96257-137-5
© Narayana Verlag, 2020

Titel der Originalausgabe:
The Secrets To Ultimate Weight Loss
A revolutionary approach to conquer cravings, overcome food addiction,
and lose weight without going hungry
© 2018 by Chef AJ with Glen Merzer, all rights reserved

Übersetzung aus dem Englischen: Simone Fischer
Layout & Satz: Nicole Laka
Coverlayout: Marie-Katharina Wölk
Coverabbildung: © casanisa, Shutterstock.com

Herausgeber:
Unimedica im Narayana Verlag GmbH, Blumenplatz 2, D-79400 Kandern
Tel.: +49 7626 974 970–0
E-Mail: info@unimedica.de
www.unimedica.de

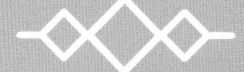

Widmung

Dieses Buch ist all denen gewidmet,
die jemals wegen ihres Gewichts
gelitten haben.
Und meiner Mutter und meinem
Bruder: Ich wünschte, ich hätte
diese Informationen früh genug
gehabt, um euch zu helfen.

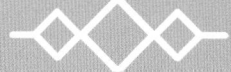

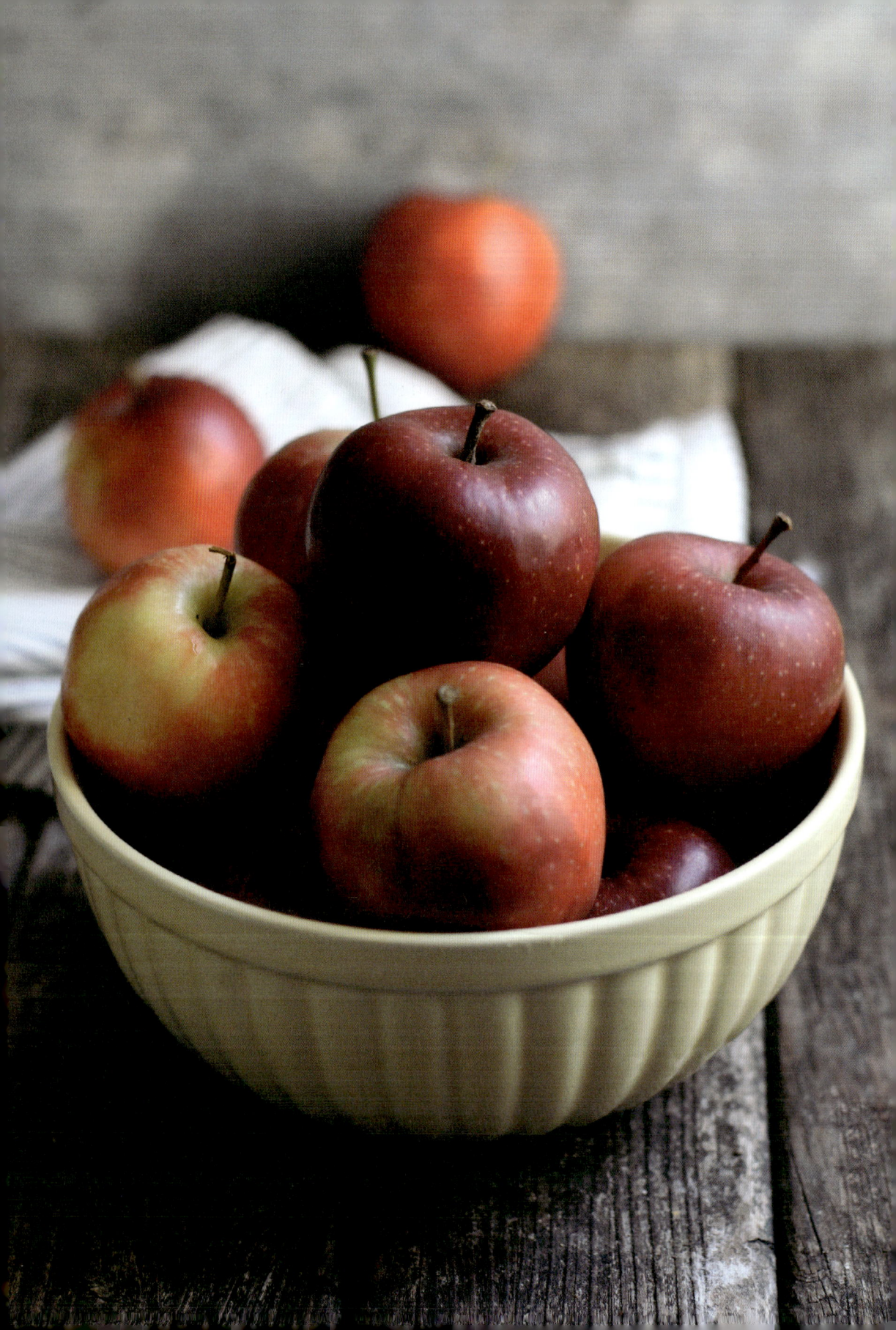

Inhalt

Rezepte

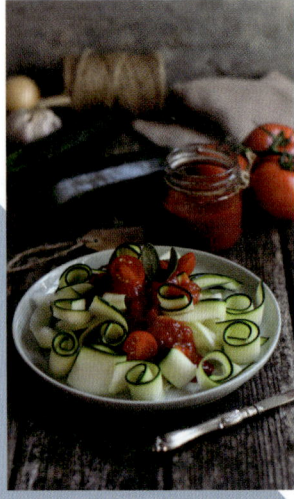

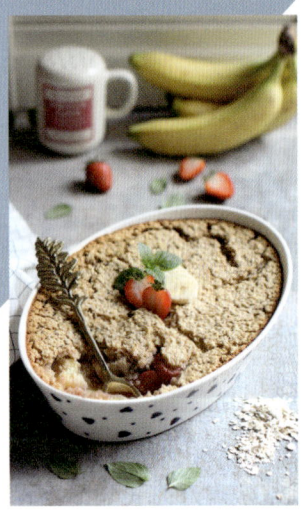

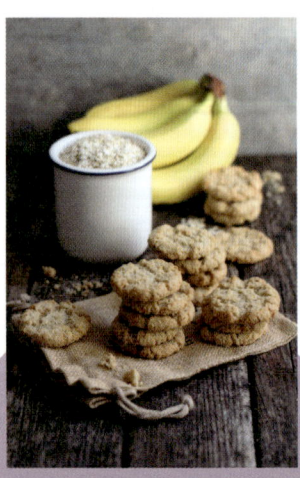

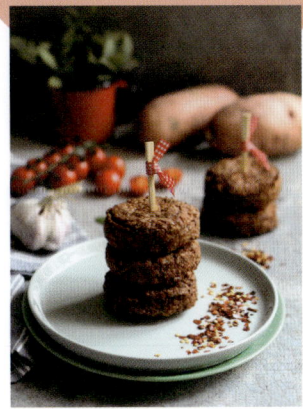

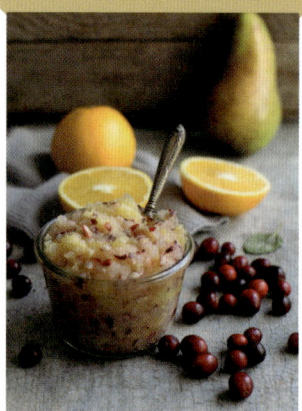

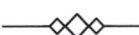
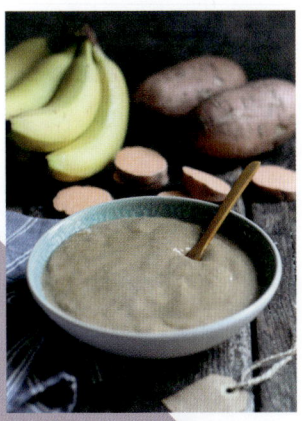
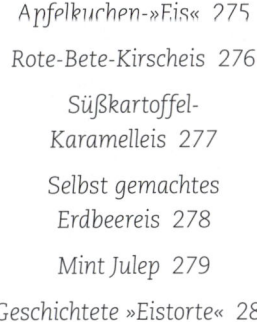
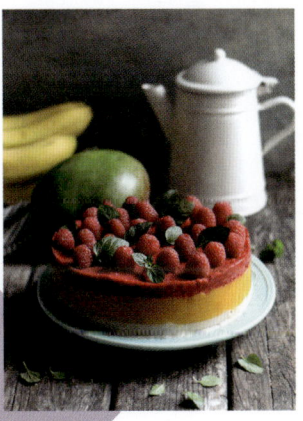
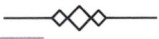
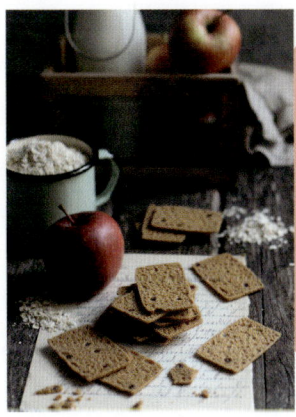

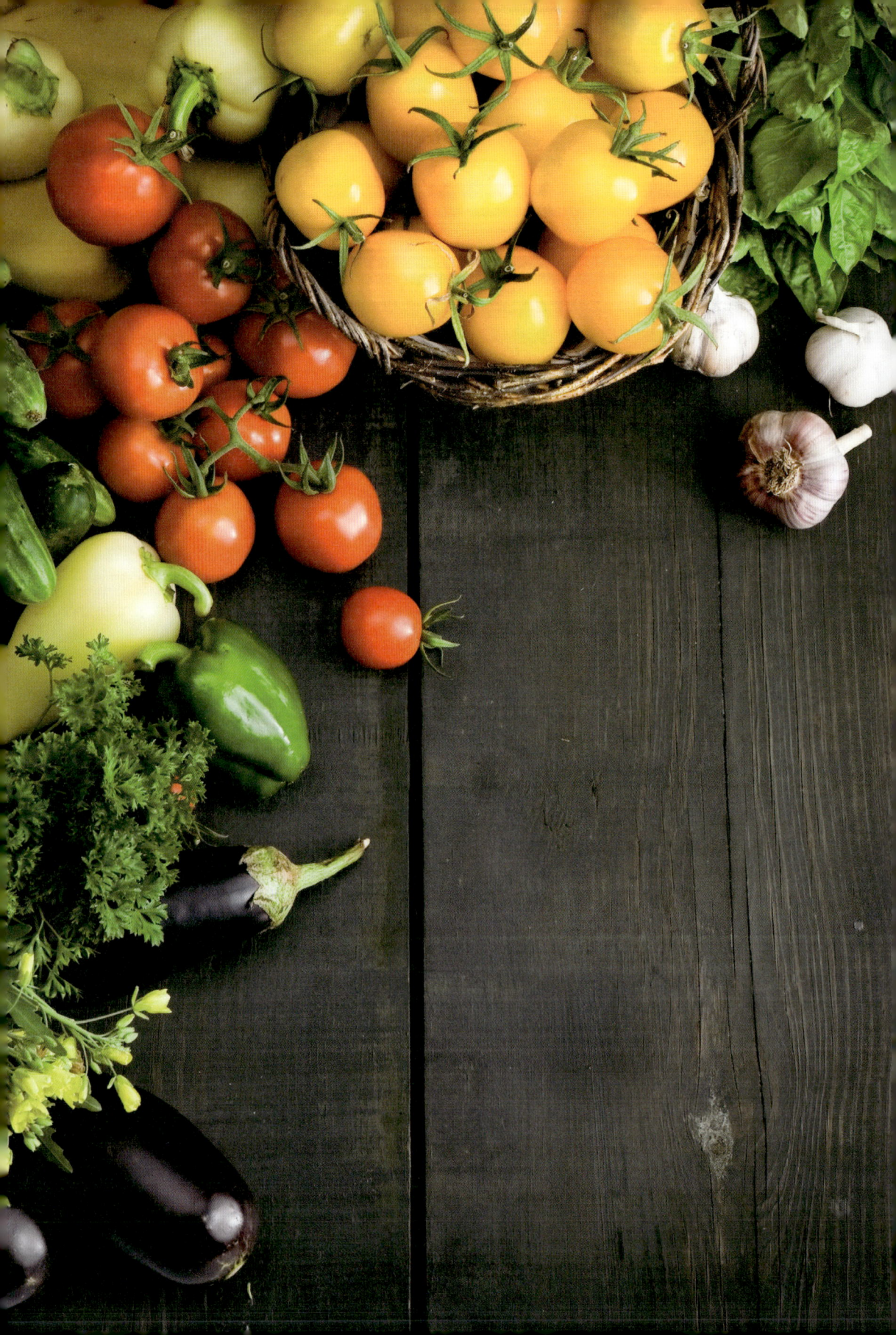

Vorwort

Zurzeit schwelt in den Vereinigten Staaten ein großer Konflikt darüber, wie die eskalierend hohen Kosten der Gesundheitsfürsorge finanziert werden können, die aktuell 18 % des Bruttosozialprodukts ausmachen. Die Arzneimittelpreise und die Interventionskosten sind in die Höhe geschossen, und ein Ende dieser Eskalation ist nicht absehbar.

Doch die seismische Revolution der Gesundheit ist beinahe schon greifbar daher sind Ratlosigkeit und Resignation fehl am Platz.

Diese Revolution wird niemals mit der Erfindung einer neuen Pille, eines neuen Verfahrens oder einer neuen Operation zustande kommen. Diese Revolution wird dann stattfinden, wenn Gesundheits- und Ernährungsorganisationen der Öffentlichkeit die Fachkompetenz zeigen, die sie in die Lage versetzt, chronische Krankheiten zu beseitigen.

Die Ökonomen Topel und Murphy haben 1999 in einer Veröffentlichung der University of Chicago Press geschätzt, dass die Beseitigung von Herz-Kreislauf-Erkrankungen einen wirtschaftlichen Mehrwert von über 40 Billionen US-Dollar erzeugen würde.

Der verstorbene Dr. William Connors hat Hunderte von Tarahumara-Indianern in Nordmexiko auf Bluthochdruck und Fettleibigkeit untersucht und in dieser Kultur, die sich rein pflanzlich ernährt, keine Betroffenen gefunden.

Andere Krankheiten, die weitgehend beseitigt und dank Vollwertkost behoben zu sein scheinen, sind Typ-2-Diabetes, Schlaganfälle, vaskuläre Demenz, Morbus Crohn, Colitis ulcerosa, rheumatoide Arthritis, Lupus, Multiple Sklerose, Allergien und Asthma, um nur einige zu nennen. Kurz gesagt, die Antwort auf die Gesundheitskrise ist die sichere und kostengünstige Beseitigung von Krankheiten.

Der erste Schritt besteht in der Aufklärung der Öffentlichkeit und der Ärzteschaft durch wissenschaftliche Studien, Vorträge, Internetpräsentationen, Bücher und Filme. Aber ein reines Gesundheitsbewusstsein reicht noch nicht aus. Ohne zu verstehen, wie man pflanzliche Lebensmittel erwirbt und zubereitet, ist die Öffentlichkeit verloren.

An dieser Stelle tritt Chef AJ mit ihrer unvergleichlichen Persönlichkeit auf den Plan. Seit Jahrzehnten ist sie in der Entwicklung einer gesunden und schmackhaften pflanzlichen Küche führend. Tausende haben ihre faszinierende Botschaft in Vorträgen, im Internet und in ihrem letzten Buch *Unprocessed* wahrgenommen. Ihr aktuelles Buch, *Das Erfolgsrezept für ultimatives Abnehmen*, festigt ihre leitende Rolle in der Bewegung der vegetarischen Ernährung.

Dr. Caldwell B. Esselstyn, Jr.; Autor von *Essen gegen Herzinfarkt*

Einleitung

Ich war seit meinem fünften Lebensjahr übergewichtig, mit elf bereits fettleibig, im Teenageralter magersüchtig, in den Zwanzigern bulimisch und fettleibig. In den Dreißigern war ich von verschreibungspflichtigen Diätpillen abhängig und in meinen Vierzigern und Fünfzigern süchtig nach verarbeiteten und raffinierten Lebensmitteln und übergewichtig. In den letzten sechs Jahren habe ich ohne Zuhilfenahme von Arzneimitteln ein Gewicht von etwa 117 Pfund erreicht und aufrechterhalten, was für mich mein Idealgewicht ist. Ich erfreue mich einer ausgezeichneten Gesundheit und fühle mich energischer und produktiver als je zuvor in meinem Leben. Um dieses Gewicht zu erreichen, habe ich fünfzig Pfund abgenommen. Und diese Pfunde purzelten leicht und mühelos, obwohl ich großzügige Portionen gesunder und köstlicher Lebensmittel genoss, ohne jemals mein Essen zu wiegen, Kalorien zu zählen oder meine Portionen einzuschränken.

Meine Kämpfe mit dem Essen waren immer einsam und voller Schuldgefühle und Ängste. Als ich aufwuchs, hatte ich das Gefühl, dass es keine einzige Person gab, mit der ich sprechen konnte, die wirklich verstand, was ich durchmachte. Könnte jemand verstehen, wie sehr ich unter meiner dysfunktionalen und unharmonischen Beziehung zu Nahrungsmitteln litt oder wie sich dies auf jeden Bereich meines Lebens auswirkte? Es beeinträchtigte nicht nur meine körperliche Gesundheit, sondern auch meine Fähigkeit, einen Job zu halten, gesunde persönliche Beziehungen zu pflegen und mein geistiges und emotionales Wohlbefinden zu fördern. Da ich nicht wusste, dass ich bereits seit meiner Kindheit an einer Sucht nach raffinierten Kohlenhydraten (Zucker und Mehl) litt, hatte ich das Gefühl, dass ich irgendwie gestört war und dass etwas ernsthaft mit mir nicht stimmte. Sucht ist eine Krankheit, die in Isolation gedeiht.

UND ICH FÜHLTE MICH GANZ UND GAR ALLEIN

Nun hatte ich die Gelegenheit, mit über zweitausend Menschen zu arbeiten, die ähnliche oder noch schlimmere Kämpfe durchlebt haben als ich. Ich habe dieses Buch geschrieben, damit Sie, die Sie in ähnlicher Weise leiden, wissen, dass Sie nicht allein sind. Nahrungsmittelabhängigkeit (genauer gesagt die Abhängigkeit von verarbeiteten Lebensmitteln) ist real. Sie sind nicht faul oder willensschwach. Ihnen fehlt es nicht an Disziplin oder Willenskraft. Sie haben eine biogenetische Erkrankung. Dass Sie diese Krankheit haben, ist nicht Ihre Schuld.

Aber sobald Sie dies verstanden haben, liegt es in Ihrer Verantwortung zu ändern, welche Lebensmittel Sie essen, wenn Sie gesund werden möchten. Sie müssen vollständig und dauerhaft auf alle Lebensmittel verzichten, die Sie süchtig machen. Bei fast allen Lebensmittelsüchtigen sind dies raffinierter Zucker, Mehl, Alkohol und alle Lebensmittel, die diese als Zutaten enthalten. Dinge wie Zucker und Mehl sind für Nahrungsabhängige keine Lebensmittel, sondern Drogen. Bei ihrer Herstellung durchlaufen sie den gleichen Raffinationsprozess wie Drogen und Alkohol. Sobald Sie sich ihrer enthalten, können Sie beginnen, Ihre Gehirnchemie zu stabilisieren.

NAHRUNG ALS SUCHTMITTEL

Bei fast allen Menschen, mit denen ich arbeiten durfte, war ihr Übergewicht eine direkte Folge ihrer Nahrungssucht. Der erste Schritt war, jeglichen Zucker (echte und künstliche, kalorische und nicht-kalorische Zuckerarten), alle Mehlprodukte (auch die sogenannten gesunden Vollkornprodukte), Milchprodukte, fettreiche Lebensmittel und Alkohol sowie alle anderen Lebensmittel, die für sie persönliche Suchtauslöser waren (Nahrungsmittel, die zu ihrer Essstörung oder zu übermäßigem Essen führten) nicht mehr zu konsumieren. Sobald sie dann auch den emotionalen Aspekten für ihre Gewohnheit, Nahrungsmittel wie eine Art Droge zu verwenden, auf den Grund gingen, begann sich ihre Gehirnchemie zu stabilisieren. Und das vielleicht zum ersten Mal in ihrem Leben. Sobald sie ihre Nahrungsmittelsucht behandelt hatten und sich davon zu erholen begannen, sank das Übergewicht.

Selbst wenn Sie das Gefühl haben, nicht an einer Nahrungsmittelabhängigkeit zu leiden, hilft Ihnen dieses Buch, wenn Sie unerwünschte Pfunde verlieren möchten. Und wenn Sie bereits Ihr Idealgewicht erreicht haben, kann das Verständnis der Lektionen Ihnen dabei helfen, einen Freund oder ein Familienmitglied zu unterstützen. Außerdem erfahren Sie, wie Sie am gesündesten und einfachsten Ihr Gewicht halten und den Volkskrankheiten vorbeugen können, die durch die westliche Ernährung verursacht werden.

Ob Sie nun glauben, dass Zucker, Mehl und Alkohol süchtig machen oder nicht –, ist es dennoch eine einfache Tatsache, dass sie auf keinen Fall gesundheitsfördernde Lebensmittel sind und nicht dazu beitragen, die Gewichtsabnahme zu erleichtern. Es handelt sich um stark verarbeitete Lebensmittel, die nicht in der Natur vorkommen und denen Wasser, Ballaststoffe und wichtige Nährstoffe wie Vitamine, Mineralien, sekundäre Pflanzenstoffe und Antioxidantien entzogen wurden. Sie sind im Vergleich zu natürlichen, vollwertigen Lebensmitteln sehr kalorienreich. Und genau diese Nahrungsmittel sind es, bei denen sich viele Menschen im Allgemeinen und Übergewichtige im Besonderen einfach nicht mäßigen können. Diese verarbeiteten Lebensmittel können bei vielen Menschen dazu führen, dass sie Heißhungerattacken haben und zu viel essen.

Woher wissen Sie nun, ob Sie ein Problem mit einer bestimmten Art von Lebensmittel oder Getränken haben?

Bitte stellen Sie sich diese zehn Fragen und beantworten Sie sie so ehrlich wie möglich:

1. Müssen Sie ein bestimmtes Nahrungsmittel unbedingt täglich oder sogar mehrmals täglich zu sich nehmen?
2. Fühlen Sie sich schlecht, wenn Sie nicht in der Lage sind, Ihre Sucht zu stillen?
3. Denken Sie oft darüber nach und können es nicht erwarten, bis Sie es wieder konsumieren können, auch wenn Sie es gerade erst gegessen haben?
4. Fällt es Ihnen schwer, die Aufnahme dieses Nahrungsmittels zu begrenzen?
5. Konsumieren Sie oft mehr davon als beabsichtigt?
6. Schämen Sie sich oft oder bereuen Sie es, nachdem Sie es konsumiert haben?
7. Haben Sie körperliche oder emotionale Entzugserscheinungen, wenn Sie versuchen, darauf zu verzichten?
8. Fällt es Ihnen schwer, auch nur einen einzigen Tag zu überstehen, ohne dieses Nahrungsmittel zu konsumieren?
9. Führt ein Verzicht darauf zu körperlichen oder seelischen Beschwerden?
10. Bringt der bloße Gedanke, sich seiner zu enthalten, starke Emotionen mit sich, wie Angst, Traurigkeit, Wut oder Kummer?

Wenn Sie eine dieser Fragen mit Ja beantwortet haben, leiden Sie möglicherweise an einer Sucht. Wie fühlen Sie sich, wenn Sie daran denken, dieses Lebensmittel oder Getränk für nur einen Tag wegzulassen? Wie sieht es beim Gedanken an einundzwanzig Tage aus?

Welche Emotionen treten auf, wenn Sie die Möglichkeit in Betracht ziehen, für immer auf diese Substanzen verzichten zu müssen?

Nahrungsmittelabhängigkeit ist beim größten Teil der medizinischen Gemeinschaft noch nicht allgemein anerkannt, aber viele Ärzte und Wissenschaftler arbeiten sehr hart daran, unser Verständnis dafür zu erweitern. Es gibt Tausende von Artikeln in medizinischen Fachzeitschriften, die sich mit Nahrungsmittelsüchten befassen, und es wurden bereits mehrere hilfreiche Bücher mit wissenschaftlichem Hintergrund zu diesem Thema verfasst. Dieses Buch spricht die Wissenschaft hinter der Nahrungsmittelsucht kurz an, aber erwarten Sie hier keine tief gehenden wissenschaftlichen Analysen und Dokumentationen.

DER SUCHTSPIRALE ENTKOMMEN

Wir beschäftigen uns mit den Erfahrungen bei Nahrungsmittelabhängigkeit und Fettleibigkeit – damit, wie es für Sie und mich war, darunter zu leiden – und, was noch wichtiger ist, mit der besten und gesündesten Methode, sie zu überwinden. Das weiß ich sowohl aus meiner Erfahrung bei der Genesung von dieser Krankheit als auch als professionelle Köchin, Gesundheitsberaterin und Gewichtsabnahme-Coach. Ich habe weit über zweitausend Menschen dabei geholfen, Gewicht zu verlieren und ihre Gesundheit grundlegend zu verbessern.

Nahrungsmittelabhängigkeit existiert in einem Kontinuum, wobei Menschen in unterschiedlichem Maße anfällig für diese Suchtmittel sind. Unabhängig davon, ob Sie daran glauben, dass es so etwas wie eine Abhängigkeit von Lebensmitteln gibt oder nicht oder ob Sie glauben, lebensmittelsüchtig zu sein – Sie werden mit Sicherheit abnehmen, wenn Sie die in diesem Buch aufgeführten Ernährungsempfehlungen befolgen. Und Sie können auch Ihre geistige Gesundheit wiedererlangen.

Egal, wie lange oder wie tief Sie gelitten haben, es gibt Hoffnung. Aber sie beginnt mit der Stabilisierung Ihres Gehirns, und um dies zu erreichen, müssen Sie zuerst das richtige Essen zu sich nehmen.

Selbst wenn jedes Programm, das Sie bisher ausprobiert haben, zu einem Misserfolg geführt hat, kann das *ultimative Abnehm-Programm* (U.A.-Programm) die Antwort auf Ihre Gebete sein, das einzige Programm, das Sie jemals benötigen werden. Ich bin der festen Überzeugung, dass Sie auf jeden Fall die Gesundheit, die Sie so sehr verdienen, und den Körper, den Sie sich wünschen, erreichen können. Ich möchte Ihnen dabei helfen, beides zu verwirklichen.

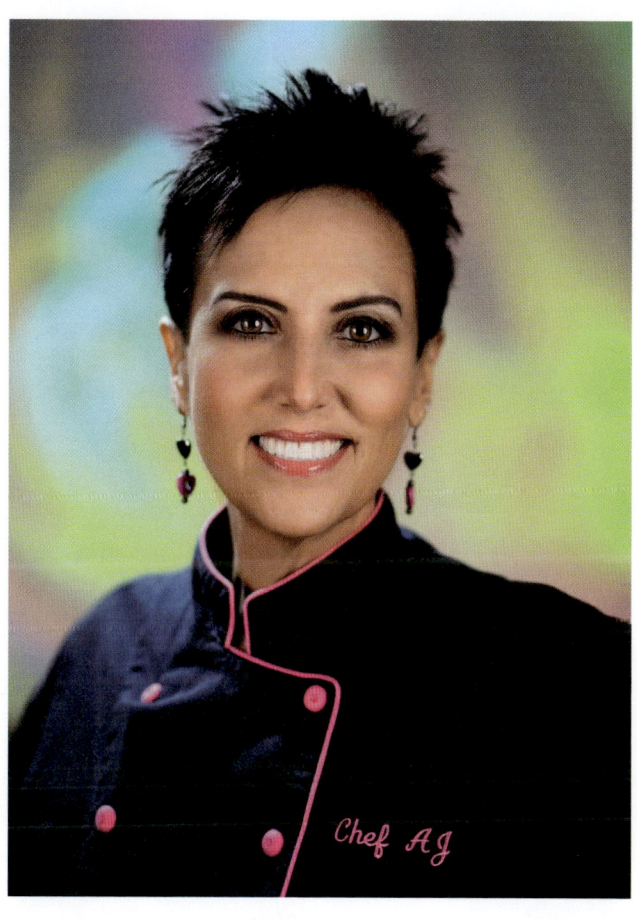

Chef AJ

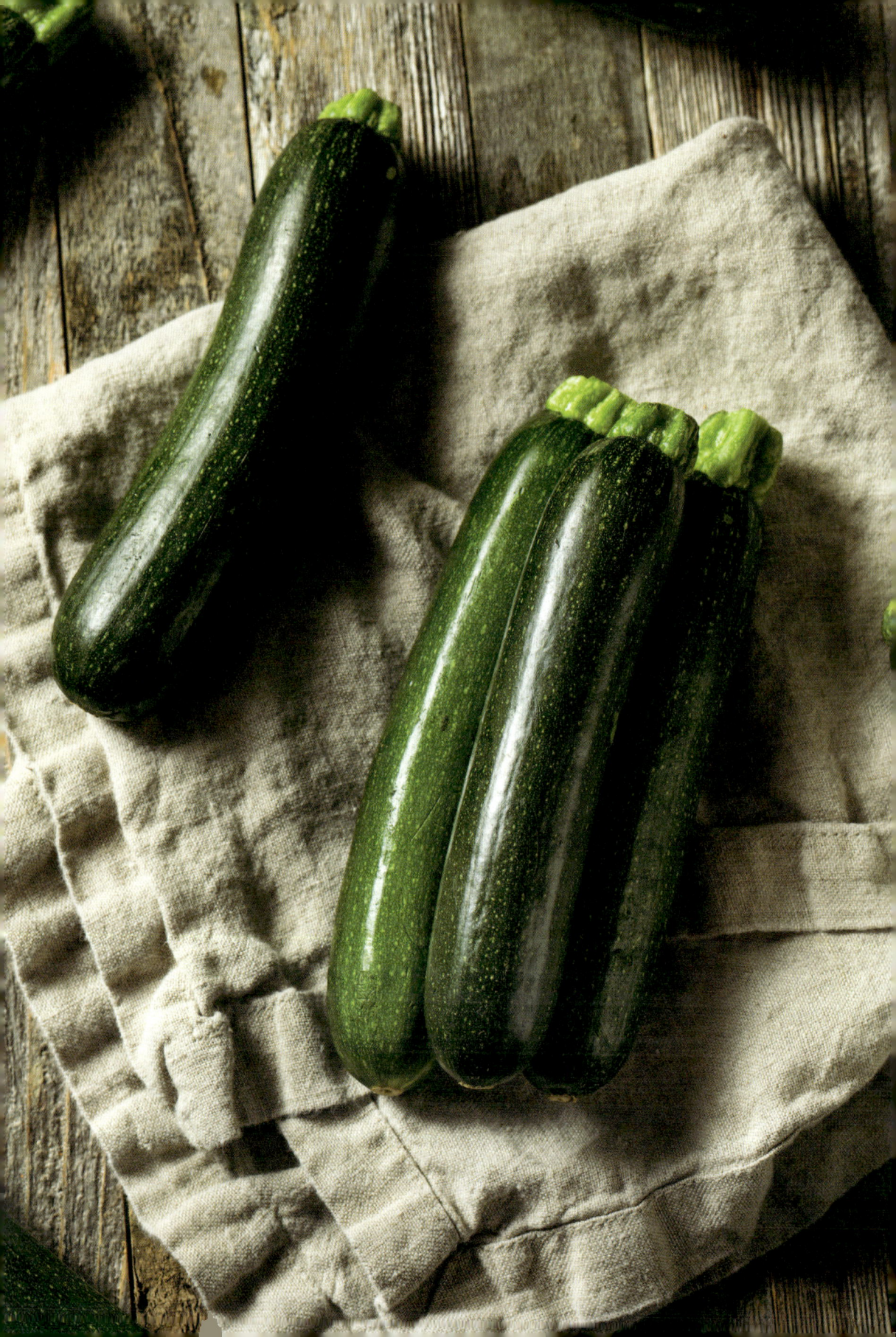

Kapitel 1

◈◈

Meine Reise zum ultimativen Abnehmen

Es gibt unzählige Diätbücher auf dem Markt, die versprechen, Ihnen beim Abnehmen zu helfen. Vielleicht haben Sie einige davon bereits gelesen. Und ich wette, dass einige der Autoren noch nie in ihrem Leben übergewichtig waren oder mit emotionalem Essen und Nahrungsmittelabhängigkeit zu kämpfen hatten. Daher verstehen sie möglicherweise die psychologischen und physiologischen Probleme nicht, die so viele von uns behindern. Und ich möchte keine Namen nennen, aber einige andere Diätbuchautoren sind weiterhin stark übergewichtig.

ES MUSSTE DOCH EINE LÖSUNG GEBEN!

Ich war den größten Teil meines Lebens übergewichtig oder fettleibig und musste ständig gegen emotionales Essen und die Sucht nach raffiniertem Essen ankämpfen, bis ich den einen Plan entdeckte, der all diese Leiden überwindet. Und das Programm ist keine Diät, weil Diäten nicht funktionieren. Wussten Sie, dass 98 Prozent derjenigen, die in der Regel durch viel Leid und Entbehrung an Gewicht verlieren, innerhalb von zwei Jahren alles wieder zulegen und oft noch mehr zunehmen?

Was ich vorschlage, ist nicht die neueste Modeerscheinung. Es gibt kein Wiegen, Messen oder Zählen von Kalorien, Punkten oder Kohlenhydraten. Es gibt

keine Superfoods, die Sie essen müssen, oder teure Pillen, Getränke oder Pulver, die Sie einnehmen müssen. Sie essen so viel, wie Sie wollen, so oft Sie wollen, bis Sie angenehm satt sind, aber von den *richtigen Lebensmitteln*. Dazu gehören nicht nur Lebensmittel, die Ihnen vertraut sind, sondern auch Köstlichkeiten, die Sie satt machen und Sie erfüllen, ohne Sie dick zu machen. Es sind köstliche Lebensmittel, die Sie gerne mögen, die Sie sich aber viele Jahre lang verwehrt haben. Die Art von Lebensmittel, die unsere Vorfahren während des größten Teils der Menschheitsgeschichte gegessen haben. In vielen Teilen der Welt werden sie heute noch verzehrt – dort nämlich, wo es so gut wie keine der Krankheiten gibt, die die Mehrheit der Amerikaner in hohem Maße plagen. Gemeint sind Fettleibigkeit, Herzkrankheiten und Diabetes.

ES IST NICHT SO KOMPLIZIERT

Aber bevor ich Ihnen die Details dieses ernährungsphysiologisch einwandfreien und köstlichen Plans erkläre, möchte ich Ihnen meine Geschichte erzählen. Dann werden Sie verstehen, dass für mich nichts wirklich funktioniert hat, zumindest nicht für sehr lange Zeit. So lange, bis ich das *Erfolgsrezept für ultimatives Abnemen* entdeckte.

Wenn Sie übergewichtig oder fettleibig sind oder wenn Sie schlank sind, aber unter emotionalem Essen oder Esssucht leiden, verstehe ich wirklich Ihren Schmerz und weiß, wie diese Krankheiten praktisch jeden Bereich Ihres Lebens beeinflussen können. Ich weiß aus erster Hand, wie es ist, in Ihren Schuhen zu laufen. Über fünfzig Jahre lang bin ich ja selbst in ihnen gelaufen, also fast mein ganzes Leben lang. Ich betrachte mich selbst oft als »neue Dünne«, weil ich den größten Teil meines Lebens in einem fetten Körper gelebt habe.

Ich möchte, dass Sie wissen, dass es Hoffnung gibt, wo immer Sie sich auf Ihrer Reise befinden. Solange Sie noch atmen, gibt es Hoffnung. Eine Genesung ist möglich, und Sie können geheilt werden. Aber es muss damit beginnen, dass Sie das richtige Essen auswählen.

Die meiste Zeit meines Lebens hortete ich Dinge wie Kekspackungen, Schachteln mit Gebäck aus der Bäckerei und Bonbonriegel. Ich »versteckte« sie im Gefrierschrank, damit ich nicht ständig von ihnen in Versuchung geführt wurde. Und ich versprach mir selbst, dass ich »gut« sein und sie nicht essen oder vielleicht »nur eins essen« würde. (Wenn Sie »nur eins« von all diesen superleckeren Lebensmitteln essen können, dann sind Sie nicht nahrungsmittelsüchtig.) Ich ging mehrmals am Tag an den Gefrierschrank.

DAS TYPISCHE SUCHTVERHALTEN

Ich habe wirklich versucht, das nicht zu machen, aber der Drang, diese Sachen zu essen, überwältigte mich immer wieder, und ich verlor völlig die Kontrolle. Ich konnte mich einfach nicht davon abhalten, sie zu essen. Die Macht, die sie über mich hatten, war einfach zu groß, und ich konnte nie genug Willenskraft aufbringen, um mich mit ihr zu messen. Es war ein ständiger Kampf, und ich habe ihn immer verloren. Und das Ende der Geschichte war immer das Gleiche: leere Packungen voller Krümel. Immer, wenn ich endlich voller Scham, Ekel und Selbsthass aus diesem Esskoma aufwachte, versprach ich mir, dass ich es nie wieder tun würde.

ES WAR EIN TEUFELSKREIS

Ich dachte, ich würde dieses Versprechen halten. Bis zum nächsten Mal. Und es gab immer ein nächstes Mal. Kommt Ihnen das bekannt vor?

Ich hatte eine sehr bewegte Kindheit. Ich erinnere mich noch genau, dass ich ab meinem fünften Lebensjahr, als ich zum ersten Mal fett wurde, ein emotionaler Esser war. Als ich lernte, mich so zu ernähren, wie es der Naturgeschichte unserer Spezies entspricht, und die Gründe erforschte, warum ich seit meiner frühesten Kindheit Essen als Droge benutzte, um mich zu betäuben, wurden alle drei Leiden – das emotionale Essen, meine Nahrungsmittelabhängigkeit und die Fettleibigkeit – angesprochen und begannen zu heilen. Aber die Lebensmittel, die mich geheilt haben, waren nicht die Lebensmittel, die ich in den ersten fünfzig Jahren meines Lebens gegessen habe, also nicht die Lebensmittel, die dafür verantwortlich waren, dass ich fett und krank wurde. Obwohl es außerordentlich hilfreich ist, Ihre Gefühle in den Griff zu bekommen, ist es wahrscheinlich, dass jeder Gewichtsverlust, den Sie erreichen, nur vorübergehend ist, wenn Sie nicht das richtige Essen zu sich nehmen.

Ich wurde 1960 in Chicago als Tochter einer krankhaft fettleibigen Mutter geboren, die ihr ganzes Leben lang mit ihrem Gewicht, ihrer Esssucht und emotionalen Essgewohnheiten zu kämpfen hatte. Statistiken zeigen, dass bei einem fettleibigen Elternteil die Wahrscheinlichkeit, selbst fettleibig zu werden, bei 40 Prozent liegt.[1] Wenn beide Elternteile fettleibig sind, steigt die Wahrscheinlichkeit auf 80 Prozent, während bei schlanken Elternteilen die Wahrscheinlichkeit, dass ein Kind fettleibig wird, nur bei 7 Prozent liegt.

MEINE MUTTER, DIE „DIÄT-EXPERTIN"

Meine Mutter hat ihr Leben lang Diät gehalten, denn sie probierte immer irgendeine Diät aus, seit ich denken kann. Sie versuchte es mit der *Stillman-Diät*, der *Scarsdale-Diät*, der *Grapefruit-Diät*, der *Kohlsuppendiät*, *Weight Watchers*, *Optifast* und dem guten alten Kalorienzählen. Eine ihrer Diäten, an die ich mich am lebhaftesten erinnere, war *TOPS* (*Take Off Pounds Sensibly*, zu Deutsch: Auf vernünftige Art die Pfunde verlieren). Dort wurde ihr beigebracht, Nudeln durch Sojasprossen zu ersetzen, was ich ziemlich seltsam fand. Das andere unvergessliche Programm zur Gewichtsreduktion beinhaltete die Injektion von Urin schwangerer Frauen. Ich denke mir das nicht aus. Ich fand es ziemlich eklig. Doch trotz all ihrer tapferen Versuche, Gewicht zu verlieren, nahm meine Mutter weiter zu und blieb ihr ganzes Leben lang fettleibig. Sie litt sowohl physisch als auch emotional schrecklich unter

ihrem Gewicht und starb an Komplikationen ihrer krankhaften Fettleibigkeit, ebenso wie einer meiner Brüder.

Obwohl ich genetisch dazu veranlagt war, fettleibig zu sein, gebe ich meinen Genen keine Schuld. Die Genetik hat nur die Waffe geladen und mich anfälliger für die Entwicklung von Abhängigkeiten und Gewichtszunahme gemacht. Es war meine miserable Ernährung und mein sitzender Lebensstil, die den Auslöser drückten und mich im zarten Alter von fünf Jahren fett werden ließen.

NICHT DIE GENE SIND DAS PROBLEM

Dr. Baxter Montgomery, ein Kardiologe aus Houston, sagt: »Es liegt nicht an den erblichen Krankheiten, sondern an den Rezepten!« Meiner Meinung nach ist das genau richtig. Und meine Familie hatte jede Menge köstliche, aber sehr ungesunde Rezepte. Einige meiner schönsten Kindheitserinnerungen sind die wöchentlichen Sabbatmahlzeiten bei meinen geliebten Großeltern mütterlicherseits. In ihrem Wohnzimmer stand ein sechseckig geformter, verspiegelter Couchtisch, der wie ein Drehtablett kreiste und immer voller verführerischer Leckereien war. Eine große Schüssel enthielt ungesalzene, geröstete gemischte Nüsse, und ich liebte es, alle Cashewnüsse herauszusuchen, wenn niemand hinsah. Weil sie bereits vor meiner Geburt Bluthochdruck und Herzkrankheiten hatten, aß keiner meiner Verwandten Salz, als ich aufwuchs. Das zweite unwiderstehliche Angebot war ein wunder-

---

1   www.ncbi.nlm.nih.gov/pmc/articles/PMC3005642

schönes Süßwarengefäß aus Porzellan, in dessen Mitte sich eine Trennwand befand. Ich erinnere mich gut noch an den rosafarbenen Blumendruck, aber woran ich mich am lebhaftesten erinnere, ist der Inhalt, mit dem es gefüllt war. Die eine Hälfte enthielt Erdnuss-Schokolinsen, und die andere Hälfte bestand aus einer Pralinen-Auswahl. Ich liebte es, mit meinen Finger bis zum Boden des Gefäßes zu wühlen und nach meiner Lieblingssüßigkeit zu suchen, der Schokoladenbuttercreme. Wenn ich versehentlich in das Bonbon mit Ahorngeschmack gebissen hätte, hätte ich es sofort ausgespuckt. Immerhin hatte ich schon als junge Esssüchtige ganz eigene Ansprüche! Bis heute kann ich Ihnen immer noch sagen, welche Füllung in jeder einzelnen Praline enthalten ist, wenn ich sie nur ansehe.

DIABETES DURCH FALSCHE ERNÄHRUNG

Meine Großmutter war für ihre hausgemachte Hühnchen- und Matzeknödelsuppe berühmt. Nach dem Abendessen goss sie die Reste in ein Glas, und wenn es abgekühlt war, erstarrte der Schmalz (das Hühnerfett) zu einer 2 ½ Zentimeter dicken Schicht. Die traditionelle fett- und cholesterinreiche jüdische Küche, mit der wir aufwuchsen, gehört zu den ungesündesten Ernährungsweisen auf der Erde. Vielleicht haben deshalb so viele jüdische Mütter ihre Kinder dazu ermutigt, Ärzte zu werden – um die Vielzahl von Krankheiten zu behandeln, die durch den Verzehr dieser krankheitsfördernden traditionellen jüdischen Lebensmittel verursacht werden.

Meine Großmutter litt an Typ-2-Diabetes. Ich kann mich noch gut daran erinnern, wie sie sich jeden Morgen Insulin in ihren sehr runden Bauch spritzte. Sie hatte immer Schokoriegel dabei und aß sie, wenn ihr Blutzuckerspiegel zu niedrig war. Als kleines Kind ohne Verständnis von Diabetes fand ich es einfach großartig, dass jemand einen Schokoriegel essen musste, und war der Meinung, dass dies eine ziemlich coole Krankheit sei. Ihre Mutter, meine Urgroßmutter, war an den Folgen von Typ-2-Diabetes gestorben, nachdem ihr Bein amputiert werden musste. Ich habe sehr unangenehme Erinnerungen an den Besuch bei meinem geliebten Großvater auf der Intensivstation, nachdem er sich einer Operation am offenen Herzen hatte unterziehen müssen.

DER ZU FRÜHE TOD MEINES VATERS

Es erschreckte mich wirklich, wie schwach und ängstlich er nach dieser Operation aussah. Ich musste zusehen, wie mein eigener Vater nach einer gescheiterten Operation am offenen Herzen, die ihn letztendlich tötete, immer schwächer wurde und wie enorm er litt. Er hatte eine Ernährungssonde, die chirurgisch mit seinem Magen verbunden war, und eine weitere Sonde im Hals, an die ein Beatmungsgerät angeschlossen war. Seine Hände waren ans Bett gefesselt, damit er keinen dieser Schläuche herauszog, die ihm offensichtlich unglaubliche Schmerzen und Leiden verursachten. Er war in den letzten drei Wochen seines Lebens nicht einmal mehr in der Lage zu sprechen, aber seine Augen sprachen Bände, da sie voller

Panik waren. Als ich aufwuchs, dachte ich, dass all dies normal sei, dass diese Krankheiten nur das natürliche Ergebnis des Alterns seien, oder, wie meine Eltern es ausdrückten, »die Launen des Alters«.

Es dauerte fast ein halbes Jahrhundert, bis ich erfuhr, dass all diese Krankheiten vollständig vermeidbar und weitgehend reversibel gewesen wären und dass sie alle durch die Lebensmittel verursacht wurden, die meine Familie zu sich nahm. Schon in jungen Jahren aß ich lauter falsche Lebensmittel und wurde süchtig nach ihnen, während ich mich nur selten körperlich betätigte.

DIE ROLLE VON TRAUMA UND MISSBRAUCH

Ich hatte eine sehr traumatische Kindheit. Frühkindliche Traumata machen uns anfälliger für sich entwickelnde Abhängigkeiten. In ihrem Bestseller *The Hunger Fix* erklärt Dr. Pam Peeke, dass diejenigen Menschen eine höhere Veranlagung zur Nahrungsmittelsucht aufweisen, die (wie ich) ein schweres Trauma oder einen schweren Missbrauch erlitten haben. Außerdem gilt dies für diejenigen, in deren Familiengeschichte Süchte vorkommen (wie bei uns) oder die an Depressionen, Angstzuständen oder ADHS (wie ich es habe) leiden. Und diese Sucht wiederum veranlasst sie zur Selbstmedikation. Dr. Peeke ist der Ansicht, dass Frauen noch anfälliger für emotionales Essen und Binge Eating seien und dass man in einem Kreislauf gefangen sei, wenn die Nahrungssucht erst einmal von einem Besitz ergriffen habe.

Vor meiner Geburt hatte mein Vater einen Unfall und erlitt eine traumatische Hirnverletzung, die zu immer wiederkehrenden gewalttätigen Ausbrüchen führte. Neben dem stark verarbeiteten Junkfood stand täglich emotionaler und verbaler Missbrauch auf dem Speiseplan. Der körperliche Missbrauch war zunächst meinen beiden älteren Brüdern und Snoopy, unserem geliebten Beagle, vorbehalten. Schließlich, nach 25 Jahren Ehe, griff mein Vater meine Mutter direkt vor meinen Augen brutal an. Auf Drängen meiner Großeltern verließ sie ihn schließlich. Ich habe meinen Vater fast dreißig Jahre lang nicht wiedergesehen, bis kurz vor seinem Tod. Mein Vater war nur die ersten elf Jahre ein Teil meines Lebens, aber der Schrecken meiner Kindheit prägt mich bis heute.

ESSEN ALS LIEBESERSATZ

Ich erzähle Ihnen das nicht, damit Sie Mitleid mit mir haben. Ich bin sicher, dass viele von Ihnen ähnliche oder noch schrecklichere Geschichten haben. Ich berichte es Ihnen, damit Sie wissen, dass ich wirklich verstehe, wie einfach es ist, Lebensmittel zur Selbstmedikation zu verwenden und sie in sich hineinzustopfen, um Trost und Liebe zu finden. Dies gilt besonders, wenn man diese Dinge als Kind nicht bekommen hat und nie andere Wege gefunden hat, sich um sich selbst zu kümmern. Ja, die Dinge, die mir angetan wurden, waren schrecklich, aber die Dinge, die ich mir selbst angetan habe, waren weitaus schlimmer.

Ich möchte, dass Sie wissen, dass Sie sich von allem, was Ihnen in der Vergangenheit passiert ist, erholen können. Es muss Sie jetzt nicht mehr definieren. Solange Sie atmen, gibt es Hoffnung. Aber selbst mit der besten psychologischen oder spirituellen Hilfe, die Sie erhalten können – und wenn Sie in Ihrem Leben ein Trauma oder einen Missbrauch erlebt haben, rate ich Ihnen dringend, diese Hilfe in Anspruch zu nehmen –, werden Sie Ihre Nahrungsmittelsucht und Ihre emotionalen Essgewohnheiten niemals heilen und nie für längere Zeit schlank bleiben, wenn Sie nicht das Richtige essen.

UNSERE SEELE UND DIE ERNÄHRUNG

Selbst wenn wir Sigmund Freud von den Toten auferstehen lassen könnten, bezweifle ich aufrichtig, dass er Ihnen helfen könnte, wenn Sie weiterhin die süchtig machenden und nährstoffarmen Lebensmittel essen, die Sie überhaupt erst fett und krank gemacht haben: Lebensmittel wie Käse und andere Milchprodukte, frittierte Lebensmittel, raffinierte Öle, Fleisch und hoch verarbeitete raffinierte Kohlenhydrate wie Zucker, Mehl und Alkohol. Die andere Seite der Gleichung ist ebenfalls wichtig: Während bestimmte Lebensmittel Ihre Gesundheit und Ihr Leben zerstören können, gibt es andere Lebensmittel, die Ihre Genesung erleichtern und Ihnen helfen können Ihre Sucht zu heilen. Sie werden sie hier kennenlernen.

Meine Mutter war eine ausgezeichnete Köchin, und es gab bei uns zum Essen immer einen Salat und eine Gemüsebeilage. Das, was ich zu Hause aß, war nicht der schlechteste Teil meiner Ernährung. Wir aßen selten Fast Food, und Limonade wurde nur als etwas Besonderes auf einer Geburtstagsfeier in kleinen Pappbechern gereicht. Das Problem war also nicht das Essen, das meine Mutter zu den Mahlzeiten servierte, sondern der ganze andere Mist, den ich sonst noch aß: hauptsächlich hoch raffinierte Kohlenhydrate (weißer Zucker und weißes Mehl) wie Brot, Müsli, Nudeln und Süßigkeiten.

Heute ist dank bildgebender Hirnstudien bekannt, dass Zucker sehr süchtig macht, aber ich habe jeden Tag meines jungen Lebens mit Megadosen dieses Giftes begonnen, so lange ich mich erinnern kann. Aus irgendeinem Grund erlaubte meine Mutter mir ab dem fünften Lebensjahr Kaffee zu trinken. Ich liebte Koffein fast so sehr wie Zucker, und zusammen waren sie einfach unschlagbar. Von meiner Kindheit an bis zu meinen frühen Vierzigern habe ich solch unglückliche Kombinationen aus verschiedenen Drogen massenweise zu mir genommen.

KUHMILCH UND ZUCKER

Als Kind konnte ich nur Kaffee trinken, wenn ich eine Tonne Sahne und Zucker hineingab. Die Situation, hochgradig allergisch gegen Milchprodukte zu sein, aber diese Tatsache nicht offiziell diagnostiziert zu bekommen, bis ich erwachsen war, führte in meiner Jugend zu allen möglichen gesundheitlichen Problemen.

Glücklicherweise ernährte ich mich ab dem Zeitpunkt, an dem ich mit siebzehn von zu Hause auszog, vegan, und so waren Milchprodukte für mich kein Thema mehr. Aber der Zucker und das Koffein blieben. Zusätzlich zu meiner morgendlichen Tasse Instantkaffee (was sich ab der Collegezeit zu mehreren Tassen Kaffee plus einer Zigarette erweiterte) aß ich auch stark verarbeitete zuckerhaltige Frühstückscerealien. An den Wochenenden machte meine Mutter Pfannkuchen oder Waffeln. In den Pfannkuchenteig gab sie immer Schokoladentröpfchen, und auf jedes Waffelquadrat kamen grundsätzlich Halbbitter-Schokoladenstückchen. Die geschmolzene Schokolade ergab einen süßen, klebrigen, üppigen Kontrast zu der knusprigen heißen Waffel, was einfach himmlisch schmeckte. Und als ob die Schokolade noch nicht dekadent genug gewesen wäre, wurden beide Gerichte zusätzlich noch mit Margarine und Ahornsirup serviert!

Da mein Vater an einer Herzkrankheit litt und bereits vor meiner Geburt seinen ersten Herzinfarkt hatte, aßen wir nie Dinge wie Speck und Eier zum Frühstück. Eier hatten zu viel Cholesterin und Speck war nicht koscher. Der Vorteil davon, in einem koscheren Zuhause aufzuwachsen, bestand darin, dass ich weniger Arten von Fleisch wie Speck, Schweinefleisch, Wurst, Krabben, Hummer, Garnelen oder Schalentieren kennenlernte. Man kann nämlich nicht auf etwas Heißhunger haben, das man noch nie konsumiert hat. Ich kenne niemanden, der noch nie geraucht hat und sich jemals nach einer Zigarette gesehnt hätte. Haben Sie schon mal jemanden getroffen, der noch nie Alkohol konsumiert hat und sich trotzdem danach verzehrt? Da uns die kosheren Gesetze nicht erlaubten, Fleisch zusammen mit Milchprodukten zu essen, habe ich auch nie einen Geschmack für Dinge wie Cheeseburger oder Peperoni-Pizza entwickelt. Wir entwickeln Geschmackspräferenzen für die Lebensmittel, die wir gewöhnlich essen, und was ich gewöhnlich aß, waren verarbeiteter Zucker, raffiniertes Getreide und andere fettreiche Lebensmittel, aber kein Obst oder Gemüse.

Wenn Sie Eltern sind und dies lesen, machen Sie sich bitte Folgendes klar: Sie legen den Grundstein für die Veranlagung zur Nahrungsmittelabhängigkeit von raffinierten Produkten, sobald Sie Ihren Kindern ungesunde, krankheitsfördernde Lebensmittel wie tierische Produkte und verarbeitete Lebensmittel geben. Das gilt insbesondere für Milchprodukte, Zucker und raffiniertes Getreide. Dies geschieht, weil ihre empfindliche Gehirnchemie auf ungünstige Weise neu verdrahtet und ihr Geschmackssinn in die Irre geführt wird, sodass sie später den Geschmack gesunder, vollwertiger, natürlicher Lebensmittel ablehnen. Verarbeitete Lebensmittel wie diese sind so konzipiert, dass sie süchtig machen. Sie stören unsere Geschmacksknospen und unsere Gehirnchemie.

VERANTWORTUNG ÜBERNEHMEN

Es ist ein harter Kampf, Ihre Familie dazu zu bringen, gesunde Lebensmittel zu sich zu nehmen, nachdem sie diese stark süchtig machenden Lebensmittel gewohnt sind. Also heilen Sie sich daher bitte zunächst selbst von diesen Abhängigkeiten und stabilisieren Sie Ihre eigene Gehirnchemie. Die beste Strategie ist es auf jeden Fall, Ihren Kindern diese Gifte erst gar nicht vorzusetzen.

Meine Mutter war süchtig nach Schokolade und ich glaube, sie hat diese Sucht an mich weitergegeben. Ich weiß, dass sie mir all diese Leckereien gegeben hat, um mir auf eine falsche Art und Weise ihre Liebe zu zeigen, aber es war trotzdem sehr schmerzhaft, immer das fette Mädchen zu sein. Während heute jedes fünfte Kind unter 18 Jahren fettleibig ist[2], war dies in den frühen 60er-Jahren noch nicht der Fall. In einem Klassenzimmer mit vierzig Kindern war normalerweise nur eines fett – und dieses Kind war ich. Ich konnte es größtenteils vermeiden, dass sich die anderen über mein Gewicht lustig machten, indem ich den Klassenclown spielte. Womit ich jedoch aufgezogen wurde, war meine gigantische Brotdose. Ich war eifersüchtig auf die anderen Kinder, die diese coolen Brotdosen mit Motiven der *Partridge Family* oder *Flipper* darauf hatten (die heute vintage sind). Meine war eine riesige, klobige, graue Brotdose, die zusätzlich eine Thermoskanne enthielt (gefüllt mit einem süßen Erfrischungsgetränk). Sie wissen schon, so eine, wie sie normalerweise Bauarbeiter haben. Zusätzlich zu den üblichen Sandwiches und Kartoffelchips, die die anderen Kinder auch hatten, waren bei mir noch zahlreiche Leckereien drin, wie eine komplette Packung Schokoküchlein oder Cupcakes. Ich kann mich noch an den Geschmack dieser chemischen, widerwärtig süßen weißen Füllung erinnern, als wäre es gestern gewesen.

MEIN VERSAGEN IM SPORTUNTERRICHT

Obwohl ich von meinen Schulkameraden nicht viel gehänselt wurde und glücklicherweise nie Mobbing erlebt habe, gibt es immer noch viele schmerzhafte Kindheitserinnerungen rund um das Thema Gewicht. Die meisten davon haben mit meinen vergeblichen sport-

lichen Versuchen zu tun. Denn meine gemeinen Sportlehrerinnen haben mich immer vorgeführt. Aufgrund meines hohen Gewichts und meiner schlechten Koordination konnte ich einfach nicht schnell genug laufen oder die verrückten Stunts ausführen, die sie erwarteten. Dazu gehörte das Laufen auf einem Schwebebalken, die Fähigkeit, eine Sprossenwand hinaufzuklettern oder am Barren zu turnen. In anderen Fächern war ich eine spitzenmäßige Schülerin und oft der Liebling der Lehrer, doch den Sportunterricht habe ich gerade so bestanden und war überglücklich, als er im Bundesstaat Kalifornien endlich nicht mehr verpflichtend war. Wenn man Schürfwunden hat, weil die fetten Oberschenkel immer aneinander reiben, macht dies das Training nicht gerade angenehm. Es macht auch keinen Spaß, einen altmodischen, einteiligen Badeanzug zu tragen, weil man zu fett ist, um einen Bikini anzuziehen. Oder ausgelacht zu werden, wenn man versucht, Skifahren zu lernen, weil man einfach nicht mehr aufstehen kann, wenn man einmal gefallen ist. Ist es da ein Wunder, dass ich als Kind jede Form von Bewegung verabscheute und mich erst in meinen Fünfzigern wieder an körperlicher Fitness versuchte?

VON DER ZÜCHTIGUNG ZUR SUCHT

Mein Vater, der während der Weltwirtschaftskrise aufgewachsen ist, war Stabsfeldwebel im Zweiten Weltkrieg und zu Hause ein richtiger Drill-Sergeant. »Nimm dir, was du willst, aber iss das, was du

2   www.cdc.gov/healthyschools/obesity/facts.htm

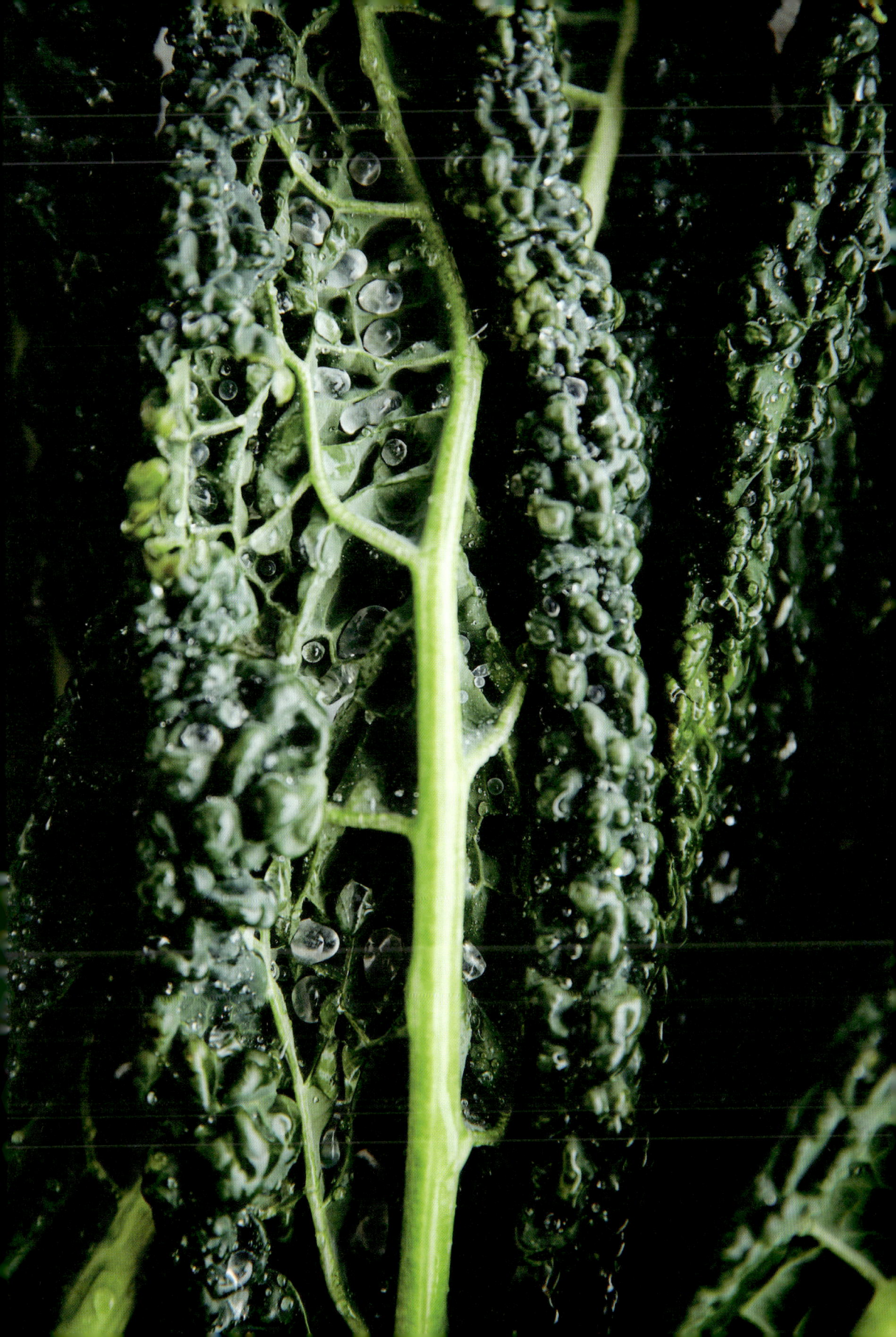

dir nimmst, auch auf«, ermahnte er uns. Und wenn einer von uns es nicht schaffte aufzuessen, brüllte er denjenigen an und schrie: »Deine Augen sind größer als dein Magen.« Selbst als Erwachsene höre ich immer noch die Stimme meines Vaters aus dem Grab, und es fällt mir immer noch schwer, nicht das gesamte Essen auf meinem Teller aufzuessen.

Als ich elf Jahre alt war, schickten mich meine Eltern nach Kalifornien, um bei einer Tante und einem Onkel zu leben. Ich habe einen Teil dieser Geschichte bereits in meinem Buch *Unprocessed* erzählt, aber was ich dort nicht zugegeben habe, war Folgendes: Obwohl ich in ihrem Haus jeden Tag köstliche, reichhaltige Mahlzeiten der französischen Gourmetküche aß, stopfte ich immer noch heimlich diese stark raffinierten Lebensmittel in mich hinein, denen ich einfach nicht widerstehen konnte. Meine Tante war Schweizerin, und einer ihrer traditionellen Snacks war Brot mit Schokolade. Ich erinnere mich, dass ich von der Junior High School nach Hause kam und Toastbrot-Sandwiches mit Schoko-Riegeln gegessen habe. Jeden Tag gab mir meine Tante einen Dollar für das Mittagessen in der Cafeteria der Schule, aber ich kaufte mir von dem Geld Süßigkeiten im Schulladen. Damals, 1971, kostete ein Schokoriegel nur fünf Cent, sodass man für einen Dollar jede Menge süßer Leckereien kaufen konnte.

ICH FÜHLTE MICH „NICHT RICHTIG"

Schon im Alter von fünf Jahren verstand ich, dass es inakzeptabel war, fett zu sein. Dass ich nicht richtig war. Aber mir wurden keine Lösungen angeboten und

so wurde ich von Jahr zu Jahr immer dicker und dicker. Ich hatte Angst vor dem Monat September, denn der bedeutete, dass ich wieder zur Schule gehen und neue Kleidung für mich gekauft werden musste, weil die Sachen vom letzten Jahr nicht mehr passten. Nicht weil ich größer geworden war, sondern weil ich breiter geworden war. Ich erinnere mich an eine unhöfliche Verkäuferin, die meiner Mutter sagte, dass wenn ich noch dicker würde, sich in ihrem Geschäft nichts mehr für mich finden ließe. Dann müsse ich schon in ein Übergrößengeschäft für erwachsene Frauen gehen.

Mein Onkel war Arzt – Internist –, und hatte bemerkt, dass ich immer dicker wurde. Er versprach mir, dass er für jedes Pfund, das ich unter 160 Pfund wog, einen Dollar an meine Lieblings-Wohltätigkeitsorganisation spenden würde. Als selbstlose Person, die ich bin, wog ich mich zum ersten Mal in meinem Leben und war beschämt zu entdecken, dass ich bereits im Alter von elf Jahren 160 Pfund wog, und das bei einer Größe von noch nicht einmal 1,50 m! Mein Gewicht machte mich nicht nur unglücklich, es verhinderte auch, dass Gelder an wohltätige Zwecke gespendet wurden.

Obwohl ich mir sicher bin, dass mein Onkel es gut meinte, bot er keine wirklichen Lösungen für mein Gewichtsproblem. Er war zwar Arzt und wusste sicherlich viel über die Gesundheit, doch auch er hatte immer mit seinem eigenen Gewicht zu kämpfen, sodass er mir nur allgemeine Ratschläge wie »Iss nicht so viel« bieten konnte. Ich erinnere mich, dass wir einmal, als wir uns an einem

Buffet bedienten, einer krankhaft fettleibigen Frau begegneten, die ein Muʻumu ʻu, das traditionelle hawaiische Hängekleid, trug. Ihr Teller bog sich vor lauter frittierten Speisen. Mein Onkel sagte zu mir: »Weißt du, wenn du weiter so isst wie sie, wirst du eines Tages auch so dick sein und eines dieser Kleider für fette Damen tragen müssen. Ich wette, du könntest eine ganze Woche ohne Essen auskommen und es würde dir kein bisschen wehtun.« Also tat ich es. So begannen meine Kämpfe mit meinen Essstörungen. In den folgenden Jahren wechselte ich zwischen Fressen und Fasten, ohne jemals zu verstehen, *was* ich überhaupt aß.

MEIN KAMPF MIT DER MAGERSUCHT

Als ich neunzehn Jahre alt war und mein Juniorjahr an der Universität von Pennsylvania absolvierte, war meine Magersucht so schwerwiegend, dass ich ins Krankenhaus eingeliefert werden musste. Es gab 1979 keine sehr gute Behandlung für diese Krankheit, deshalb wurde ich zusammen mit einigen sehr interessanten Charakteren, die wegen Brandstiftung eingebuchtet worden waren und als kriminelle Geisteskranke galten, in die geschlossene Abteilung einer Nervenheilanstalt eingewiesen. Ich hatte Todesangst und schlief keine Sekunde, während ich dort war. Meine Schwägerin Lauren flog nach Philadelphia, um mich nach Los Angeles zurückzubringen. Dort wurde ich in eine andere psychiatrische Klinik eingeliefert, die nicht viel besser war als die erste. In diesem Höllenloch regierte eine Schwester, wie die teuflische Oberschwester Ratched aus *Einer flog über das Kuckucksnest*, und ich bin froh, dass ich die Tortur überhaupt überstanden habe.

RETRAUMATISIERUNG IN DER KLINIK

So behandelte man Magersucht Ende der siebziger Jahre: Du hattest die Wahl. Du konntest entweder essen, was sie dir servierten, oder zwei Mitarbeiter der Psychiatrie, die eher wie Footballspieler aussahen, würden dich mit einer Fünf-Punkte-Fixierung ans Bett fesseln und eine Röhre in deinen Hals schieben und dich zwangsernähren wie eine Gans, die grausam für Gänseleberpastete gemästet wird. Lassen Sie mich diese Fünf-Punkte-Fixierung kurz beschreiben: Sie nehmen schwere Lederriemen, binden damit beide Handgelenke und Knöchel fest und legen einen noch größeren Lederriemen über den Bauch. Das alles ziehen sie so fest, dass man sich nicht einmal einen Zentimeter bewegen kann. Als ich ihnen sagte, dass ich aus moralischen Gründen vegan lebte und daher keine Lederprodukte trüge, fanden sie es nicht witzig. Nachdem ich einige Stunden lang in dieser Fünf-Punkte-Fixierung gesteckt hatte und wie ein tollwütiger Hund behandelt worden war, war mein Wille gebrochen. Um weitere Traumata und Erniedrigungen zu vermeiden, aß ich. Aber wieder aß ich nur die falschen Lebensmittel. Anstatt gesunde, nährende und lebenserhaltende Lebensmittel wie Obst, Gemüse, Vollkornprodukte und Hülsenfrüchte zu essen, aus denen meine heutige Ernährung besteht, fiel alles, was ich von dem aß, was im Krankenhaus angeboten wurde, in meine eigenen vier toxischen Lebensmittelgruppen: Mehl, Zucker, Kaffee und Schokolade. Ich lebte zu diesem

Zeitpunkt bereits vegan, deshalb mied ich alle tierischen Produkte, aß stattdessen aber nur die am wenigsten gesunden veganen Lebensmittel, die es gab, nämlich stark verarbeitetes und raffiniertes veganes Junkfood.

Eine der Krankenschwestern in der Klinik erzählte mir, dass diese Krankheit meinen Hypothalamus völlig durcheinandergebracht habe und dass mein Gehirn nie wieder feststellen könne, ob ich hungrig oder satt sei. (Wenn es um die Ernährung geht, sollten Sie am besten nicht alles glauben, was Ihnen medizinische Angestellte sagen, da diese auf diesem Gebiet selten gut ausgebildet sind.) Obwohl dies anfangs tatsächlich zutraf, habe ich mich erholt, was aber mehrere Jahre dauerte. Und Sie können das auch. Das Problem war, dass ich eigentlich am Verhungern war. Die Jahre des Kampfes gegen Magersucht hatten verheerende Auswirkungen auf meinen Körper gehabt. Meine Haare und auch meine Fingernägel fielen aus. Ich hatte keine Regelblutungen mehr und entwickelte ein Geschwür und eine vergrößerte Leber.

Nach Jahren des Wechsels zwischen starker Ernährungseinschränkung und Völlerei konnte ich nach meiner Entlassung aus der Klinik, als ich wieder anfing zu essen, nicht mehr damit aufhören! Innerhalb weniger Monate nahm ich rapide über 60 Pfund zu. Ich brachte 180 Pfund auf die Waage, als ich mich – meiner Erinnerung nach zum letzten Mal – wog. Ich war gedemütigt und beschämt. Natürlich war ich mit 160 Pfund schon übergewichtig, aber ich war immer in der Lage gewesen, dieses Gewicht ab meinem elften Lebensjahr zu halten, obwohl ich all den ungesunden Mist zu mir nahm, nach dem es mich gelüstete. Aber jetzt aß ich mich fast an die 200-Pfund-Marke heran. Meine größte Angst im Leben, dass ich wie meine Mutter krankhaft fettleibig werden würde, manifestierte sich jetzt, aber mein Appetit war unstillbar. Ich fühlte mich völlig außer Kontrolle und wurde ernsthaft depressiv.

ICH WOLLTE NICHT MEHR LEBEN!

An diesem Punkt in meinem Leben unternahm ich einen Selbstmordversuch. Es erübrigt sich zu erwähnen, dass dies kein kluger Schachzug für jemanden war, der es hasste, in einer Nervenheilanstalt zu sein. Die Folgen waren absolut schrecklich. Es war die dunkelste Zeit meines Lebens; ich schäme mich sehr für das, was ich getan habe und was ich meiner Familie angetan habe. Der einzige Grund, warum ich mich dafür entschieden habe, diese sehr persönlichen Informationen weiterzugeben, ist folgender: Seit ich öffentlich als nahrungsmittelabhängig bekannt geworden bin, habe ich zahlreiche E-Mails von Leuten erhalten, die mir erzählt haben, dass sie Selbstmordversuche unternommen haben oder daran gedacht haben, sich das Leben zu nehmen, oder dass sie Freunde und Verwandte hatten, die wegen dieser Krankheit Selbstmord begangen haben. Ich möchte, dass die Leute verstehen, dass dies wirklich eine biogenetische Krankheit ist, mit der man geboren wird. Es ist nicht Ihre Schuld und Sie brauchen sich nicht zu schämen. Diese Krankheit muss ernst genommen werden, weil sie tödlich enden kann.

Nahrungsmittelabhängigkeit ist eine chronische, fortschreitende und oft lebensbedrohliche Krankheit. Sobald Sie den Ernst der Lage verstanden haben, liegt es in Ihrer Verantwortung, die Hilfe zu suchen, die Sie zur Genesung benötigen. Dies beginnt mit der richtigen Ernährung. Es ist wichtig, dass Sie auf die Lebensmittel verzichten, die Ihre Krankheit aufrechterhalten, und stattdessen die Lebensmittel essen, die Sie wieder gesund machen und Ihre Gehirnchemie stabilisieren: Obst, Gemüse, Vollkornprodukte und Hülsenfrüchte. Dies sind nicht nur die gesündesten Lebensmittel der Welt, sondern auch die Lebensmittel, mit denen Sie schnell und dauerhaft Gewicht verlieren können, ohne Hunger zu haben.

Nach drei Monaten in der geschlossenen Abteilung einer noch schlimmeren psychiatrischen Klinik war ich dankbar, endlich nach Hause zu kommen und bei meinem geliebten Pflegehund Lucky zu sein. Ich hatte sieben Jahre lang mit schweren Essstörungen, einschließlich Magersucht, zu kämpfen gehabt, aber da ich jetzt nicht mehr als untergewichtig galt, glaubten die Ärzte, dass ich endlich »geheilt« war. Auch wenn ich nicht fastete oder meine Nahrungsaufnahme einschränkte, hungerte ich immer noch auf zellulärer Ebene nach Lebensmitteln, die tatsächliche Nährstoffe enthielten. Aber alles, was ich aß, bestand im Wesentlichen aus Zucker und Mehl. Und als ich anfing, diese Lebensmittel zu konsumieren, konnte ich einfach nicht mehr aufhören, sie zu essen. Kommt Ihnen das bekannt vor? Nachdem ich meine Nahrungsaufnahme so lange eingeschränkt hatte, war mein Appetit unersättlich, und so fing ich mit dem Binge Eating an.

DIE ODYSSEE GING WEITER

Da ich die Grenze von 180 Pfund erreicht hatte, zählte ich nun offiziell zur adipösen Kategorie. Natürlich hatte ich es nie genossen, 160 Pfund zu wiegen, aber es war mir zumindest gelungen, dieses Gewicht aufrechtzuerhalten, ohne weiter zuzulegen. Aber jetzt war meine Nahrungsaufnahme außer Kontrolle geraten, und ich wusste einfach nicht was ich tun konnte, um die Fressorgien zu kompensieren. Schnell passierte es, dass ich dabei über 10.000 Kalorien zu mir nahm. Nachdem ich jahrelang sehr wenig gegessen hatte, was schließlich zu meinem Krankenhausaufenthalt geführt hatte, konnte ich endlich all meine Lieblingsspeisen genießen, die ich mir so lange vorenthalten hatte. Es war nicht ungewöhnlich für mich, heißhungrig Dutzende frisch gebackener, klebriger, warmer, süßer Chocolate Chip Cookies und Pekannuss-Kekse zu verzehren, gefolgt von einem Dutzend Cupcakes mit Vanille-Buttercreme-Frosting und Regenbogenstreuseln. (Alle dieses Junkfood war technisch gesehen vegan.) Wenn man süchtig ist, weiß man, dass man nur zum ersten Bissen tatsächlich nein sagen und nur diesem widerstehen kann, denn danach übernimmt die Krankheit die Führung. Doch verhält es sich, wie Benjamin Franklin sagte: »Es ist leichter, das erste Verlangen zu unterdrücken, als alle folgenden zu befriedigen.«

Weil ich mich schämte und schuldig fühlte, diese sehr ungesunden und süchtig machenden Lebensmittel zu essen, vor allem in so großen Mengen, entwickelte ich einige sehr gefährliche Strategien, einschließlich der Bulimie, um die überschüssigen Kalorien loszuwerden. Und für die nächsten sechs Jahre kämpfte ich mit dieser anderen, häufig lebensbedrohlichen Krankheit.

Ich verabscheute es absolut, fettleibig zu sein, doch ich entdeckte, dass ich, indem ich meinen Finger in den Hals steckte, Erbrechen auslösen und viele der Kalorien loswerden konnte. Dann fing ich absichtlich an, Zigaretten zu rauchen, eine Angewohnheit, die ich immer abgelehnt hatte, weil ich dachte, es würde meinen Appetit mindern. Ich ging in ein Fitnessstudio und begann unaufhörlich zu trainieren, wobei ich mir mit mehrfach täglichen Step-Aerobic-Kursen das Knie kaputt machte. Ich fing auch an, Abführmittel und Diuretika zu missbrauchen, um das Gewicht und das Essen noch schneller loszuwerden. Aber nichts konnte die Scham, Schuld und Demütigung beseitigen, die mit dieser Krankheit einhergingen.

UND WIEDER RESIGNATION

Selbst mit all diesen »Strategien«, deren Umsetzung sich wie ein 24-Stunden-Job anfühlte, konnte ich mein Gewicht nur auf 150 Pfund senken. Und die Anstrengungen, die ich unternehmen musste, um dieses Gewicht zu halten, waren gewaltig. Um während meiner magersüchtigen Jahre mein Gewicht zu halten, musste ich einzig und allein darauf achten, dass ich kaum etwas aß. Das tat ich, obwohl ich mich die ganze Zeit schwach, kalt und müde fühlte. Aber Bulimie zu haben, war absolut aufreibend. Ich begann, viele medizinische Probleme aufgrund dieser heimtückischen Krankheit zu entwickeln, die verheerende Auswirkungen auf meinen gesamten Magen-Darm-Trakt hatten und sogar meine Zähne in Mitleidenschaft zogen. Ich erinnere mich, dass ich auf der Suche nach symptomatischer Linderung von Arzt zu Arzt lief und nie den wahren Grund für eine meiner mysteriösen Beschwerden preisgab. Ich frage mich immer noch, ob eines der »Magenprobleme«, die ich heute habe, das Ergebnis all der Jahre ist, in denen ich meinen Körper so intensiv missbraucht habe.

MEIN SUCHTHIRN HATTE DIE OBERHAND

Ob Sie es glauben oder nicht, als ich zweiundzwanzig Jahre alt war, wurde ich beim Bullenreiten von einem mechanischen Stier geworfen und brach mir mehrere Wirbel. Ich war vorübergehend gelähmt, und als ich wieder laufen konnte, trug ich drei Monate lang einen Körpergips. Es folgte ein Jahr in einem massiven Korsett, das so eng war, dass es unmöglich war, sich zu überfressen. Während ich im Krankenhaus war, wurde mir alle vier Stunden und bei Bedarf ein Schmerzmittel verabreicht. Zwar war ich nie jemand gewesen, der Alkohol trank oder Freizeitdrogen konsumierte, aber mein Suchtgehirn liebte dieses verschreibungspflichtige Medikament absolut. Ich habe es während meines Aufenthaltes so oft wie möglich angefordert, egal, ob ich tatsächlich Schmerzen hatte oder nicht. Obwohl ich nie von Schmerzmitteln abhängig wurde, verstehe ich vollkommen, wie leicht man einer Sucht nach Medikamenten, Alkohol und anderen Freizeitdrogen verfallen kann. Ich war erschrocken darüber, wie sehr ich dieses Medikament wirklich genossen habe. Als Süchtiger entwickelt man sehr leicht Kreuzabhängigkeiten, daher sollten diejenigen, deren Konsumverhalten von süchtig machenden Nahrungsmitteln wie Zucker, Mehl und Milchprodukten im roten Bereich liegt, besonders vorsichtig beim Konsum von Drogen oder Alkohol sein.

Als ich fünfundzwanzig Jahre alt war, brach ich mir beim Husten eine Rippe. In den 80er-Jahren behandelte man Rippenfrakturen anders als heute, sodass ich in einen sehr engen Rippengurt gepresst wurde. Es war so schmerzhaft, dass ich kaum die flachsten Atemzüge machen konnte, also kam das Inhalieren einer Zigarette nicht infrage. Nachdem ich sechs Wochen lang nicht hatte rauchen können, war ich endlich frei von der körperlichen Abhängigkeit von Nikotin. Ich hatte nie versucht aufzuhören, weil ich wusste, wie stark die Nikotinsucht war, und ich hatte wenig Hoffnung gehabt, sie zu überwinden. Also war ich wirklich dankbar, dass ich diese Rippenverletzung erlitten hatte. Ich betrachte es jetzt als Glücksfall. Wenn wir auf einige der schmerzhaftesten Dinge zurückblicken, die uns passieren, stellt sich oft heraus, dass sie eigentlich für uns ziemlich gut waren. Irgendwie gab mir die Befreiung von einer der mächtigsten Abhängigkeiten, dem Nikotin, das Selbstvertrauen, auch die anderen Süchte anzugehen.

EINE BERG- UND TALFAHRT

Kurz nachdem ich mit dem Rauchen aufgehört hatte, wandte ich mich meinen Essstörungen zu, unter denen ich mehr als die Hälfte meines Lebens gelitten hatte.

Ich tat schlussendlich das, was viele Süchtige tun, wenn sie genug haben. Ich übergab es an eine höhere Macht. Ich erinnere mich an den Moment, als ich ein ganzes Blech Brownies mit dreifacher Karamellfüllung in mich hineingestopft hatte und mein Magen auf die Größe einer schwangeren Frau, die längst überfällig ist, angewachsen war. Die Schmerzen waren so stark, dass ich nicht einmal mehr gehen konnte, also kroch ich ins Badezimmer, um ein Erbrechen hervorzurufen und auf diese Weise dieses Leid zu lindern. Ich starrte in die glänzende Porzellan-Toilettenschüssel mit dem kuschelig gelben Toilettensitzbezug, wie ich es schon Hunderte Male zuvor getan hatte, und ich hatte endlich genug. Ich konnte es einfach nicht mehr tun. Ich habe zwar noch nie an einem Zwölf-Schritte-Programm wie bei den Anonymen Alkoholikern teilgenommen, bin aber buchstäblich auf die Knie gegangen und habe gebetet. Ich habe Gott gebeten, diese schreckliche Krankheit zu beseitigen und darum gebettelt, wie ein normaler Mensch essen zu können, ohne zu fasten, zu fressen oder abzuführen. Und ich versprach, im Gegenzug jedes Gewicht zu akzeptieren, das ich leicht halten könnte.

Notiz an mich selbst: Formuliere deine Gebete genauer. Ich hätte um irgendein *schlankes* Gewicht bitten sollen, das ich leicht halten könnte.

Notiz an den Leser: Das Erreichen und Aufrechterhalten eines gesunden Gewichts durch gesunde Ernährung schien mir zu diesem Zeitpunkt auch nicht annähernd möglich zu sein. Aber die gute Nachricht ist diese: Sobald Sie das

Erfolgsrezept für ultimatives Abnehmen gelernt, verstanden und umgesetzt haben, wird das Abnehmen und die Aufrechterhaltung des Gewichts mühelos vonstattengehen.

Nachdem ich endlich all meine destruktiven Essgewohnheiten eingestellt hatte, nahm ich ungefähr zehn Pfund zu und wog wieder 160 Pfund. Es war das Gewicht, das ich ab dem Alter von elf Jahren am leichtesten halten konnte, ohne zu fasten, zu fressen, zu erbrechen, Abführmittel zu missbrauchen, Lebensmittel einzuschränken oder zu rauchen. Ich war überzeugt, dass dies mein »Sollwert« sein musste, das natürliche Gewicht meines Körpers, das ich die ganze Zeit haben sollte, und dass es wirklich nichts gab, was ich tun konnte, um das zu ändern. Ich begann auch, mich selbst zu analysieren und einige der tieferen inneren Arbeiten zu machen, die meiner Meinung nach für die Genesung entscheidend sind: Gesprächstherapie, sanftes Yoga und Meditation. Diese Arbeit begann mit der Lektüre eines wundervollen metaphysischen Buches von Louise Hay mit dem Titel *Gesundheit für Körper und Seele*, das ich heute noch allen meinen Kunden empfehle.

ILLUSION „WUNDERPILLE"

Es sollte aber noch weitere zehn Jahre dauern, bis ich überhaupt daran dachte, mein Gewichtsproblem erneut anzugehen. Im Jahr 1995 sind mir drei wundervolle Dinge passiert. Ich habe das College abgeschlossen, ich habe meinen Mann Charles geheiratet, und wie durch ein Wunder wurde ein neues pharmazeutisches Medikament eingeführt! Es wurde als die Wunderwaffe gepriesen, die die Adipositas-Epidemie auslöschen würde. Ich bekam es von einem gut meinenden Arzt verschrieben, weil mich eine Knieverletzung durch Step-Aerobic am Training hinderte. Und es war wirklich ein Wundermittel! Innerhalb weniger Monate verlor ich über 40 Pfund und aß dabei alles, was ich wollte! Dieses Medikament brachte mein Gehirn dazu zu glauben, ich sei satt, nachdem ich nur sehr winzige Portionen gegessen hatte. (Sie werden in den kommenden Kapiteln lernen, dass die Ballaststoffe und das Wasser in bestimmten Lebensmitteln Ihnen das Gefühl geben, satt zu sein, ohne dass Sie Medikamente benötigen oder die Portionsgröße einschränken müssen.)

Ich muss sicher nicht erwähnen, dass ich immer noch nicht gelernt hatte, welche Lebensmittel man für eine optimale Gesundheit essen sollte. Dank dieser „Wunderpille" habe ich lediglich kleinere Portionen veganer Desserts gegessen, die ich mit einer großen Dose eines koffeinhaltigen Erfrischungsgetränks heruntergespült habe. Eine Weile schwebte ich auf Wolke sieben, weil ich endlich das gefunden hatte, das ich für das Allheilmittel hielt. Bis zu dem Tag, an dem ich zum Briefkasten ging und einen Brief der FDA fand. Normalerweise schreiben sie mir nicht, deshalb habe ich den Umschlag sofort aufgerissen.

Die verdammte Regierung war eingeschritten, um alles zu ruinieren! Ich sage das scherzhaft; denn tatsächlich hat mir die FDA vielleicht das Leben gerettet. Anscheinend hatten einige Menschen schwere Herz- und Lungenprobleme nach der

Einnahme dieses Medikaments entwickelt und es wurde vom Markt genommen. Ich wurde von meiner Versicherungsgesellschaft angewiesen, die Einnahme sofort abzubrechen und einen Kardiologen aufzusuchen und ein Echokardiogramm erstellen zu lassen. Es sollte festgestellt werden, ob ich durch die monatelange Einnahme dieses gefährlichen Medikaments Herz- oder Lungenschäden erlitten hatte. Glücklicherweise hatte ich das nicht, aber leider war es auch so, dass, sobald die letzten Spuren des Medikaments aus meinem System verschwunden waren, auch meine neu entdeckte Schlankheit verschwand. Und das Gewicht kam noch schneller wieder zurück, als es gepurzelt war. Da war ich nun also wieder in meinem alten Kreislauf, zurück auf 160 Pfund, auf dem Gewicht, zu dem ich in den letzten fünfundzwanzig Jahren immer leicht zurückgekehrt war. Also begann ich zu akzeptieren, dass Arzneimittel nicht die Antwort waren und dass Schlanksein für mich einfach nicht infrage kam. Ich würde immer fett sein, wie meine Mutter und meine Großmutter und meine Urgroßmutter vor mir.

KERNPROBLEM RAFFINIERTE NAHRUNGSMITTEL

Es dauerte noch weitere fünfzehn Jahre, bis ich ernsthaft versuchte, meine Gewichtsprobleme wieder in den Griff zu bekommen. Zweimal in meinem Leben war ich dünn gewesen, einmal durch Magersucht und einmal durch ein gefährliches Medikament. Beide Male bedurfte dieser Zustand außergewöhnliche Maßnahmen, um ihn zu erreichen, und hielt außerdem

nicht lange an. Und dann, im Jahr 2011, entdeckte ich das Erfolgsrezept für ultimatives Abnehmen. Und in den letzten sechs Jahren war ich nicht nur erfreulicherweise durchgehend schlank mit einem Gewicht von 117 Pfund, sondern hatte mich auch aus den Fängen der Abhängigkeit von raffinierten Lebensmitteln befreit.

Und ob Sie es glauben oder nicht: Meine letzte Reise war schmerzlos und relativ mühelos. Ich muss weder mein Essen noch mich selbst wiegen, um mein schlankes Idealgewicht zu halten. Obwohl ich jetzt regelmäßig Sport treibe, um meine Ängste ohne Medikamente zu bewältigen, habe ich überhaupt keinen Sport betrieben, um den größten Teil dieser fünfzig Pfund zu verlieren. Ich habe keinen unstillbaren Appetit mehr auf ungesunde Junkfood-Produkte und leide nicht mehr unter unkontrollierbarem Hunger oder Heißhungerattacken. Ich habe nie das Gefühl, dass mir etwas fehlt. Ich esse all das leckere, nahrhafte Essen, das ich will, so oft ich will, bis ich angenehm satt bin, aber ich ernähre mich mit den *richtigen Nahrungsmitteln*.

Wie die Hunderte von anderen Menschen, die das *ultimative Abnehm-Programm* praktizieren, können auch Sie Ihr Wunschgewicht erreichen. Und es wäre mir eine Ehre, Ihnen zu helfen. Egal, wie lange oder wie viel Sie gelitten haben oder wie viel Gewicht Sie verlieren müssen, Sie können endlich sowohl die Gesundheit als auch den Körper haben, die Sie absolut verdienen. Und Sie werden nun lernen, wie das geht.

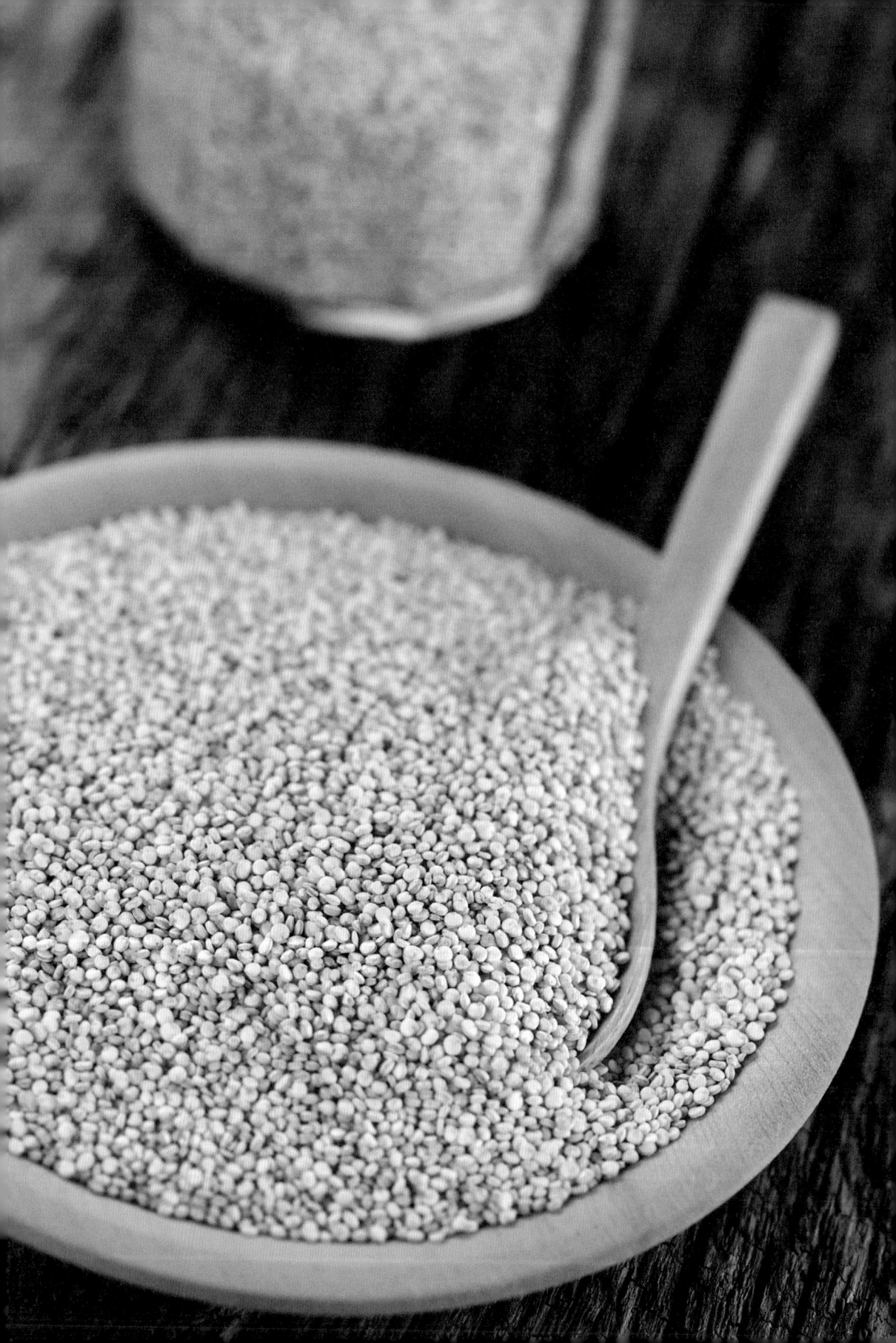

Kapitel 2

Das Erfolgsrezept für ultimatives Abnehmen enthüllt!

Diese Kapitelüberschrift klingt sensationell, nicht wahr? Die Wahrheit ist, dass es eigentlich enthüllt werden muss, denn diese Informationen gibt es schon lange. Ich habe es auch nicht erfunden. Es gab bereits zwei Bestseller dazu. Diese Bücher zum Thema Gewichtsverlust, die seit Jahren in meinem Bücherregal standen und dieses Konzept vor etwa zwanzig Jahren erklärten, blieben von mir lange Zeit ungelesen. Eines war *Noch nie war Abnehmen so einfach* von John McDougall. Das andere war *Eat More, Weigh Less* von Dean Ornish.

Beides sind wundervolle Bücher, die ich Ihnen nur empfehlen kann. Aber es war tatsächlich ein Buch, das ich zufällig in einem 1-Dollar-Buchladen gekauft habe, das mir wirklich geholfen hat, die Lektionen von Dr. McDougall und Dr. Ornish zu verstehen, nachdem ich ihre Bücher endlich gelesen hatte. Es war das Buch *The Volumetrics Weight-Control Plan; Feel Full on Fewer Calories* von Barbara Rolls. Das Buch von Dr. Rolls hat mir geholfen, die Konzepte aus den Büchern von Dr. McDougall und Dr. Ornish zu verstehen, da es viele visuelle Darstellungen enthält, in denen die Portionsgrößen verschiedener Lebensmittel verglichen werden. Zum Beispiel könnte man für die Kalorien, die eine Vierteltasse Rosinen hat, zwei Tassen Trauben konsumieren. Für die gleiche Menge Kalorien von zwei Esslöffeln Erdnussbutter könnte man über ein halbes Pfund knusprige, köstliche, ölfreie, gebackene Süßkartoffelpommes essen. Nachdem ich dieses Buch gelesen hatte, ergaben die Werke von Dr. McDougall und Dr. Ornish für mich jetzt einen Sinn. Das Erfolgsrezept des Abnehmens war mir endlich klar.

DIE KALORIENDICHTE IST DER SCHLÜSSEL

Ich kann das grundlegende Geheimnis für ultimatives Abnehmen auf zwei Worte reduzieren. Diese Worte lauten nicht *weniger essen* oder *mehr Sport* und schon gar nicht *Magenbypass-Operation*. Das größte Geheimnis für ultimatives Abnehmen ist die KALORIENDICHTE. Dr. Rolls nennt sie Energiedichte, die sie mit E. D. abkürzt. Ich habe einmal versucht, sie in einem Vortrag zu verwenden, was viele Männer verschreckt hat.

Wenn Sie leicht abnehmen und das Gewicht halten möchten, ist die Kaloriendichte für das Verständnis so wichtig, dass ich jedem neuen Kunden, der für ein Privat-Coaching zu mir kommt, mindestens neunzig Minuten Unterricht darin erteile. Ich möchte sicherstellen, dass sie es wirklich verstehen, da es die Grundlage ist, auf der das *ultimative Abnehm-Programm* basiert. Kaloriendichte bezeichnet einfach die Anzahl der Kalorien für ein bestimmtes Gewicht von Lebensmitteln, ausgedrückt in Kalorien pro Pfund. Und Nahrungsmittel variieren in ihrer Kaloriendichte von ungefähr 100 Kalorien pro Pfund bis ungefähr 4.000 Kalorien pro Pfund.

MÜHELOSES ABNEHMEN IST MÖGLICH

Die meisten Menschen glauben fälschlicherweise, dass man »weniger essen und mehr Sport machen« muss, um Gewicht zu verlieren, aber wenn das wirklich funktioniert und nachhaltig ist, warum nehmen dann 98 Prozent der Menschen, die mithilfe von Diäten Gewicht verlieren, alles innerhalb von zwei Jahren wieder zu? Mit der Kaloriendichte als Grundlage für meinen persönlichen Gewichtsverlust konnte ich tatsächlich leicht und mühelos fünfzig Pfund abnehmen und dieses Gewicht aufrechterhalten, dabei *mehr* essen, und das (anfangs) ganz ohne Sport.

Wie Sie sehen, hängt das Sättigungsgefühl vom Gewicht und dem Volumen der Nahrung ab, die Sie zu sich nehmen, und nicht nur von den Kalorien, die die Nahrung enthält. Wenn Sie also Lebensmittel mit geringerer Kaloriendichte zu sich nehmen, können Sie sich immer noch satt fühlen und nehmen dabei weniger Kalorien zu sich. In ihrem Forschungslabor an der Penn

State University, wo sie das menschliche Essverhalten untersuchte, entdeckte Dr. Rolls, dass alle Menschen jeden Tag so ziemlich das gleiche Gewicht an Lebensmitteln zu sich nehmen. Durch eine einfache Änderung der Kaloriendichte der von ihnen verzehrten Lebensmittel könnten sie leicht abnehmen, ohne unter den üblichen Problemen zu leiden, die mit dem Verzehr kleinerer Portionen verbunden sind. Mit anderen Worten: Wenn Sie nach den Grundsätzen der Kaloriendichte essen, fühlen Sie sich satt, obwohl Sie weniger Kalorien zu sich nehmen. Sie können buchstäblich doppelt so viel essen, aber nur halb so viele Kalorien zu sich nehmen.

QUALITÄT STATT QUANTITÄT

Die meisten Diäten verlangen, dass man weniger isst, was ungefähr so viel Sinn macht wie die Aufforderung, weniger zu atmen. Es ist einfach nicht nachhaltig. Das Problem beim Verzehr kleinerer Nahrungsmittelportionen ist, dass man so hungrig wird, dass man irgendwann die Diät abbricht, weil man schlicht und einfach keinen Essensstil beibehalten kann, bei dem man die ganze Zeit über Hunger hat. Die Einschränkung unserer Portionen widerspricht unserer Natur, so lange zu essen, bis man satt ist. Wenn wir die Kalorien einschränken, erhält unser Körper die Botschaft, dass er verhungert. Und wenn Ihre Hungersignale durch chronische Diäten gestört sind, spürt Ihr Körper, dass Sie nicht genug Kalorien zu sich genommen haben und treibt Sie dazu, noch mehr zu essen, indem er sehr starke Hungersignale aussendet, die selbst Menschen, die über eine sehr große Willenskraft verfügen, nicht ignorieren können . Wenn Ihr Körper nun also denkt, dass er verhungert, werden Sie von den kalorienreichsten und fettesten Lebensmitteln angezogen. Dann essen Sie zu viel und nehmen all das Gewicht wieder zu, das Sie durch viel Leiden und Entbehrung verloren haben – und häufig sogar noch mehr.

Leptin ist ein Hormon, das von Ihren Fettzellen freigesetzt wird, um die Sättigung zu signalisieren, wenn die Zellen spüren, dass Sie genügend Nahrung zu sich genommen haben. Wenn dies geschieht, werden Ihre Hungersignale weniger und Sie hören auf zu essen, da Sie keinen Hunger mehr haben. (Die „Wunderpille" wirkte durch die Manipulation des Leptinspiegels.) Wenn Sie weniger Nahrung nach Gewicht und Volumen essen, setzt Ihr Körper weniger Leptin frei, sodass Sie quasi dazu gezwungen werden, zu viel zu essen.

HUNGERGEFÜHLE VERSTEHEN

Sobald Sie die Prinzipien der Kaloriendichte verstanden haben, werden Sie feststellen, dass Sie sogar noch mehr essen können, als Sie vor dem Start des *ultimativen Abnehm-Programms* gegessen haben, ohne Hunger oder Entbehrungsgefühle zu verspüren. Und weil Sie weniger Kalorien zu sich nehmen, werden Sie Gewicht verlieren, ohne die üblichen Leiden, die mit vergeblichen Versuchen der Portionskontrolle oder kohlenhydrat- oder kalorienreduzierter Ernährung verbunden sind. Mit diesem Ansatz können Sie Ihre tägliche Kalorienaufnahme leicht

um etwa 500 Kalorien pro Tag senken und mindestens ein Pfund pro Woche abnehmen. Und diese Art des langsamen Gewichtsverlusts ist die nachhaltigste, weil Sie große, befriedigende Portionen essen. Folglich wird Ihr Gehirn niemals die Signale aussenden, dass Sie verhungern, und Sie werden von ihm nicht dazu verführt, mehr zu essen und die falschen Lebensmittel zu sich zu nehmen. Nach und nach und völlig mühelos nahm ich so fünfzig Pfund ab, ohne mich auch nur im Geringsten einzuschränken. In der Regel gilt: Je mehr Gewicht Sie verlieren müssen, desto schneller purzeln die Pfunde anfangs.

So funktioniert das Programm: Sie essen sich *zuerst* mit den Lebensmitteln mit der niedrigsten Kaloriendichte satt und minimieren oder eliminieren dann die Lebensmittel mit höherer Kaloriendichte. Und was genau sind diese Lebensmittel mit der niedrigsten Kaloriendichte? Glücklicherweise sind sie die gesündesten Lebensmittel der Welt: Gemüse, Obst, Vollkornprodukte und Hülsenfrüchte. Dieselben vier neuen Lebensmittelgruppen, die Sie auf der *Power Plate* finden, die von Dr. Neal Barnard vom PCRM (*Physician's Committee for Responsible Medicine* = Ärztekomitee für verantwortungsvolle Medizin) als Reaktion auf die absurde Lebensmittelpyramide der USDA erstellt wurde.

JE UNVERARBEITETER, DESTO BESSER

Diese vier Kategorien von unverarbeiteten, vollwertigen pflanzlichen Lebensmitteln haben eine Kaloriendichte, die im Durchschnitt zwischen 100

CHEF AJS KALORIENDICHTE-TABELLE
Durchschnittliche Kalorien pro Pfund

100	300	400–600	750	1.200–1.800	2.500	2.800	4.000
Nicht stärkehaltiges Gemüse	Obst	Unraffinierte komplexe Kohlenhydrate	Avocados	Raffinierte komplexe Kohlenhydrate und Milchprodukte	Schokolade	Nüsse	Alle Öle
		Kartoffeln (400)				Samen	
		Vollkorngetreide (500)		Eiscreme = 1.200		Nussbutter	
		Hülsenfrüchte (600)		Brot = 1.400		Tahini	
				Käse = 1.600			
				Zucker = 1.800			

Die Nahrungsmittel der grünen Kategorie sind vollwertige Nahrungsmittel, wie sie in der Natur vorkommen. Sie enthalten Vitamine, Mineralstoffe, Antioxidantien, sekundäre Pflanzenstoffe und Mikronährstoffe. Außerdem enthalten Sie Ballaststoffe und Wasser, die ihnen Dichte geben und zur Sättigung beitragen.

Die Nahrungsmittel der roten Kategorie sind verarbeitete Lebensmittel, die man nicht in der Natur findet. Sie enthalten wenige bis gar keine Mikronährstoffe und wenige bis gar keine Ballaststoffe oder Wasser. Sie tragen nur sehr wenig zur Sättigung bei.

Die Nahrungsmittel der violetten Kategorie sind gesunde Nahrungsmittel, haben aber eine hohe Kaloriendichte und sollten nur in kleinen Mengen verzehrt werden, nachdem das Abnehmen erfolgreich war.

Zum Abnehmen, Gewichthalten und für die ideale Gesundheit:
ESSEN SIE ALLES, WAS SICH LINKS NEBEN DER ROTEN LINIE BEFINDET.

und 600 Kalorien pro Pfund liegt. Und eine bekannte Studie des World Cancer Research Fund[3] ergab, dass man ein gesundes Körpergewicht erreichen und halten kann, wenn die durchschnittliche Kaloriendichte der Nahrung, die man täglich zu sich nimmt, bei 567 Kalorien pro Pfund oder weniger liegt, und das mit befriedigenden Essensportionen und ohne die üblichen Leiden, die mit einer auf Entbehrung beruhenden Ernährung verbunden sind. Bei dieser wissenschaftlich erprobten Methode zur Gewichtskontrolle und -verwaltung gibt es kein Wiegen, kein Messen und kein Zählen. Wenn sie sich nur mit Lebensmitteln aus diesen vier Gruppen ernähren, können die meisten Menschen *nach Belieben* viel essen, so viel, wie sie wollen und so oft sie wollen, bis sie *an-*

◇◇◇◇◇◇◇◇◇◇◇◇◇◇◇◇

3   www.wcrf.org/ sites/default/files/Second-Expert-Report.pdf, S. 379

genehm satt sind. Das bedeutet, dass sie zufrieden sind und keinen Hunger mehr haben. Es bedeutet aber nicht, dass sie ihren Magen bis zum Äußersten dehnen müssen, wie sie es vielleicht vom Thanksgiving-Essen gewöhnt sind.

Ich habe einmal einen sehr passenden Beitrag auf einer Social-Media-Plattform gesehen, der lautete: »Niemand wurde jemals fett, weil er zu viel Grünkohl aß.« Es ist praktisch unmöglich, sich an nicht stärkehaltigem Gemüse (fast alle Gemüsesorten außer Kartoffeln, Süßkartoffeln, Winterkürbissen und Mais gehören dazu) mit einer kalorischen Dichte von ungefähr 100 Kalorien pro Pfund bei rohem Verzehr und ungefähr 200 Kalorien pro Pfund bei gekochtem Verzehr zu überessen. Nicht stärkehaltiges Gemüse ist die erste Lebensmittelkategorie in meiner Kaloriendichtetabelle (siehe links) und das Lebensmittel mit der niedrigsten Kaloriendichte. In meinem *ultimativen Abnehm-Programm* werden die Teilnehmer gebeten, täglich *mindestens* zwei Pfund nicht stärkehaltiges Gemüse zu essen – zusätzlich zu den rohen Salaten oder dem Gemüse, die in den Rezepten enthalten sind. Ihren Tag beginnen sie mit mindestens einem Pfund nicht stärkehaltigem Gemüse als Teil ihrer ersten Mahlzeit.

Ja, genau: Ich kann Gemüse zum Frühstück (GzF) nur wärmstens empfehlen und versuche darauf zu bestehen. Ich weiß, dass dies für Sie eine etwas schockierende Idee sein könnte. Ich sehe es so, dass GzF mein persönlicher Beitrag zum Thema Gewichtsverlust ist.

Ich habe diese Ernährungsweise schon vorgeschlagen, bevor es wissenschaftliche Studien zu diesem Thema gab, aber seitdem wurde sie durch Studien bestätigt, die zeigen, dass Gemüse den Hungerschalter ausschalten und gegen Heißhunger helfen kann.

DIE UMSTELLUNG IST NICHT SO SCHWER

Praktisch alle Menschen, die am *ultimativen Abnehm-Programm* teilgenommen haben, berichteten, dass sie durch die Einführung dieser einen Änderung mühelos abnehmen und sich dabei satt und zufrieden fühlen. Ein Mensch benötigt im Allgemeinen mindestens zehn Kalorien pro Pfund Körpergewicht, um seinen Grundumsatz zu decken. Wenn Sie also täglich 2.000 Kalorien zu sich nehmen müssen, um Ihr Gewicht zu halten, und Sie versuchen dies, indem Sie ausschließlich Gemüse essen, dann müssten Sie zehn bis zwanzig Pfund Gemüse essen, um dies zu erreichen. Das sollte Ihnen eine Vorstellung davon geben, wie satt Sie sich bei dieser Art des Essens fühlen, während Sie Ihr optimales Gewicht erreichen.

Anfangs haben viele Leute schon Schwierigkeiten, die zwei Pfund zu essen, die jeden Tag empfohlen werden. Einige nicht stärkehaltige Gemüsesorten enthalten bis zu 96 Prozent Wasser, und Sie könnten beim Kauen und Verdauen mehr Kalorien verbrennen, als Sie jemals durch den Verzehr aufnehmen würden. Der Verzehr von nicht stärkehaltigen Gemüsesorten ist wahrscheinlich die einzige Gemeinsamkeit, die man praktisch in jedem Ernährungsstil findet, und ihr Verzehr wird in fast allen Gesundheits- oder Diätprogrammen immer in unbegrenzten Mengen empfohlen. Es wäre auch äußerst schwierig, sich darmit zu überessen.

Immer wenn ich neue Kunden habe, lasse ich sie ein Formular mit vierzig Fragen ausfüllen. Ich frage unter anderem, wie viele Portionen Gemüse sie täglich essen. Ich kann mittlerweile anhand der Antwort auf diese Frage ihr Gewicht genau erraten. Je weniger Gemüse sie täglich zu sich nehmen, desto höher ist ihr Gewicht. Die Forschung bestätigt dies. Die Menschen, die am meisten Gemüse essen, haben durchweg das niedrigste Körpergewicht und den niedrigsten BMI.[4]

DIE FRESSSUCHT ÜBERWINDEN

Eine weiterer zentraler Bestandteil ist es, das Gemüse in seiner Ganzheit zu essen (und es nicht zu pürieren oder zu entsaften). Sie müssen es nicht unbedingt mögen, Sie müssen es einfach tun. Und je öfter Sie es tun, desto mehr werden Sie es genießen. In diesem Buch werde ich Ihnen beibringen, wie Sie Ihr Gemüse genießen können, indem ich Ihnen einige clevere Kochtechniken und köstliche Rezepte anbiete. Wenn Sie erst einmal merken, wie das regelmäßige Essen dieser Nahrungskraftpakete, insbesondere zum Frühstück, dazu beiträgt, Ihre Gelüste und Ihre Fresssucht zu beseitigen und Ihnen den schlanken Körper zu geben, von dem Sie immer geträumt haben, werden Sie lernen, sie zu lieben!

In meinem Kaloriendichte-Diagramm folgt direkt nach nicht stärkehaltigem Gemüse (mit einer Kaloriendichte von ungefähr 100–200 Kalorien pro Pfund) Obst mit einer Kaloriendichte von ungefähr 200–300 Kalorien pro Pfund. Zucchini, Paprika, Okraschoten, Auberginen, Tomaten und Gurken, die botanisch gesehen Früchte sind, haben durchschnittlich nur 73 Kalorien pro Pfund! Die meisten Menschen mögen Obst lieber als Gemüse, da es für Menschen normal ist, den Geschmack von Lebensmitteln mit höherer Kaloriendichte zu bevorzugen. Wenn Sie 2.000 Kalorien pro Tag benötigen, um Ihr aktuelles Gewicht zu halten, und dies nur mit Obst bewerkstelligen wollen, müssten Sie täglich sieben bis zehn Pfund Obst zu sich nehmen. So süß und lecker Obst auch ist, wenn Sie jemals ein Pfund davon auf einmal gegessen haben, wissen Sie, dass es für die meisten Menschen ziemlich schwierig ist, so viel Obst zu essen. Es ist einfach nicht möglich, übergewichtig zu sein, wenn Sie nur Obst und Gemüse essen. Dabei schlage ich überhaupt nicht vor das zu tun; ich möchte Sie lediglich darauf aufmerksam machen, dass die Menschen, die diese Art des Essens befolgen (Frutarier, Veganer, die sich von fettarmer Rohkost ernähren, und Menschen, die das Ernährungsprinzip 80/10/10 mit einem hohen Verzehr von rohem Obst und Gemüse befolgen) fast immer extrem mager sind. Es ist

◇◇◇◇◇◇◇◇◇◇◇◇◇◇◇◇

4   www.ncbi.nlm.nih.gov/pubmed/26394033

unmöglich, übergewichtig zu sein, wenn die Kaloriendichten aller Lebensmittel, die Sie essen, so niedrig sind.

GANZHEITLICH ESSEN IM BESTEN SINNE

Aber für die ultimative Gewichtsabnahme ist es wichtig, dass Sie diese Lebensmittel in ihrem vollwertigen und natürlichen Zustand essen und sie nicht entsaften, pürieren oder dehydrieren. Lassen Sie mich das erklären.

Ich empfehle überhaupt keine flüssigen Kalorien zur Gewichtsreduktion, da diese nicht ausreichend sättigend sind. Viele Kunden, die zu mir kommen, trinken täglich Säfte oder Smoothies, weil sie denken, dass diese gesund sind, sind aber trotzdem nicht in der Lage, Gewicht zu verlieren.

Dies kann leicht durch die folgende visuelle Darstellung erklärt werden.

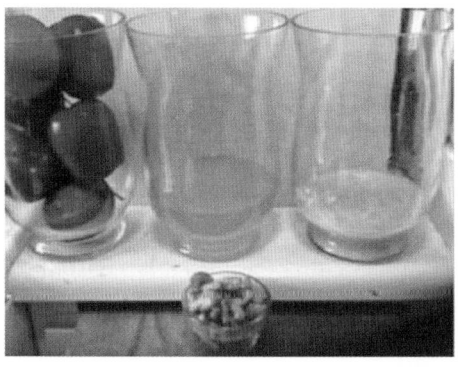

Jeder Glasbehälter steht für einen leeren Magen. In den ersten geben wir 500 Kalorien in Form von ganzen Äpfeln, was ungefähr 2,5 kg Äpfeln entspricht. Je nach Größe und Sorte der Äpfel wären das etwa sechs Äpfel. Der gesamte Behälter ist jetzt vollständig gefüllt, genau wie es Ihr Magen wäre – wenn Sie es irgend-

wie schaffen würden, so viele Äpfel auf einmal zu essen, was ein bedenklicher Vorschlag ist. (Ich habe es einmal versucht und habe nicht einmal drei Äpfel geschafft.)

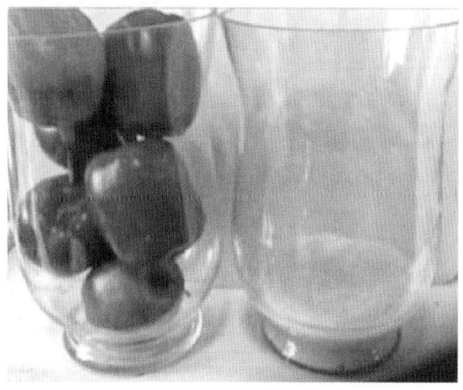

In den zweiten Glasbehälter geben wir Apfelmus mit 500 Kalorien, das aus den sechs ganzen Äpfeln hergestellt wird. Apfelmus kann leicht hergestellt werden, indem die ganzen Äpfel in einen Hochleistungsmixer gegeben werden, ohne etwas hinzuzufügen oder zu entfernen. Jetzt ist derselbe Glasbehälter größtenteils leer und enthält nur etwa fünf Tassen Apfelmus, hat aber immer noch die gleiche Anzahl an Kalorien. Während das Wasser und die Ballaststoffe noch vorhanden sind, reduziert die Verarbeitung der gesamten Äpfel zu Apfelmus die Menge und verringert das Volumen erheblich, sodass weniger Platz im Glasbehälter und somit weniger Platz im Magen beansprucht wird. Das Gleiche passiert, wenn Menschen »gesunde« grüne Smoothies trinken. Die Ballaststoffe und das Wasser bleiben intakt, aber die Masse wird erheblich reduziert. Doch die Masse ist nun einmal das, was ein Sättigungsgefühl erzeugt, die Erfahrung, sich gefüllt und satt zu fühlen. Wenn Sie Ihr Essen pürieren, reduzieren Sie die Masse erheblich, sodass Sie die Dehnungsrezeptoren in Ihrem Magen, die einen wichtigen Mechanismus der Sättigung ausmachen, nicht ausreichend aktivieren.

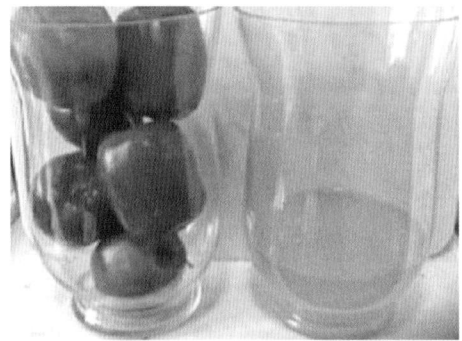

In den dritten Behälter geben wir die flüssige Nahrung, die durch das sehr beliebte Entsaftungsverfahren entsteht. Wie Sie sehen, nimmt der Apfelsaft beim Entsaften derselben sechs Äpfel im Glasbehälter kaum Platz ein, da die wichtigsten Bestandteile der gesamten Frucht entfernt wurden: Fruchtfleisch und Ballaststoffe. Sie haben jetzt eine Flüssigkeit mit einem hohen Zuckergehalt, die Ihren Blutzucker schneller als der gesamte Apfel ansteigen lässt und Ihren Insulinspiegel schneller anhebt. Insulin ist das Hormon, das für den Fetttransport in die Zellen verantwortlich ist. Wasser allein trägt nicht direkt zum Sättigungsgefühl bei, da es den Verdauungstrakt zu schnell verlässt. Doch wenn es mit den Ballaststoffen in vollwertigen Nahrungsmitteln kombiniert

wird, verstärkt es das Gefühl der Fülle und den Genuss der Mahlzeit erheblich.

BALLASTSTOFFE SIND DAS A & O

Der Verzehr von Kalorien, die keine Ballaststoffe enthalten, erhöht das Risiko für Verstopfung, Darmkrebs und andere verwandte Krankheiten stark, da der Darm Ballaststoffe benötigt, um richtig zu funktionieren. Ballaststoffe kommen nur in pflanzlichen Lebensmitteln vor. Sie passieren den Darmtrakt, um krebserregende Substanzen als Abfall zu eliminieren, und binden sich mit Fett und Cholesterin, um sie im Stuhl zu entfernen. Dies führt zu einer Verringerung der Kalorienaufnahme, senkt den Cholesterinspiegel im Blut und verbessert die Beseitigung von Abfallstoffen und nicht verbrauchten Kalorien. Das Essen von ballaststoffreichen Lebensmitteln stillt den Hunger und hilft, unseren Blutzucker zu stabilisieren. Außerdem kann es Ihnen helfen, den ultimativen Gewichtsverlust zu erreichen, da Ballaststoffe sich mit Wasser verbinden und das Nahrungsvolumen in Ihrem Magen erhöhen, was schneller und mit weniger Kalorien zur Sättigung führt. Ballaststoffreiche Lebensmittel wie Obst, Gemüse, Vollkornprodukte und Hülsenfrüchte verlangsamen die Verdauung, verlängern das Sättigungsgefühl und steigern die Empfindlichkeit und Effizienz von Insulin. Und wenn Sie Ihr Essen kauen, statt es zu trinken, steigert auch dies das Sättigungsgefühl erheblich. Es verändert auch den Grad an Zufriedenheit, den Sie durch Ihr Essen erfahren. Ballaststoffreiche Nahrungsmittel erfordert intensives Kauen, was wiederum dazu beiträgt, übermäßiges Essen zu verhindern. Stellen Sie daher sicher, dass alles, was Sie essen, nicht nur Ballaststoffe und Wasser enthält, sondern von Ihnen in ursprünglicher, also nichtraffinierter Form gegessen wird, denn dann sind Ballaststoffe und Wasser intakt.

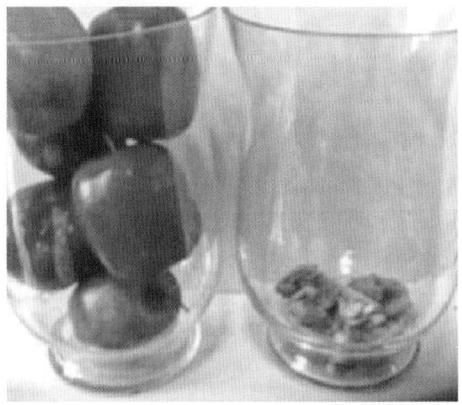

In den vierten und letzten Behälter legen wir getrocknete Apfelringe. Ich bereite diese in meinem Dörrgerät zu, indem ich die sechs Äpfel mit einem Gemüsehobel dünn schneide. Dieser Prozess ergibt nur zwei Tassen Trockenfrüchte, die im Vergleich zu sechs ganzen Äpfeln sehr einfach zu essen wären. Ganze Äpfel haben nur etwa 200 Kalorien pro Pfund, während getrocknete Äpfel und andere getrocknete Früchte eine Kaloriendichte von etwa 1.300 Kalorien pro Pfund haben. Bei der Herstellung von Apfelmus wurde die Masse stark reduziert, beim Entsaften der Äpfel wurden Fruchtfleisch und Ballaststoffe entfernt, und beim Dörren der Äpfel wurde alles Wasser entfernt. Jeder der vier Behälter enthält also noch 500 Kalorien aus Äpfeln.

AUF DEN SÄTTIGUNGSEFFEKT KOMMT ES AN

Doch was glauben Sie, welche Form wird Sie wohl mehr satt machen, die getrockneten Äpfel, der Apfelsaft, das Apfelmus oder die ganzen Äpfel? Wenn Sie Ihre Kalorien pürieren oder entsaften oder den Lebensmitteln das Wasser entziehen, ist es viel zu einfach, sie übermäßig zu konsumieren. Ballaststoffe plus Wasser schaffen Masse. Und Masse schafft Sättigung, was nun einmal das Ende des Hungers bedeutet. Masse ist unerlässlich, wenn Sie sich satt fühlen möchten. Und Masse ist das, was man bekommt, wenn man Äpfel in ganzer Form isst. Ein weiteres wesentliches Geheimnis für ultimatives Abnehmen ist es, sicherzustellen, dass bei allem, was Sie essen, sowohl die Ballaststoffe als auch das Wasser intakt sind.

Lassen Sie uns denselben Vergleich zwischen Äpfeln in ihrer natürlichen und verarbeiteten Form anstellen, diesmal unter Berücksichtigung des Insulinfaktors. Fruchtpürees wie Apfelmus erhöhen den Insulinspiegel viel schneller als die natürliche Frucht, und Fruchtsäfte bewirken eine noch stärkere Insulinproduktion, die das Fett in die Zellen transportiert. Denken Sie daran: Der Verzehr von ganzen Lebensmitteln bedeutet, dass die Ballaststoffe und das Wasser intakt bleiben. Diese Lebensmittel bringen folglich den größten Sättigungsgrad.

ES GEHT NICHT UM VERZICHT

Wenn wir in meiner Kaloriendichte-Tabelle direkt nach dem Obst mit einer Kaloriendichte von 200 bis 300 Kalorien pro Pfund weiter nach rechts gehen, folgen dort die unraffinierten, komplexen Kohlenhydrate, eine Kategorie, die stärkehaltiges Gemüse, Vollkornprodukte und Hülsenfrüchte beinhaltet. Diese enthalten 400, 500 und 600 Kalorien pro Pfund. Stärkehaltiges Gemüse enthält wie all die zahlreichen, erstaunlichen Kartoffelsorten, Süßkartoffeln und Winterkürbisse (Butternuss-, Kabocha- oder Eichelkürbis) ungefähr 400 Kalorien pro Pfund. Vollkornlebensmittel wie Mais, Reis, Quinoa (technisch gesehen Samen), Hirse und Hafer, um nur einige zu nennen, haben ungefähr 500 Kalorien pro Pfund, während die Familie der Hülsenfrüchte, einschließlich Bohnen, Spalterbsen und Linsen, ungefähr 550–600 Kalorien pro Pfund enthalten. Um 2.000 Kalorien aus diesen Lebensmitteln zu gewinnen, müssten Sie etwa drei bis fünf Pfund davon essen. Und weil Vollkornprodukte und Hülsenfrüchte beim Kochen Wasser absorbieren, fühlt man sich nach ihrem Verzehr noch voller.

Sie sehen also, dass die Lebensmittel mit einer Kaloriendichte von 100 bis 600 Kalorien pro Pfund – Gemüse, Obst, Vollkornprodukte und Hülsenfrüchte –allesamt vollwertige pflanzliche Lebensmittel sind, die in der Natur vorkommen. Sie stecken voller Wasser, Ballaststoffe, Vitamine, Mineralstoffe, sekundäre Pflanzenstoffe, Antioxidantien und Mikronährstoffe.

DIE KÖRPERWEISHEIT UNTERSTÜTZEN
Wenn Sie Nahrungsmittel essen, die Ballaststoffe und Wasser enthalten, bil-den diese eine Masse, und diese Masse trägt dazu bei, Sättigung zu erzeugen, dieses Gefühl der Fülle in unseren Bäuchen, das uns auffordert, mit dem Essen aufzuhören. Sie nimmt in unseren Mägen ausreichend Platz ein, damit unsere Dehnungsrezeptoren aktiviert und unsere Hungersignale abgeschaltet werden.

Tierische Produkte hingegen enthalten absolut keine Ballaststoffe, verarbeitete Lebensmittel haben wenig bis gar keine Ballaststoffe. Sie können also keine Masse in unserem Darmtrakt bilden und können unsere Dehnungsrezeptoren nur aktivieren und uns ein Sättigungsgefühl geben, wenn wir zu viel von ihnen essen und dabei mehr Kalorien zu uns zu nehmen, als wir brauchen. Darüber hinaus enthalten tierische Produkte und verarbeitete Lebensmittel nur wenige oder gar keine Mikronährstoffe, sodass sie unsere Nährstoffrezeptoren, einen weiteren wichtigen Mechanismus der Sättigung, nicht aktivieren können. Eine Ernährung, die aus pflanzlichen, vollwertigen Lebensmitteln (Gemüse, Obst, Vollkornprodukte und Hülsenfrüchte) besteht, ist wirklich die einzige Möglichkeit, sich satt zu fühlen und dabei weniger Kalorien zu verbrauchen. Diese Lebensmittel dürfen Sie bei der Gewichtsabnahme also in beliebigem Maße essen.

WAS ERLAUBT IST UND WAS NICHT...
Als ich damit begann, meinen Kunden die Anleitung zum »Erfolgsrezept für ultimatives Abnehmen« zu vermitteln, schrieb ich all diese Informationen von

Hand auf ein großes Whiteboard. (Zum Glück habe ich jetzt PowerPoint!) Ich schrieb immer die Kaloriendichte aller Lebensmittelkategorien auf, aber häufig waren die Kunden immer noch verwirrt darüber, was sie zum ultimativen Abnehmen nun essen durften und was nicht. Um die Sache zu vereinfachen, habe ich eines Tages eine dicke, senkrechte rote Linie gezogen, die unmittelbar nach der Kategorie Hülsenfrüchte folgte. Ich habe dann erklärt, dass sie in den nächsten einundzwanzig Tagen ausschließlich die vollwertigen Lebensmittel links von der roten Linie zu sich nehmen sollten: Gemüse, Obst, Vollkornprodukte und Hülsenfrüchte. In jeder dieser Kategorien stehen buchstäblich Tausende von gesunden und köstlichen Lebensmitteln zur Auswahl! Diese vier Lebensmittelgruppen haben eine Kaloriendichte zwischen 100 und 600 Kalorien pro Pfund. Wie bereits erwähnt sind die Studienergebnisse des World Cancer Research Fund eindeutig: Sie werden in der Lage sein, ein gesundes Körpergewicht zu erreichen und aufrechtzuerhalten und dabei gleichzeitig große, sättigende Portionen essen können, wenn die durchschnittliche Kaloriendichte Ihrer täglichen Nahrung 567 Kalorien pro Pfund und weniger beträgt. Und Sie werden nicht mehr unter Diäten zu leiden haben, die auf Entbehrung basieren.

Und was ist mit den Lebensmitteln rechts von der roten Linie? Ob Sie es glauben oder nicht, dies sind genau die Lebensmittel, aus denen die meisten Amerikaner den größten Teil ihrer Kalorien beziehen. Deshalb sind ungefähr drei Viertel unserer Bevölkerung übergewichtig und mehr als die Hälfte davon ist fettleibig. Amerikaner nehmen mehr als 92 Prozent ihrer Kalorien aus tierischen Produkten und verarbeiteten Lebensmitteln (rechts von der roten Linie) und weniger als 10 Prozent ihrer Kalorien aus Obst und Gemüse (links von der roten Linie) zu sich. Die Lebensmittel rechts von der roten Linie enthalten zwischen 750 Kalorien und satten 4.000 Kalorien pro Pfund.

MÜHELOSES ABNEHMEN IST MÖGLICH

Wenn Sie Lebensmittel mit einer höheren Kaloriendichte zu sich nehmen, nehmen diese viel weniger Platz im Magen ein, und Sie müssen deutlich mehr davon essen, um sich satt zu fühlen. Lebensmittel mit einer höheren Kaloriendichte führen dazu, dass wir zu viel essen, da sie einfach nicht so sättigend sind, und je konzentrierter Ihre Nahrungsauswahl ist, desto wahrscheinlicher ist es, dass Sie übergewichtig werden. Um sich mit diesen kalorienreicheren Lebensmitteln satt zu fühlen, müssen Sie eine Menge mehr Kalorien aus ihnen zu sich nehmen. Und das ist keine gute Idee, wenn Sie versuchen, Gewicht zu verlieren.

DIE ROTE LINIE IST DER ROTE FADEN

Das erste Lebensmittel rechts von der roten Linie ist die Avocado, die etwa 750 Kalorien pro Pfund enthält, die sich hauptsächlich aus Fett ergeben. Obwohl Avocados vollwertige Lebensmittel mit gutem Fett und nicht ungesund sind, sind sie für viele Menschen, insbesondere für diejenigen von uns, die mit ihrem Gewicht zu kämpfen haben, einfach zu kalorienreich, sodass wir sie nicht regelmäßig essen können, wenn wir versuchen, Gewicht zu verlieren oder unser Gewicht zu halten. Darüber hinaus sind Avocados so unglaublich lecker – genau wie Nüsse, Samen, verschiedene Nussbuttersorten (wie Tahini und Erdnussbutter) und so viele andere fettreiche Lebensmittel –, dass die meisten Menschen, die zum Abnehmen zu mir kommen und häufig nahrungsmittelabhängig sind, einfach nicht dazu in der Lage sind, sich beim Verzehr solcher Lebensmittel einzuschränken. Wenn wir diese fettreichen Lebensmittel essen, ebenso wenn wir raffinierte Kohlenhydrate wie Zucker und Mehl essen, sehnen wir uns nach mehr davon und haben große Schwierigkeiten, nicht zu viel davon zu essen. Diese fettreichen, kalorienreichen »Genussfallen« sind Lebensmittel, die unsere Vorfahren nur saisonal konsumieren konnten und gewiss nicht täglich zu sich nahmen. Nüsse hatten harten Schalen und mussten alle einzeln und von Hand geöffnet werden.

Als ich einmal als Gastdozentin am *TrueNorth Health Center* in Santa Rosa, Kalifornien, war, wurde uns eine köstliche Guacamole als Belag für Ofenkartoffeln serviert. Wir alle nahmen große Mengen davon und füllten die Hälfte unserer übergroßen Teller mit diesem köstlichen Dip. Dr. Alan Goldhamer, der Mitbegründer des Gesundheitszentrums, fragte uns, ob wir wüssten, wie groß eine übliche Portion dieses cremigen, köstlichen Belags sei. Niemand schien eine Ahnung zu haben. Dann sagte er: »Eine Portion Guacamole sind zwei Esslöffel.« »Pro Kartoffel?«, fragte ich ihn. Darauf antwortete er: »Nein, pro Tag.«

DIE SACHE MIT DEN MENGENANGABEN

Als ich nach Hause kam, schaute ich auf einem Glas mit handelsüblicher Guacamole nach, und dort stand, dass die Portionsgröße nur zwei Esslöffel betrug! Dann fand ich eine Website über Avocados, *www.avocadocentral.com*, wo es hieß, eine Portion Avocado sei 1/5 einer mittleren Avocado! Ich weiß nicht, wie es bei Ihnen ist, aber ich habe noch nie eine saftige, reife Avocado in fünf Stücke geschnitten und vier davon wieder in den Kühlschrank gelegt, um sie dann von Montag bis Freitag zu konsumieren. Sie etwa? Avocados sind so verdammt verlockend, dass ich nur ein bisschen davon essen muss, um mehr zu wollen. Also vermeide ich persönlich sie jetzt und mache meine Guacamole aus aufgetauten grünen Erbsen anstelle von Avocado (das Rezept finden Sie in meinem Buch *Unprocessed*).

Ich sage nicht, dass Sie nie wieder Avocados essen sollten oder dass sie ungesund sind. Ich möchte nur betonen, dass Sie sich bewusst machen müssen, dass Avocados eine Kaloriendichte von 750 Kalorien pro Pfund haben. Zu viel, wenn Sie versuchen, Gewicht zu verlieren. Eine einzelne Avocado kann über 300 Kalorien und fast 30 Gramm Fett enthalten. Für die gleiche Menge an Kalorien kann ich vier Pfund meiner köstlichen

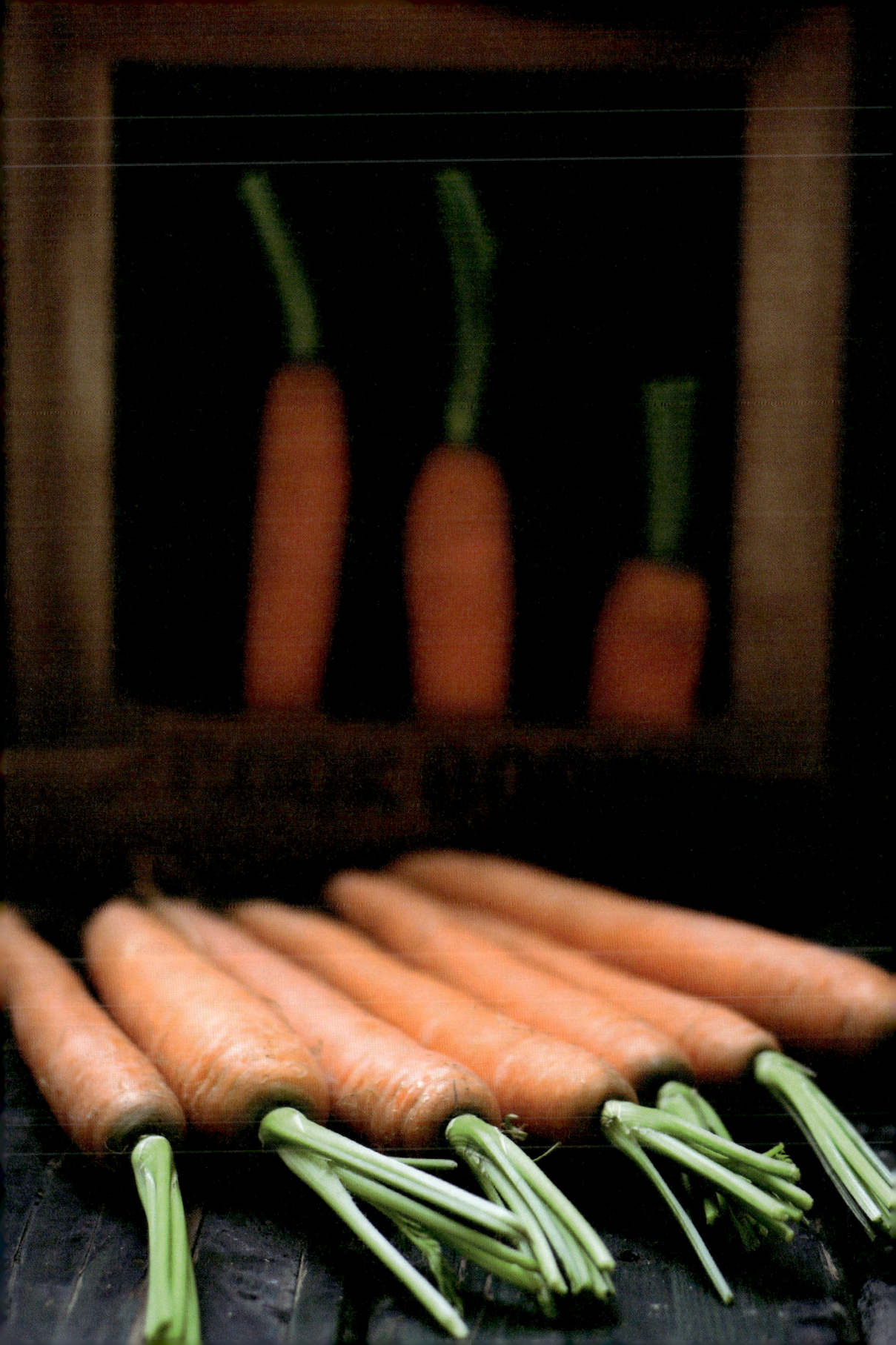

Ratatouille aus dem Ofen (Rezept auf Seite 144) oder zwei Pfund reifer Erdbeeren genießen, die beide praktisch kein Fett enthalten. Wie ist Ihre Meinung dazu, welches dieser Nahrungsmittel werden Sie befriedigender finden und welches wird Sie besser sättigen?

VORSICHT FETTFALLE!

Wenn die Kalorien in der Nahrung, die Sie essen, aus Fett stammen, werden sie leicht und mühelos als Fett gespeichert, wohingegen die Kalorien aus Kohlenhydraten und Eiweiß, selbst wenn Sie zu viel davon essen, entweder als Wärme verbrannt oder unsichtbar in den Muskeln oder der Leber als Glykogen gespeichert werden. Mit neun Kalorien pro Gramm ist jedes Fett, unabhängig von seiner Herkunft, mehr als doppelt so kalorienreich wie Kohlenhydrate oder Eiweiß mit jeweils nur vier Kalorien pro Gramm. Während Nahrungsfett leicht und mühelos in Körperfett umgewandelt wird (es braucht weniger als drei Prozent der Kalorien in der Nahrung, um von den Lippen zu den Hüften zu gelangen), können Menschen einen Überschuss an Eiweiß oder Kohlenhydraten nicht ohne Weiteres in Fett umwandeln. Dies wird als *De-novo-Lipogenese* bezeichnet. Für den ultimativen Gewichtsverlust müssen Sie sich mit den Lebensmitteln mit der niedrigsten Kaloriendichte auffüllen und diese im Idealfall *zuerst essen*, damit Sie mit weniger Kalorien satt werden. Denn wenn Sie ähnlich ticken wie ich, müssen Sie viel mehr als zwei Esslöffel Guacamole oder 1/5 einer Avocado essen, um satt zu werden.

Unmittelbar nach der Avocado mit einer Kaloriendichte von 750 Kalorien pro Pfund folgen die raffinierten Kohlenhydrate wie Brot, Mehl und Zucker und die verarbeiteten Milchprodukte wie Käse und Eiscreme. Dies sind keine vollwertigen Lebensmittel, und sie sind besonders gesundheitsschädlich. Es handelt sich um kalorienreiche, von Menschenhand hergestellte Lebensmittel, von denen keines in der Natur zu finden ist. Innerhalb dieser Kategorie treten die meisten Heißhungerattacken und Nahrungsmittelsüchte auf. Eiscreme hat 1.200 Kalorien pro Pfund, Brot und Mehl liegen bei 1.400 bis 1.500 Kalorien pro Pfund, Käse bei 1.600 Kalorien pro Pfund und Zucker bei 1.800 Kalorien pro Pfund. Der durchschnittliche Amerikaner isst jährlich über 150 Pfund Zucker, was fast einem halben Pfund Zucker täglich entspricht!

ZUCKER UND MEHL MEIDEN

Selbst wenn Zucker und Mehl nicht abhängig machen, sind sie mit 1.400 bis 1.800 Kalorien pro Pfund für die meisten Menschen im Allgemeinen und für übergewichtige Menschen im Besonderen einfach zu kalorienreich, um gegessen zu werden, wenn man abnehmen möchte.

Wenn man ein vollwertiges pflanzliches Nahrungsmittel wie Rüben zu Zucker oder braunen Reis zu braunem Reismehl verarbeitet, erhöht man exponentiell die Kaloriendichte und damit die Möglichkeit, sich an diesem neuen Lebensmittel zu überessen. Es wird kalorienreich und nährstoffarm.

Natürliche Rüben haben nur etwa 195 Kalorien pro Pfund, aber wenn sie zu Zucker verarbeitet werden, ändert sich das auf 1.800 Kalorien pro Pfund, und sie enthalten keinerlei Ballaststoffe, Wasser und Nährstoffe mehr. Um einen Teelöffel Kristallzucker zu erhalten, muss man knapp einen Meter Zuckerrohr verarbeiten. Ob Sie wohl einen Meter Zuckerrohr kauen könnten? Aber es ist ganz einfach, sechzehn Teelöffel Zucker zu trinken, besonders wenn sie in einem kohlensäurehaltigen oder koffeinhaltigen Getränk oder einem reichhaltigen Dessert versteckt sind! Wenn Sie ein Pfund braunen Reis, der pro Pfund etwa 500 Kalorien hat, zu braunem Reismehl mahlen, um Brot oder Kuchen zu backen, benötigen Sie ungefähr drei Pfund braunen Reis, um nur ein Pfund braunes Reismehl zu erhalten. Das braune Reismehl hat ungefähr 1.500 Kalorien pro Pfund, das Dreifache der Kaloriendichte von braunem Reis. Wenn Sie 500 Kalorien braunen Reis essen würden, was ich oft tue, wäre Ihr Magen völlig voll. Aber um ihn vollständig mit Brot, Kuchen oder Nudeln aus braunem Reismehl zu füllen, müssten Sie ungefähr 1.500 Kalorien zu sich nehmen. Sie sehen, je weniger ein Lebensmittel verarbeitet wird, desto besser ist es für die Gewichtsabnahme. Je mehr ein Lebensmittel verarbeitet wird, desto mehr trägt es zur Gewichtszunahme bei.

Die Lebensmittel rechts von der roten Linie sind nicht nur kalorienreicher, sondern enthalten (mit Ausnahme der wenigen fettreichen pflanzlichen Lebensmittel) praktisch keine Ballaststoffe oder Wasser, weil diese bei der Verarbeitung entfernt wurden, ebenso wie alle Vitamine, Mineralstoffe, sekundären Pflanzenstoffe und Antioxidantien. Dies sind die lebenswichtigen Bestandteile von Lebensmitteln, die wir zur Vorbeugung und Heilung von Krankheiten benötigen, und die meisten Amerikaner leiden diesbezüglich unter einem starken Mangel. Je mehr Ballaststoffe Sie essen, desto mehr Gewicht verlieren Sie, weil Ballaststoffe Sie kalorienfrei sättigen. Ballaststoffe bringen das Gehirn nicht nur dazu, zu denken, dass wir satt sind, sondern helfen auch, Giftstoffe aus dem Körper zu entfernen, und verlangsamen den Durchgang von Nahrung durch das Verdauungssystem, sodass die Sättigungssignale für einen längeren Zeitraum stimuliert werden. Wenn man ein vollwertiges Nahrungsmittel zu Zucker, Mehl, Brot oder Nudeln verarbeitet, werden die Nährstoffe der Pflanze zerstört und die Ballaststoffe werden entweder beschädigt oder entfernt. Dies ist auch deshalb wichtig, weil man beim Mahlen des ganzen Getreides zu Mehl dessen Oberfläche vergrößert, was seine Aufnahme in den Darm erhöht und den Blutzucker schneller ansteigen lässt. Das wiederum führt dann zu einer Erhöhung des Insulins. Und Insulin ist dafür verantwortlich, Fett in die Zellen zu transportieren. Dies ist ein weiterer der vielen Gründe, warum Sie Ihre Lebensmittel im Allgemeinen und Getreide im Besonderen als natürliche, ganze Lebensmittel essen sollten.

Und somit haben wir einen weiteren Bestandteil für ultimatives Abnehmen enthüllt: Die Lebensmittel immer als Ganzes zu essen, anstatt sie zu verarbeiten.

Mit Ausnahme von verarbeiteten Milchprodukten wie Käse und Eiscreme habe ich absichtlich keine tierischen Produkte in meine Kaloriendichtetabelle aufgenommen. Die Mehrheit von ihnen hat einen Durchschnitt von 1.000 Kalorien pro Pfund oder mehr und befindet sich daher rechts von der roten Linie. Tierische Produkte enthalten keine Ballaststoffe und sind im Allgemeinen sehr fett- und cholesterinreich. Und im Vergleich zu all den wunderbaren Nahrungsmitteln links von der roten Linie tragen sie sehr wenig zum Sättigungsgefühl bei. Raten Sie mal, welche Lebensmittel laut dem von Dr. Susanna Holt entwickelten Sättigungsindex die Sättigungstabellen anführen? Es ist nicht Speck. Wenn Sie Kartoffel gesagt haben, liegen Sie richtig!

WAS TIERISCHES EIWEISS BEWIRKT

Neben dem Abnehmen gibt es eine Vielzahl anderer Gründe, keine tierischen Produkte zu verzehren. Zur schnellen und einfachen Information darüber, warum tierisches Eiweiß so schädlich für Ihre Gesundheit und die Umwelt ist, empfehle ich Ihnen dringend, sich die wunderbaren Dokumentarfilme *Gabel statt Skalpell – Gesünder leben ohne Fleisch* und *Cowspiracy – Das Geheimnis der Nachhaltigkeit* anzuschauen.

Selbst wenn Milchprodukte gesund wären, was sie nicht sind, machen ihr Mangel an Ballaststoffen, Wasser und lebenswichtigen Nährstoffen, verbunden mit ihrer extrem hohen Kaloriendichte,

sie für die Gewichtsabnahme völlig ungeeignet. Nachdem ich jetzt mit Tausenden von Kunden zusammengearbeitet habe, habe ich immer wieder Folgendes festgestellt: Menschen, die auf alle Lebensmittel aus der Kategorie der raffinierten Kohlenhydrate und verarbeiteten Milchprodukte verzichten, verlieren nicht nur Gewicht, sondern auch ihren Heißhunger, wenn sich ihre Gehirnchemie endlich zu stabilisieren beginnt.

Wenn wir in unserem Diagramm weiter nach rechts gehen, stoßen wir auf ein weiteres üppiges, fettreiches Essen, das fast jede Frau, die ich kenne, liebt. Schokolade hat eine Kaloriendichte von ungefähr 2.500 Kalorien pro Pfund. Zwar hat Schokolade einige geringfügige antioxidative Vorteile, aber sie enthält oft Vollfettmilch und fast immer Zucker, was sie ungesund macht. Zusätzlich enthält sie einige ziemlich süchtig machende Chemikalien wie Koffein und Theobromin, und ihre hohe Kaloriendichte und ihr hoher Anteil an Kalorien aus Fett machen sie für die Gewichtsabnahme ungeeignet. Schokolade steht immer ganz oben auf der Liste der am meisten begehrten Lebensmittel, und der einzige Weg, das Verlangen wirklich loszuwerden, besteht darin, sie überhaupt nicht mehr zu verzehren.

SCHOKOLADE UND DER SUCHTFAKTOR

Die meisten Leute, die Sie fragen, würden zustimmen, dass Schokolade und alle anderen Lebensmittel rechts von der roten Linie viel besser schmecken als die Lebensmittel links von der roten Linie. Wir sind genetisch fest verdrahtet, um den Geschmack von fettreichen, kalorienreichen Lebensmitteln zum Überleben zu bevorzugen. Schokolade ist beides. Das Problem beim häufigen Genuss dieser fettreichen, kalorienreichen und sehr anregenden Lebensmittel ist aber dieses: Je mehr man davon isst, desto mehr will man davon haben und desto weniger schmeckt das natürliche Vollwertlebensmittel im Vergleich dazu. Und wenn Sie verarbeitete Lebensmittel essen, die weder Ballaststoffe noch Wasser enthalten, täuschen Sie die Sättigungsmechanismen des Gehirns, sodass Sie gezwungen sind, von diesen zu viel zu essen.

Man hat einmal ein wissenschaftliches Experiment mit Menschen durchgeführt, die sich als schokoladensüchtig bezeichneten.[5] Den Probanden wurde ein Medikament namens Naloxon injiziert, ein Opiatblocker, der in der Notaufnahme zur Behandlung von Heroinüberdosierungen eingesetzt wird. Nach der Verabreichung dieses wirksamen Arzneimittels hatten die Probanden praktisch kein Interesse mehr daran, die Schokolade zu essen, die sie eigentlich so gerne mochten. Ich frage Sie also: Hat die Schokolade aufgehört, köstlich, sahnig und lecker zu sein, oder könnte es sein, dass der Effekt, den die Schokolade auf das Gehirn der Probanden hatte, jetzt ausgelöscht wurde?

NEUES MINDSET

Wie Sie sehen, ist Geschmack etwas sehr Subjektives, und wir entwickeln Geschmackspräferenzen für das, was wir gewöhnlich essen. Was Sie heute essen, kann morgen ein Produkt sein, nach dem Sie sich sehnen. Das einzige Lebensmittel, für das wir tatsächlich einen natürlichen Geschmack haben, ist Muttermilch, alles andere wird erlernt. Sie können sich unmöglich nach einem bestimmten Essen sehnen, wenn Sie es noch nie gegessen haben, und Sie werden irgendwann aufhören, sich nach all den fettreichen und kalorienreichen Nahrungsmitteln zu sehnen, wenn Sie lange genug auf sie verzichten.

Auf dem Weg nach rechts in meiner Kaloriendichtetabelle folgen der Schokolade mit einer Kaloriendichte von 2.500 Kalorien pro Pfund Nüsse, Samen und die köstlichen Nussbuttersorten wie Erdnussbutter und Tahini. Diese haben eine durchschnittliche Kaloriendichte von ca. 2.800 Kalorien pro Pfund. Samen haben im Allgemeinen eine geringere Kaloriendichte von ungefähr 2.600 Kalorien pro Pfund, während einige Nüsse wie Macadamia bis zu 3.200 Kalorien pro Pfund haben können.

DIE SACHE MIT DEN NÜSSEN

Man hat mir schon vorgeworfen, dass ich gesagt hätte, dass Nüsse nicht gesund seien und dass man sie nicht essen solle. Das stimmt einfach nicht. Nüsse sind vollwertige Nahrungsfette und

◇◇◇◇◇◇◇◇◇◇◇◇◇◇◇◇

5   Das wissenschaftliche Experiment mit Menschen, die von sich behaupten, schokoladensüchtig zu sein: http://ajcn.nutrition.org/content/61/6/1206.abstract

haben einige gesundheitliche Vorteile. Aber wenn knapp 30 Gramm Walnüsse ungefähr 200 Kalorien und 20 Gramm Fett enthalten, machen sie Sie eher fett als satt. Zu lernen, auf sie zu verzichten, war entscheidend für meinen eigenen Gewichtsverlust. Und als ich endlich ganz aufhörte, sie zu essen, konnte ich zum ersten Mal in meinem Leben mit wenig Anstrengung schlank werden.

Selbst als ich eine Vollwertkost auf pflanzlicher Basis ohne Zucker, Öl und Salz zu mir nahm und sorgfältig alle meine Nüsse und Samen abmaß und nur 30 Gramm pro Tag verzehrte, konnte ich einfach kein Gewicht verlieren. Das änderte sich erst, als ich alle zusätzlichen Nahrungsfette wegließ und meine gesamte Nahrungsfettaufnahme auf fünfzehn Prozent oder weniger meiner Gesamtkalorien zu reduzieren. Es gibt individuelle genetische Unterschiede, wie viel Fett bestimmte Menschen konsumieren können, ohne dick zu werden. Und es gibt einige von Natur aus dünne Menschen, die Nüsse und Avocados in rauen Mengen essen können und dabei nicht zunehmen. Aber wenn Sie übergewichtig sind, gehören Sie wahrscheinlich nicht dazu!

FETTSÄUREN IM BLICK BEHALTEN

Versuchen Sie doch mal ein Experiment, bei dem Sie nur einundzwanzig Tage lang keine fetthaltigen Lebensmittel (keine Nüsse, Samen, Avocados, Öle, Kokosnüsse, Oliven oder tierischen Lebensmittel) essen. Ich verspreche, dass Sie in dieser Zeit keinen Mangel an Fettsäuren haben, besonders wenn Sie noch Fett in Ihrem Körper haben. In allen natürlichen Lebensmitteln ist Fett enthalten. Bei den Lebensmitteln der grünen Kategorie bestehen ungefähr drei Prozent ihrer Kalorien aus Fett, und selbst Obst enthält ungefähr ein Prozent an Kalorien aus Fett. Einige Vollkornprodukte, wie zum Beispiel Hafer, enthalten fast zwanzig Prozent an Kalorien aus Fett. Überprüfen Sie, ob der Verzicht auf fetthaltige Lebensmittel bei Ihnen einen Unterschied hinsichtlich der Geschwindigkeit des Fettverlustes bewirkt. Wenn es nicht funktioniert, können Sie am zweiundzwanzigsten Tag noch immer dazu zurückkehren, wieder mehr Fett essen.

Aber ganz ehrlich: Ich habe noch nicht erlebt, dass es nicht funktioniert.

Ein weiteres Problem beim Verzehr von Lebensmitteln wie Nüssen, Samen, Avocados und Schokolade besteht darin, dass sie für viele Lebensmittelabhängige ein Suchtauslöser sein können. Wenn man diese Lebensmittel zu sich nimmt, selbst in kleinsten Mengen, kann das zu Heißhungerattacken auf immer mehr dieser fettreichen Lebensmittel führen. Wenn ich sie essen könnte, ohne mich ständig danach zu sehnen und mich daran zu überessen, würde ich es tun. Wenn Sie diese Lebensmittel in Ihre Ernährung einbeziehen und immer noch übergewichtig sind und abnehmen möchten, sind Sie möglicherweise auch nicht in der Lage, ihren Gebrauch zu mäßigen. Ich schlage vor, Sie führen einundzwanzig Tage lang ein Experiment durch und meiden alle Lebensmittel rechts von der roten Linie, um das herauszufinden. Denn wenn es so wäre, dass Sie Schokolade, Nüsse, Samen, Zucker, Mehl und Alkohol konsumieren könnten und dabei schlank bleiben würden und keinen Heißhunger auf sie entwickeln würden, wären Sie dann nicht sowieso schlank?

Viele Experten empfehlen einen täglichen Verzehr von Nüssen. Soweit ich das beurteilen kann, war keiner von ihnen jemals übergewichtig oder hatte mit Nahrungsmittelsucht oder emotionalem Essen zu kämpfen. Ich glaube zwar nicht, dass Nüsse wie Zucker und Mehl süchtig machen, aber viele Menschen, auch schlanke, scheinen Probleme damit zu haben, sie maßvoll zu essen. Der willensstärkste und selbstbeherrschteste Mensch, den ich kenne, ist Dr. Alan Goldhamer. Und selbst er misst seine Cashewnüsse in 30-Gramm-Beuteln ab und bewahrt sie im Gefrierschrank auf, damit er sich nicht daran überisst. Und wenn das bei ihm schon so ist, na dann Prost Mahlzeit für den Rest von uns! Wenn Sie befürchten, dass Ihnen durch die Befolgung meines Rats ein Mangel an Fettsäuren entstehen könnte, fügen Sie Ihrem täglichen Salat einen Esslöffel gemahlene Leinsamen, Chiasamen oder Hanfsamen hinzu. Sie können auch mehr dunkelgrünes Blattgemüse essen, denn dies ist eine hervorragende Quelle für essenzielle Fettsäuren. (Sie können auch eine Blutuntersuchung durchführen lassen, die den Gehalt an Omega-3-Fettsäuren in Ihrem Blut überprüfen kann, wenn Sie immer noch besorgt sind.)

AUCH SPEISEÖLE SIND FETTBOMBEN

Wir vervollständigen unser Kaloriendichte-Diagramm mit dem letzten Lebensmittel (und ich verwende den Begriff »Lebensmittel« hier vage), das mit satten 4.000 Kalorien pro Pfund das kalorienreichste und ernährungsphysiologisch schlechteste Lebensmittel auf dem Planeten ist, und das ist Öl. Das bedeutet JEDES ÖL – ja, sogar einige »gesunde Öle« wie Olivenöl und Kokosöl, über die so viele zweifelhafte gesundheitsbezogene Aussagen gemacht werden. Wussten Sie, dass für einen Esslöffel Maisöl fast 16 Maiskolben benötigt werden? Glauben Sie, jemand könnte auf einmal so viel Mais essen? Aber es ist sehr einfach, einen Salat mit vierzig Kalorien aus dem Kopfsalat und mindestens 400 Kalorien aus einem öligen Dressing zu genießen. Man braucht ungefähr vierzig Oliven, um einen Esslöffel Olivenöl herzustellen. Wenn Sie die Oliven zu Öl verarbeiten, wird alles, was in der vollständigen, natürlichen Nahrung wertvoll war, wie Wasser, Ballaststoffe, Vitamine, Mineralstoffe, sekundäre Pflanzenstoffe und Antioxidantien, bei der Verarbeitung zerstört. Und sie erhalten ein nicht nahrhaftes, ungesundes Toxin, das Sie fett und krank macht. Was glauben Sie: Wenn in den verarbeiteten Ölen wirklich etwas Gesundheitsförderndes enthalten wäre, müsste es dann nicht auch in dem ursprünglichen Nahrungsmittel enthalten sein, aus dem sie hergestellt wurden? Also essen Sie lieber Oliven und meiden das Olivenöl. Konsumieren Sie die ganzen Leinsamen, nicht das Leinöl. Essen Sie die Kokosnuss und lassen das Kokosöl links liegen. Aber bedenken Sie, dass es sich bei Kokosnüssen auch in ihrer natürlichen Form um sehr kalorienreiche, fettreiche Nahrungsmittel handelt.

ALKOHOL WEGLASSEN

Es ist erstaunlich, wie effektiv der Kaloriendichteansatz zur Gewichtsreduktion beiträgt, auch für diejenigen, die nicht bereit sind, alle Lebensmittel rechts von der roten Linie wegzulassen. Einige meiner Klienten möchten nicht sofort auf eine rein pflanzliche Ernährung umschwenken, aber ich bitte sie, zumindest auf Alkohol, Öl und alle Milchprodukte zu verzichten. Gerade Alkohol ist ein stark raffiniertes und süchtig machendes Kohlenhydrat mit sieben Kalorien pro Gramm (doppelt so viele wie Proteine) und gänzlich ohne Nährstoffe. Allein durch die Umsetzung dieser einfachen Maßnahmen verlieren viele im ersten Monat bis zu zehn Pfund. Das dauerhafte Weglassen von verarbeiteten Ölen ist eines der besten Dinge, die Sie für Ihre Gesundheit und Ihre Taille tun können. Alle Öle umgehen die normalen Sättigungsmechanismen. Da Öl keine Nährstoffe enthält, aktiviert es niemals die Nährstoffrezeptoren, und weil es auch keine Ballaststoffe enthält, kann es niemals die Dehnungsrezeptoren aktivieren. Um mit fettreichen Lebensmitteln Ihre Dehnungsrezeptoren zu aktivieren, müssten Sie eine undenkbare Menge an Kalorien daraus zu sich nehmen.

Öl ist mit Abstand die kalorienreichste und nährstoffärmste Nahrung der Welt, wie Sie an folgendem Beispiel sehen können. Wenn ich eine Pasta Primavera aus braunen Reisnudeln mit meiner ölfreien *Soße aus sonnengetrockneten Tomaten* (Rezept auf Seite 147) und viel Gemüse machen würde, könnte ich einen riesigen Teller dieser hausgemachten Version essen und würde ungefähr 500 Kalorien konsumieren.

GESUND ESSEN IM RESTAURANT?

Folgendes passiert jedoch, wenn Sie ein Ihrer Meinung nach gesundes Gericht in einem Restaurant bestellen (nachdem ich jahrelang in einem Restaurant als leitende Konditorin gearbeitet habe, kann ich Ihnen versichern, dass dort mehr Zucker, Fett und Salz verwendet wird, als Sie überhaupt zu Hause haben): Wenn man dort die Nudeln kocht, wird Öl (und natürlich Salz) in das kochende Wasser gegeben. Wenn der Koch die Nudeln abtropfen lässt, gießt er nochmals großzügig Öl darüber. Und natürlich enthält das Rezept für die Soße wahrscheinlich auch eine ganze Tasse Öl. Und dann wird dem Gemüse auch noch Butter oder Öl hinzugefügt. Das gleiche Gericht, das ich zu Hause mit nur 500 Kalorien zubereitet habe, enthält in einem Restaurant satte 1.000 Kalorien. Und diese zusätzlichen 500 Kalorien, die aus Öl stammen, zahlen sich für Sie in keinster Weise aus – Sie werden sich dadurch auch nicht satter fühlen. Öl umgeht die normalen Sättigungsmechanismen. Öl ist heimtückisch; es rutscht unter dem Radar hindurch, unentdeckt von Ihren Dehnungs- und Nährstoffrezeptoren. Aber diese zusätz-

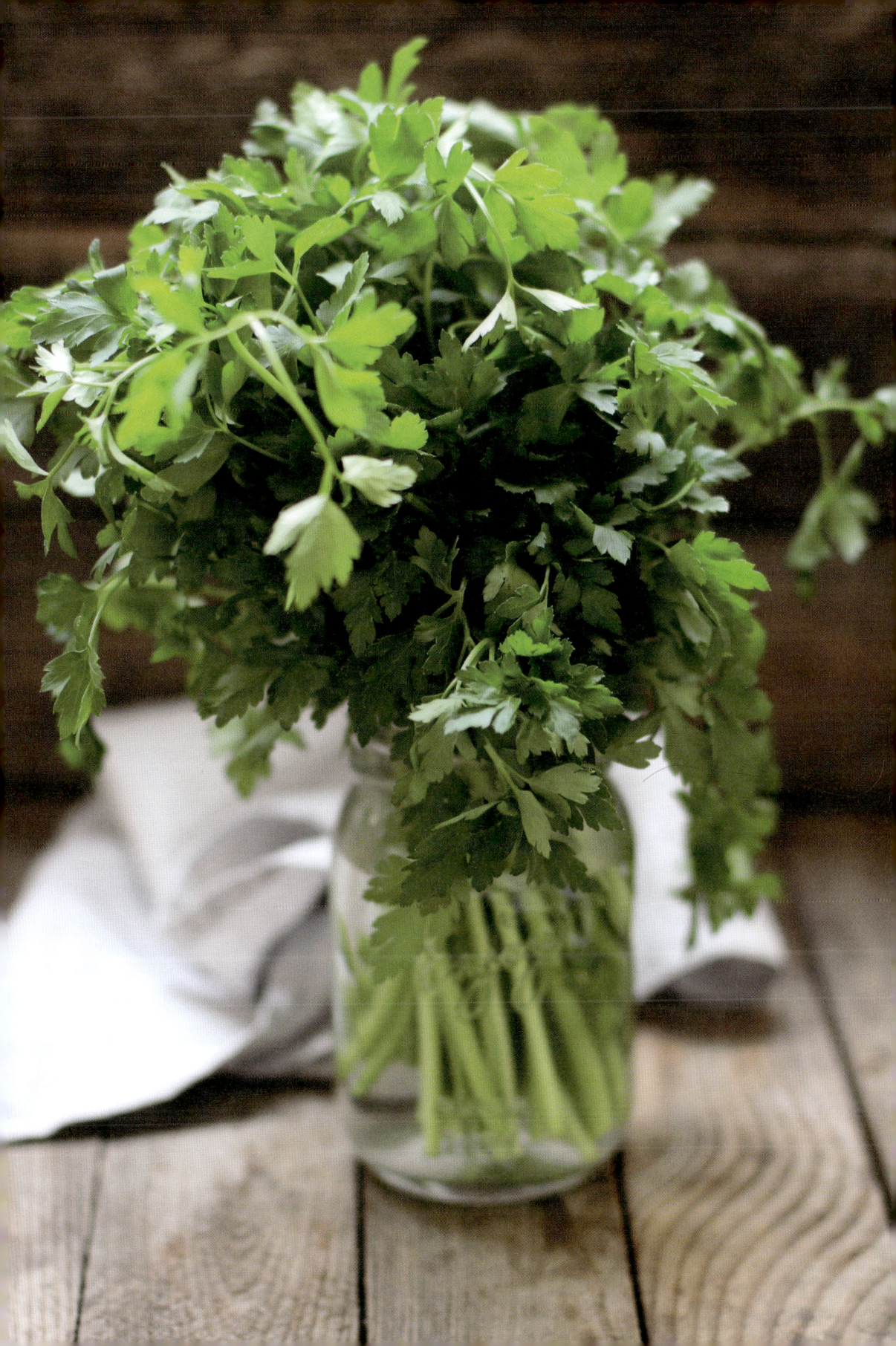

lichen Kalorien aus Öl und anderen fettreichen Lebensmitteln heften sich treu an Ihre immer umfangreicher werdende Taille an.

Selbst wenn Öl wirklich gesundheitsfördernd wäre, wäre nicht das, was in dem angeblich gesunden Öl steckt, auch in dem natürlichen Lebensmittel enthalten, aus dem es stammt? Wenn Olivenöl, Leinsamenöl oder Kokosnussöl etwas wirklich Magisches enthalten würden, würde das dann nicht auch für die Oliven, Leinsamen und Kokosnüsse, aus denen sie hergestellt wurden, gelten? Bei der Umwandlung eines natürlichen Lebensmittels in ein verarbeitetes Lebensmittel geschieht nichts Bemerkenswertes und Gesundheitsförderndes. Sie dient nur dazu, das Essen kalorienreicher und nährstoffarmer zu machen. Egal, was Sie essen, wenn Sie eine ultimative Abnahme erleben möchten, essen Sie dieses Nahrungsmittel bitte nur in seiner unverarbeiteten, vollständigen Form.

Ich hoffe, dass ich verdeutlichen konnte, dass Sie für eine optimale Gesundheit und Gewichtsabnahme besser einen Maiskolben essen als einen sechzehntel Esslöffel des Maisöls, das daraus hergestellt wird. Aber wie sieht es mit relativ gesunden Lebensmitteln aus, die aus Mais hergestellt werden können, wie Maistortillas, ölfrei gebackenen Mais-Chips (Rezept in *Unprocessed*) oder luftgetrocknetem Popcorn? Betrachten wir diese Produkte zunächst aus der Perspektive der Kaloriendichte. Natürlicher Mais hat wie jedes andere Vollkorn nur 500 Kalorien pro Pfund. Aber

Maistortillas oder sogar ölfrei gebackene Maischips enthalten ungefähr 990 Kalorien pro Pfund, also fast das Doppelte, weil das Wasser entfernt wurde. Und luftgetrocknetes Popcorn enthält satte 1.800 Kalorien pro Pfund, ist also dreimal so schädlich! Denken Sie immer daran, dass diese stärker verarbeiteten Versionen der natürlichen Lebensmittel sicherlich nicht ungesund sind und Sie sie gelegentlich genießen können, wenn Sie schlank geworden sind. Sie sind jedoch für den Gewichtsverlust ungünstig, da ihnen das Wasser entzogen wurde. Machen Sie sich Folgendes bewusst: Je mehr Sie ein Lebensmittel verarbeiten und je weniger Sie davon in seinem vollständig natürlichen Zustand verzehren, desto weniger effektiv ist es für die Gewichtsabnahme. Darüber hinaus werden Lebensmittel wie luftgetrocknetes Popcorn und gebackene Tortillachips im Allgemeinen eher als Snacks verzehrt, also nicht, weil man Hunger hat, und man isst sie außerdem aus der Hand. Lebensmittel, die man mit der Hand isst, sind grundsätzlich nicht günstig für die Gewichtsabnahme oder für Menschen, die an Nahrungsmittelsucht leiden.

ESSEN SIE LANGSAM!

Wenn Sie also diese Lebensmittel essen möchten, gefällt mir die Idee meines Partners im *ultimativen Abnehm-Programm*, John Pierre: Er empfiehlt, sie mit Essstäbchen zu verzehren, was ihre Aufnahme erheblich verlangsamt. Aber machen Sie auch das bitte nur gelegentlich, nachdem Sie Ihre Gewichtsabnahme bewältigt haben.

Die Zusammenstellung Ihrer Nahrung aus Lebensmitteln mit niedrigerer Kaloriendichte statt Lebensmitteln mit höherer Kaloriendichte ist ein weiterer Bestandteil für ultimatives Abnehmen.

DIE REIHENFOLGE BEACHTEN

Ich hatte das große Glück, diese Technik in den letzten sieben Jahren als Gastköchin und Dozentin im *TrueNorth Health Center* in Santa Rosa anwenden zu können. Jede der drei köstlichen Mahlzeiten, die wir jeden Tag genießen durften, zubereitet von Chef Bravo, war als All-you-can-eat-Buffet angerichtet, das nach zunehmender Kaloriendichte angeordnet war. Wenn man den Speisesaal betritt, findet man dort zunächst eine riesige 24-Stunden-Salatbar mit einer Fülle von Rohkost. Als Nächstes kommt das frische Obst, gefolgt von gedämpften, nicht stärkehaltigen Gemüsesorten und den gekochten Stärken (wie Kartoffeln, Süßkartoffeln, Vollkornprodukte und Hülsenfrüchte). Ich konnte bei jeder Mahlzeit üben, nach den Prinzipien der Kaloriendichte zu essen, indem ich zuerst die kalorienschwächeren rohen Salate und das gedämpfte Gemüse aß, bevor ich die sättigenderen, aber kalorienreicheren gekochten Stärken genoss. Durch den Verzehr von Lebensmitteln in der Reihenfolge steigender Kaloriendichte können Sie diese tatsächlich viel besser genießen und fühlen sich mit weniger Kalorien satt. Dies bedeutet für Sie Folgendes: Essen Sie zuerst einen großen rohen Salat, gefolgt von gedämpftem Gemüse oder einer Suppe aus nicht stärkehaltigem Gemüse, bevor Sie zu einem Gericht wie beispielsweise meinen eher sättigenden *gefüllten Kartoffeln auf mexikanische Art* (eine mit Mais und Bohnen gefüllte Ofenkartoffel mit Salsa, Rezept auf Seite 185) übergehen. Ich hebe mir solche Gerichte immer für den Schluss auf, denn wenn ich sie zuerst essen würde, würde es mir sehr schwerfallen, mich in der Kaloriendichte wieder zurückzubewegen und danach meinen Salat und mein Gemüse zu essen.

GEWOHNHEITEN LASSEN SICH ÄNDERN

Eines der Prinzipien, die ich im *ultimativen Abnehm-Programm* unterrichte, lautet: *»Wenn Sie nicht hungrig genug sind, um Gemüse zu essen, dann haben Sie keinen Hunger!«* Deshalb empfehle ich immer, die geringe Kaloriendichte zu nutzen und die Lebensmittel aus dieser Kategorie zuerst zu essen, wenn Sie abnehmen wollen. Da ich diese wichtige Gewohnheit nun bereits seit über sechs Jahren ausübe, ist sie dauerhaft in meinem Gehirn verankert und zu meiner zweiten Natur geworden. Die natürliche Erweiterung des Ansatzes, zuerst Gemüse zu essen, ist es, Gemüse auch als erste Mahlzeit des Tages zu essen. Sogar mein von Natur aus dünner Ehemann hat sich mir angeschlossen und isst nun GzF (Gemüse zum Frühstück), und an den wenigen Tagen, an denen wir das nicht können, vermissen wir es sehr. Wenn Sie damit anfangen, Ihre Nahrungsmittelsucht nach raffinierten Kohlenhydraten, tierischen Produkten und fettreichen Nahrungsmitteln zu überwinden, beginnen diese gesundheitsfördernden Nahrungsmittel mit einer viel geringeren Kaloriendichte nach und nach gut zu schmecken. Und wenn Sie eine Weile auf diese Weise gegessen haben, bevorzugen Sie tatsächlich gesunde Lebensmittel und sehnen sich praktisch danach. Man kann mit jeglichem Essen den Hunger stillen, aber Heißhunger kann nur mit einem ganz bestimmten Lebensmittel oder einer bestimmten Nahrungsgruppe gestillt werden. Wenn Sie wirklich hungrig sind, schmecken die einfachen Grundlagen wie Salat und gedünstetes Gemüse tatsächlich gut.

Nachdem ich von 2008 bis 2011 drei Jahre lang einer Ernährungsweise nur mit unverarbeiteten Vollwertprodukten auf pflanzlicher Basis ohne Zucker, Öl und Salz gefolgt war, hatte ich immer noch etwa 50 Pfund Übergewicht. Meine Ernährung war im Vergleich zur amerikanischen Standardernährung ausgezeichnet, aber nicht ausreichend, um mein optimales Gewicht zu erreichen. Ich schreibe meinen eigenen Erfolg beim Abnehmen auf zwei Verbesserungen zurück, die ich an meiner Ernährung vorgenommen habe: 1) Eliminieren fettreicher, kalorienreicher Lebensmittel wie Nüsse und Nussbutter und deren Ersetzen durch sättigendere, weniger kalorienreiche Stärken; und 2) immer Gemüse zum Frühstück zu essen und den ganzen Tag über zuerst die kalorienärmeren Lebensmittel zu verzehren.

Im *ultimativen Abnehm-Programm* empfehlen wir den Teilnehmern, mindestens ein Pfund nicht stärkehaltiges Gemüse zum Frühstück und ein weiteres Pfund später am Tag zu sich zu nehmen, normalerweise vor dem Abendessen, bevor sie die anderen kalorienreicheren Lebensmittel essen. Es ist nicht so, dass Sie nur Gemüse zum Frühstück essen dürfen, doch für den ultimativen Gewichtsverlust und -erhalt empfehlen wir dringend, dass Sie diese Lebensmittel zuerst essen, bevor Sie Stärke zu sich nehmen. Wenn Sie vor den Mahlzeiten konsequent einen rohen Salat oder eine kalorienverdünnte Suppe auf Gemüsebasis essen, funktioniert das genauso gut.

GUT GEKAUT IST HALB VERDAUT!

Bedenken Sie aber bitte, dass Sie möglicherweise nicht daran gewöhnt sind, große Mengen Gemüse zu essen, wenn Sie von der amerikanischen Standardernährung oder einer Ernährung auf Basis von stark verarbeitetem veganem Junkfood kommen. Stellen Sie sicher, dass Sie Ihr Essen wirklich sehr gut kauen, um Blähungen und Völlegefühle zu vermeiden, die sich bei manchen Menschen während der Nahrungsumstellung bemerkbar machen. Die meisten Menschen können nicht einfach von einer Ernährung, bei der sie so gut wie kein Gemüse gegessen haben, zum Verzehr von zwei Pfund Gemüse täglich übergehen, sodass ihr System möglicherweise einige Zeit braucht, um sich anzupassen. Wenn sich herausstellt, dass dies bei Ihnen der Fall ist, arbeiten Sie sich langsam bis zu dieser Menge vor und essen Sie erst einmal nur ¼ bis ½ Pfund Gemüse. Obwohl rohes Gemüse noch besser zur Gewichtsreduktion beiträgt, ist es für Sie anfangs einfacher, größere Mengen Gemüse zu verdauen, wenn Sie es dämpfen oder braten, natürlich ohne Öl. Denken Sie auch daran, dass es über dreißig verschiedene Sorten von nicht stärkehaltigem Gemüse gibt und dass sie sich auch darin unterscheiden, wie wahrscheinlich sie Blähungen produzieren. Probieren Sie so lange neues Gemüse aus, bis Sie das finden, das am besten zu Ihnen passt. Und wenn Sie so sind, wie ich es früher war, wenn Sie also überhaupt kein Gemüse mögen, beginnen Sie damit, das Gemüse zu essen, das Sie am wenigsten hassen. Am Anfang ist das gesündeste Gemüse das, das Sie auch tatsächlich essen!

WARUM SIE MEHR ESSEN MÜSSEN

Sie sollten sich darüber im Klaren sein, dass Sie viel mehr Nahrung zu sich nehmen müssen, als Sie gewohnt sind, wenn Sie nach den Grundsätzen der Kaloriendichte essen. Dies kann irritierend sein. Die meisten Menschen mit einer langen Vorgeschichte erfolgloser Diäten haben nur kurzfristige Erfolge verbuchen können. Sie konsumierten während der Diäten sehr geringe Mengen von Nahrungsmitteln und schränkten sich deswegen bei den notwendigen Lebensmittelgruppen wie den gesunden, nicht raffinierten, komplexen Kohlenhydraten wie Kartoffeln, Reis, Bohnen oder sogar Obst ein. Das ist natürlich kontraproduktiv. Vielleicht sind Sie einer dieser unglücklichen Diäthalter. Sie werden jetzt aufgefordert, genau das Gegenteil zu tun und sehr große Portionen der Lebensmittel zu essen, von denen Ihnen gesagt wurde, dass Sie sie überhaupt

nicht essen sollten. Aber fragen Sie sich einmal Folgendes: Wenn das Kalorienzählen, die Einschränkung der Kohlenhydrate oder die Portionskontrolle wirklich funktionieren würden, wären Sie dann jetzt nicht dünn?

ICH ESSE MICH IMMER SATT

Kohlenhydrate sind die bevorzugte Kraftstoffquelle unseres Körpers und der Kraftstoff, den wir am effizientesten verarbeiten. Wenn Ihre Ernährung zu wenig komplexe Kohlenhydrate enthält, haben Sie Hunger. Es ist, wie Dr. McDougall sagte: »Kohlenhydrate sind für den Hunger, was Sauerstoff für das Bedürfnis zu atmen und Wasser für den Durst ist.« Ich habe fünfzig Pfund abgenommen und halte dieses Gewicht seit über fünf Jahren, indem ich riesige Mengen an Kartoffeln, Reis und Bohnen sowie viel Obst und Gemüse esse. Und ebenso ist es den Hunderten von Menschen, die am *ultimativen Abnehm-Programm* teilgenommen haben, ergangen. Und wir haben dies voller Freude getan, ohne Hunger oder Entbehrungen zu verspüren. Eigentlich esse ich jetzt als schlanke Person mengenmäßig mehr, als ich jemals als fette Person gegessen habe. Leute, die mich vor riesigen Portionen Reis oder Kartoffeln sitzen sehen und mit dem Konzept der Kaloriendichte nicht vertraut sind, fragen mich oft: »Wirst du das alles wirklich essen?« Ich antworte dann fröhlich: »Ja und dann gehe ich und hole mir noch was.« Wenn Sie erst einmal verstehen, dass die Kaloriendichte das grundlegende Geheimnis für ultimatives Abnehmen ist und dies täglich

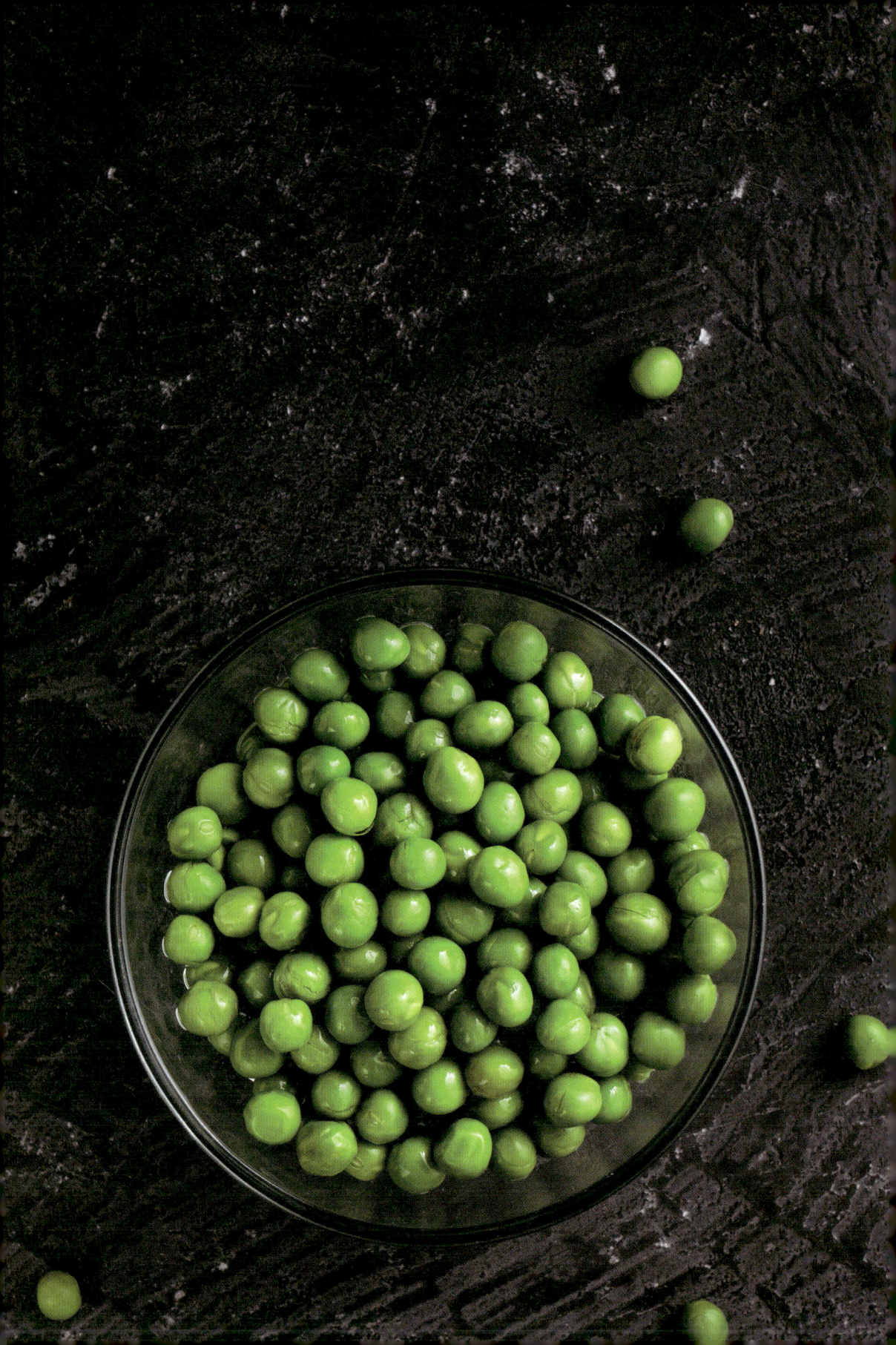

umsetzen, können auch Sie viel mehr essen und dabei viel weniger wiegen.

Große Mengen in der Öffentlichkeit zu essen, kann für diejenigen, die immer noch übergewichtig sind, schwierig sein, weil sie das Gefühl haben, dass andere, die das Prinzip der Kaloriendichte nicht verstehen, sie genau beobachten. Obwohl ein riesiger Teller Reis, Bohnen und Gemüse halb so viele Kalorien wie ein Stück Peperoni-Pizza enthält, ist die Menge der Lebensmittel viel größer, und für Ernährungsungebildete kann es so aussehen, als ob Sie zu viel essen, und dann fühlt man sich ganz leicht so, als ob man verurteilt würde.

LANGEN SIE RUHIG ZU!

Eine meiner Kundinnen aß einmal einen riesigen Teller mit gedämpftem Gemüse und eine einfache Ofenkartoffel bei einem Geschäftsessen, ein Gericht, das vielleicht insgesamt 300 Kalorien enthielt, und eine unhöfliche Mitarbeiterin sagte tatsächlich zu ihr: »Sehen Sie, deshalb haben Sie Übergewicht. Sie essen einfach zu viel.« Dies kann besonders für Frauen schwierig sein, die glauben, dass es nicht damenhaft ist, große Portionen zu essen. Es ist auch einer der vielen Gründe, warum wir in den ersten einundzwanzig Tagen des Programms darauf bestehen, nicht auswärts zu essen. (Bei vielen Programmen zur Behandlung von Nahrungsmittelsucht ist es in den ersten neunzig Tagen nicht erlaubt, in Restaurants oder bei anderen Menschen zu essen.) Wenn Sie nicht dazu in der Lage sind, solche bissigen Kommentare von schlecht informierten Menschen

links liegen zu lassen oder die Theorie der Kaloriendichte all ihren Begleitern beim Essen vollständig erläutern zu können, ist es möglicherweise besser, wenn Sie diese Situationen zuerst vermeiden, weil sie sich dabei schnell unwohl fühlen. Wenn Sie zu einem Geschäftsessen gehen oder mit anderen Menschen essen müssen, die diese Art des Essens nicht verstehen, und sich nicht wohl damit fühlen, große Portionen gesunder Lebensmittel vor anderen zu essen, dann empfehle ich Ihnen, vor dem Essen noch eine Tasse Tee zu trinken, wenn Sie im Restaurant sind. Sie sollten sich nämlich nicht unnötig in die Situation bringen, hungrig zu bleiben, weil Sie nicht genug essen.

Wenn Sie noch nie auf diese Art gegessen haben, muss es für Sie so klingen, als würde ich Ihnen ein gewagtes Versprechen geben, das ist mir klar. Immerhin sage ich, dass Sie wirklich große Mengen essen und genießen können – sogar Kartoffeln –, und trotzdem dabei abnehmen. Ich habe auch nicht geglaubt, dass es möglich ist, bis ich zum *TrueNorth Health Center* ging und beobachtete, wie dort alle Ärzte, Patienten und anderen Mitarbeiter aßen. Sie waren alle schlank. Sie kamen zu jeder Mahlzeit in den Speisesaal und nahmen sich nicht einen, sondern mindestens zwei große Teller, auf denen sie das Essen ziemlich hochstapelten. Auf einen Teller legten sie gewöhnlich Salat und Obst, auf den anderen viel gedämpftes Gemüse und gekochte stärkehaltige Nahrungsmittel. Anfangs war ich skeptisch, aber als ich schließlich die Einstellung »wer es nicht versucht, hat schon verloren« annahm und »ein Experiment durchführte«, wie Dr. Doug Lisle, Co-Autor von *The Pleasure Trap*, vorschlug, und all diese Lebensmittel mit Genuss aß, schmolz mein Gewicht dahin. Je mehr Kartoffeln ich aß, desto schlanker wurde ich! Ich habe aus erster Hand gelernt, dass man mit einem vollen Teller abnehmen kann. Denken Sie immer daran, dass Sie nicht zunehmen, wenn die Kaloriendichte der von Ihnen verzehrten Lebensmittel im Durchschnitt 567 Kalorien pro Pfund oder weniger beträgt. Dies umfasst alle Lebensmittel links von der roten Linie.

Der Besuch eines stationären Behandlungszentrums wie des *TrueNorth Health Centers* oder des *McDougall 10-Day Programs*, beide in Santa Rosa, Kalifornien, kann enorm hilfreich sein, um das Essen neu zu erlernen, wenn die Buffets in der Reihenfolge zunehmender Kaloriendichte zusammengestellt sind und alle um Sie herum riesige Portionen des köstlichen Essens verzehren – und trotzdem Gewicht verlieren! Sie werden sich von einer Gemeinschaft gleichgesinnter Menschen umarmt fühlen, die alle auf die gleiche Weise essen. Aber auch wenn Sie an keinem dieser wunderbaren Programme teilnehmen können, können Sie dies zu Hause bewerkstelligen.

HEISSHUNGERATTACKEN VORBEUGEN

Es ist unbedingt erforderlich, dass Sie ausreichend große Portionen der richtigen Lebensmittel zu sich nehmen, um Heißhungerattacken vorzubeugen. Dazu gehören nicht stärkehaltige Gemüse genauso wie großzügige Mengen stärkehaltiger Nahrungsmittel. Außerdem sollten Sie früh genug am Tag mit dem Essen beginnen, um gesättigt und zufrieden zu sein. Sie müssen dies konsequent tun und auch *nach* dem Abnehmen auf diese Weise weiter essen. Denn egal, mit welcher Methode man abnimmt, man nimmt mit größter Sicherheit sein gesamtes Gewicht und möglicherweise sogar noch mehr wieder zu, wenn man nach der Maßnahme nicht mehr auf die gleiche Weise isst. Genau aus diesem Grund führen Diäten nicht zu einem dauerhaften Gewichtsverlust. Die Methode des Kaloriendichteansatzes mit unverarbeiteten, natürlichen pflanzlichen Nahrungsmitteln ist keine Diät, da Sie extrem große Portionen köstlicher, sättigender Lebensmittel wie Reis, Bohnen, Kartoffeln, Obst und Gemüse genießen dürfen. Und Sie werden niemals hungrig sein oder das Gefühl haben, etwas zu vermissen.

Sie werden keine Kalorien zählen oder Portionen messen, aber Sie sollten darauf achten, dass der größte Teil des Volumens Ihres Essens aus nicht stärkehaltigem Gemüse besteht und der größte Teil der Kalorien, die Sie aufnehmen, aus Stärkequellen (Kartoffeln, Süßkartoffeln, Winterkürbisse, Vollkorn und Hülsenfrüchte).

IHR KÖRPER KENNT DEN WEG

Machen Sie sich bitte keine Sorgen, dass Sie zu dünn werden könnten. Sie werden nicht ewig abnehmen. Ihr Körper wird sein ideales Gewicht finden, und dann können Sie immer noch alle kalorienreduzierten Früchte und Gemüse essen, die Sie möchten, und die unraffinierten komplexen Kohlenhydrate wie Kartoffeln, Reis und Bohnen in wesentlich größeren Portionen. Denken Sie einfach daran, zuerst Salat oder gekochtes, nicht stärkehaltiges Gemüse zu essen, zumindest während der aktiven Phase der Gewichtsabnahme des Programms. Danach können Sie gerne auch Gemüse und Stärke zusammen verzehren, solange Sie ausreichend große Portionen des Gemüses essen.

In dem äußerst seltenen Fall, dass jemand das Gefühl hat, zu dünn zu werden, liegt eine einfache Lösung darin, einfach mehr Stärke zu essen oder kleine Portionen der Nahrungsfette rechts von der roten Linie wie etwa eine Handvoll Nüsse oder Samen oder eine Avocado hinzuzufügen, vorausgesetzt, dass diese Lebensmittel kein Suchtauslöser für Sie sind. Wenn Sie auf diese Weise essen, ist es sehr einfach, Ihr Gewicht zu halten, solange Sie weiterhin die gleichen Lebensmittel essen, die Sie zur Gewichtsabnahme gegessen haben.

GANZ ENTSPANNT ESSEN

Die Kaloriendichte-Methode nimmt dem Essen auch die gesamte emotionale Belastung und die Verurteilung. Obwohl ich zu vielen Dingen eine starke Meinung habe, einschließlich der Liste von gesundheitlichen, ethischen und ökologischen Gründen, warum ich tierische Lebensmittel meide, muss ich mich nicht mehr mit Menschen darüber streiten, welche Lebensmittel »gut«

und welche »schlecht« sind, wenn ich das *ultimative Abnehm-Programm* unterrichte. Ich halte oft meinen Vortrag über das Erfolgsrezept für ultimatives Abnehmen auf Kreuzfahrtschiffen, in Krankenhäusern und Fünf-Sterne-Ressorts, in denen keiner der Kunden vegan lebt. Ich muss nicht einmal das »V«-Wort verwenden (obwohl ich verdammt stolz bin, seit über vierzig Jahren vegan zu sein!), und wissen Sie, warum? Weil alle Lebensmittel links von der roten Linie in meiner Kaloriendichtetabelle vegan sind! Natürlich habe ich die Tabelle nicht zugunsten veganer Lebensmittel so angelegt. Das hat Mutter Natur schon erledigt. Ich erkläre den Leuten, dass sie nie wirklich ein Gewichtsproblem hatten, sondern ein mathematisches Problem haben. Die Kalorien in der Nahrung, die sie zu sich nehmen, und die Menge, die sie zur Befriedigung benötigen, summieren sich zu einer zu hohen Zahl. Wie gesagt: Die Lösung für das mathematische Problem besteht darin, einfach aus den *vier neuen Lebensmittelgruppen* zu essen: Obst, Gemüse, Vollkornprodukte und Hülsenfrüchte. Dies sind die Lebensmittel, die nicht nur die höchste Nährstoff-, sondern auch die niedrigste Kaloriendichte aufweisen und auch die gesündesten Lebensmittel der Erde sind. Obwohl meine Kunden hauptsächlich wegen Gewichtsverlust und Nahrungsmittelsucht zu mir kommen, ernähren sie sich am Ende alle von natürlichen, vollwertigen, rein pflanzlichen Lebensmitteln, um den ultimativen Gewichtsverlust zu erleben.

Und die Tiere freuen sich, dass wir sie nicht mehr essen, oder?

PRÄVENTION VON HERZ-KREISLAUFERKRANKUNGEN

Wenn Sie von den Anbietern fetthaltiger Lebensmittel in die Irre geführt wurden und immer noch nicht glauben, dass Dr. McDougalls Worte »Das Fett, das Sie essen, ist das Fett, das Sie tragen« stimmen, lassen Sie mich Ihnen von einem Experiment erzählen, das ich mit einem ahnungslosen Teilnehmer durchgeführt habe: meinem Mann Charles. Im Sommer 2008 habe ich eine überzeugende DVD über die Vorbeugung und Umkehrung von Herzkrankheiten gesehen, auf der Dr. Caldwell B. Esselstyn, Jr. zu sehen war. Er hat mich überzeugt, dass der Verzehr von Öl die kardiovaskuläre Gesundheit und die allgemeine Gesundheit stark beeinträchtigt. Am 1. August 2008 hörte ich sofort auf, Öl sowie Zucker und Salz zu konsumieren. Ich habe meinen Mann nicht über diese Ernährungsumstellung informiert, weil ich dachte, dass ich es ihm gar nicht sagen muss, da ich ohnehin diejenige war, die alle Mahlzeiten zubereitete. Da es sehr einfach ist, Essen ohne Öl zuzubereiten, und es auf diese Weise sogar noch köstlicher ist, merkte er es nicht!

DER „MYSTERIÖSE" GEWICHTSVERLUST MEINES MANNES

Charles trägt normalerweise keinen Gürtel, aber sieben Monate nach Beginn des Experiments musste er an einer offiziellen Veranstaltung teilnehmen und zog daher einen Gürtel an. Seine Kleidung passte nicht mehr, und Charles hatte keine Ahnung, warum er so viel Gewicht verloren hatte! Ich erklärte ihm, er solle sich beruhigen und dass ich einfach kein Öl mehr verwendete, das kalorienreichste Lebensmittel des Planeten. Wir besaßen damals noch nicht einmal eine Waage, also kauften wir eine, und er stellte fest, dass er, ohne es zu planen, acht Pfund abgenommen hatte! Und er war immer schon schlank gewesen. Wenn jemand, der noch nicht einmal abnehmen muss, mühelos acht Pfund verlieren kann, nur indem er verarbeitete Öle meidet, stellen Sie sich vor, was mit jemandem geschehen würde, der tatsächlich abnehmen muss?

Ich finde es bemerkenswert, dass Amerikaner mehr als 92 Prozent ihrer Kalorien aus tierischen Produkten und verarbeiteten Lebensmitteln (Lebensmittel rechts von der roten Linie) und weniger als 10 Prozent ihrer Kalorien aus Obst und Gemüse (Lebensmittel links von der roten Linie) zu sich nehmen. Und ungefähr 75 Prozent der Amerikaner sind übergewichtig, mehr als die Hälfte davon sogar fettleibig. Das *Center for Disease Control* (CDC) prognostiziert, dass in wenigen Jahren über 40 Prozent der Amerikaner übergewichtig sein werden.[6]

◇◇◇◇◇◇◇◇◇◇◇◇◇◇◇◇◇

6   http://articles.latimes.com/2012/may/07/ news/la-heb-obesity-projection-20120507

DIE GESELLSCHAFT ISST SICH KRANK

Alle Lebensmittel links von der roten Linie, die Früchte, das Gemüse und unraffinierte komplexe Kohlenhydrate wie Kartoffeln, Reis und Bohnen, die bei mir mittlerweile 100 Prozent meiner Kalorien ausmachen, sind die Nahrungsmittel, von denen die meisten Amerikaner tatsächlich sehr wenig essen. Werfen Sie einen Blick auf die Lebensmittel rechts von der roten Linie – die meisten tierischen Produkte, die raffinierten Kohlenhydrate und die fettreichen pflanzlichen Lebensmittel – und schon haben Sie die Quelle von über 92 Prozent der Kalorien entdeckt, die Amerikaner zu sich nehmen. Erkennen Sie den Zusammenhang zwischen der Kaloriendichte der Lebensmittel, die die meisten Menschen zu sich nehmen, und der Unfähigkeit der Mehrheit dieser Leute, ihren unersättlichen Appetit zu kontrollieren und Gewicht zu verlieren?

Alle Lebensmittel links von der roten Linie sind Lebensmittel, die in der Natur vorkommen. Wir essen sie weitgehend so, wie sie gewachsen sind. Bei allen Lebensmitteln rechts der roten Linie handelt es sich um Lebensmittel, die nicht in der Natur vorkommen und die wir so essen, wie sie hergestellt wurden. Die Ausnahme: pflanzliche Lebensmittel wie Nüsse, Samen und Avocado, die hauptsächlich aus Fett bestehen. Links der roten Linie haben wir Vollwertkost. Rechts der roten Linie stehen stark (mit Ausnahme der fettreichen Pflanzennahrung) verarbeitete Lebensmittel. Wie ich in meinem ersten Buch *Unprocessed* bereits schrieb, sind wir so ausgelegt, dass wir für eine optimale Gesundheit, Krankheitsprävention und sogar Krankheitsumkehr unser Essen als Ganzes in seiner natürlichen Form und nicht verarbeitet essen sollten. Wir müssen Lebensmittel essen, die aus einer Pflanze stammen, nicht Lebensmittel, die in einer Fabrik hergestellt werden. Und wie bereits gesehen, haben diese pflanzlichen Vollnahrungsmittel die niedrigste Kaloriendichte, die höchste Nährstoffdichte und sorgen für einen beispiellosen Gewichtsverlust!

DIE ABHÄNGIGKEITSFALLEN ERKENNEN

Zucker wird so gut wie jeder verarbeiteten Nahrung zugesetzt, von Babynahrung bis hin zu geriatrischer Nahrung. Da Zucker leicht verfügbar, erschwinglich und sozial akzeptiert ist, wollen viele Menschen nicht glauben, wie stark er abhängig macht. Brot ist »der Stab des Lebens«, und wir »brechen das Brot« mit unseren Lieben, und deshalb ist es für die Menschen noch schwieriger zu verstehen, dass Mehl gleichermaßen süchtig macht. So wie es Menschen gibt, die Alkohol trinken und es schaffen, keine Alkoholiker zu werden, gibt es auch Menschen, die Zucker und Mehl konsumieren können, ohne süchtig danach zu werden. Wenn Sie jedoch übergewichtig sind oder wenn Sie feststellen, dass Sie mit dem Essen dieser Substanzen nicht aufhören können, sobald Sie einmal damit anfangen, ist es an der Zeit zu überlegen, ob Sie tatsächlich an einer Nahrungsmittelsucht leiden.

Das Gefühl, satt zu sein, ist wichtig, insbesondere für Menschen mit einer langen Diät-Geschichte auf Basis von Entbehrungen und Einschränkungen und für Menschen, die nahrungssüchtig und/oder emotionale Esser sind. Nun bin ich kein Experte in dem Sinne, dass ich eine Ausbildung im Bereich der psychischen Gesundheit habe, aber ich habe lange selbst unter diesen Beschwerden und unter Fettleibigkeit gelitten. Das Wunderbare an den Lebensmitteln links von der roten Linie ist Folgendes: Während Sie sich idealerweise mit Ihren emotionalen Problemen befassen, können Sie diese Lebensmittel in großen Mengen essen und sich sogar daran überfressen, ohne dass dies Ihr Gewicht oder Ihre körperliche Gesundheit erheblich beeinträchtigt. Seien wir ehrlich, ich habe noch nie jemanden getroffen, der von Rucola abhängig war, und niemand isst aus emotionalen Gründen zu viel Okra: Aber selbst, wenn Sie das getan haben sollten, was ich nicht glaube, werden Sie davon nicht an Gewicht zunehmen. Es ist so gut wie unmöglich zuzunehmen, wenn Sie die durchschnittliche Kaloriendichte der von Ihnen verzehrten Lebensmittel auf 567 Kalorien pro Pfund oder weniger beschränken – und wenn Sie abnehmen müssen, werden Sie das nun einmal so machen.

Was sowohl ich selbst als auch alle Teilnehmer des *ultimativen Abnehm-Programms* herausgefunden haben, ist, dass das Verlangen und der Heißhunger dauerhaft verschwinden und das emotionale Essen stark reduziert wird, wenn Sie sich endlich richtig ernähren. Vielleicht liegt es daran, dass Sie zum ersten Mal in Ihrem Leben mehr als genug essen können, um sich satt zu fühlen. Und zwar ohne dabei die Portionen einzuschränken oder komplette gesunde Lebensmittelgruppen wie komplexe Kohlenhydrate zu meiden.

DENKEN SIE UM!

Sie werden aus direkter Erfahrung lernen, dass gesunde Lebensmittel wie Kartoffeln und Reis, von denen man Ihnen beigebracht hat, dass sie schlecht seien, genau die Lebensmittel sind, die Sie mit Hingabe essen können, die Sie verschlanken und Ihre Gesundheit und Vitalität wiederherstellen. Und diese gesundheitsfördernden komplexen Kohlenhydrate (auch bekannt als »Stärke«) sind die einzigen Lebensmittel, die jemals wirklich Ihren Hunger stillen werden.

Fragen Sie sich von nun an, wann immer Sie zwischen Lebensmitteln links von der roten Linie und rechts von der roten Linie wählen, welche dieser Lebensmittel Ihren Bauch besser füllen werden. Die einzige Möglichkeit, wie die Lebensmittel auf der rechten Seite Ihren Magen jemals ausfüllen könnten, wäre, sie im Übermaß zu essen. So würden Sie mehr Kalorien aufnehmen, als Sie benötigen, was Sie letztendlich fett, krank oder beides macht. Für die Menschen im Allgemeinen und für Übergewichtige und Lebensmittelabhängige im Besonderen führt der Verzehr dieser Lebensmittel nicht zur Sättigung, sondern lediglich zu übermäßigem Essen, da Lebensmittel mit einer höheren Kaloriendichte einfach nicht so sättigend sind. Das Essen der köstlichen Auswahl an vollwertigen, natürlichen Nahrungsmitteln links der roten Linie verhindert übermäßiges Essen, beseitigt Heißhunger und führt zur Sättigung, zum Ende des Hungers. Und wenn Sie konsequent diese Nahrungsmittel essen, werden Sie schneller satt und gesünder und das mit weitaus weniger Kalorien.

Ich glaube, dass Sie sowohl die Gesundheit als auch den Körper bekommen können, die Sie absolut verdienen, wenn Sie das Konzept der Kaloriendichte vollständig verinnerlichen. Wenn es um das ultimative Abnehmen geht, ist die niedrige Kaloriendichte die Lösung! Und daher, liebe Leser, ist dies das Erfolgsrezept für ultimatives Abnehmen, um Ihr Wunschgewicht und Ihre optimale Gesundheit zu erreichen und um Krankheiten vorzubeugen und diese umzukehren: Essen Sie Lebensmittel aus dem Bereich links der roten Linie!

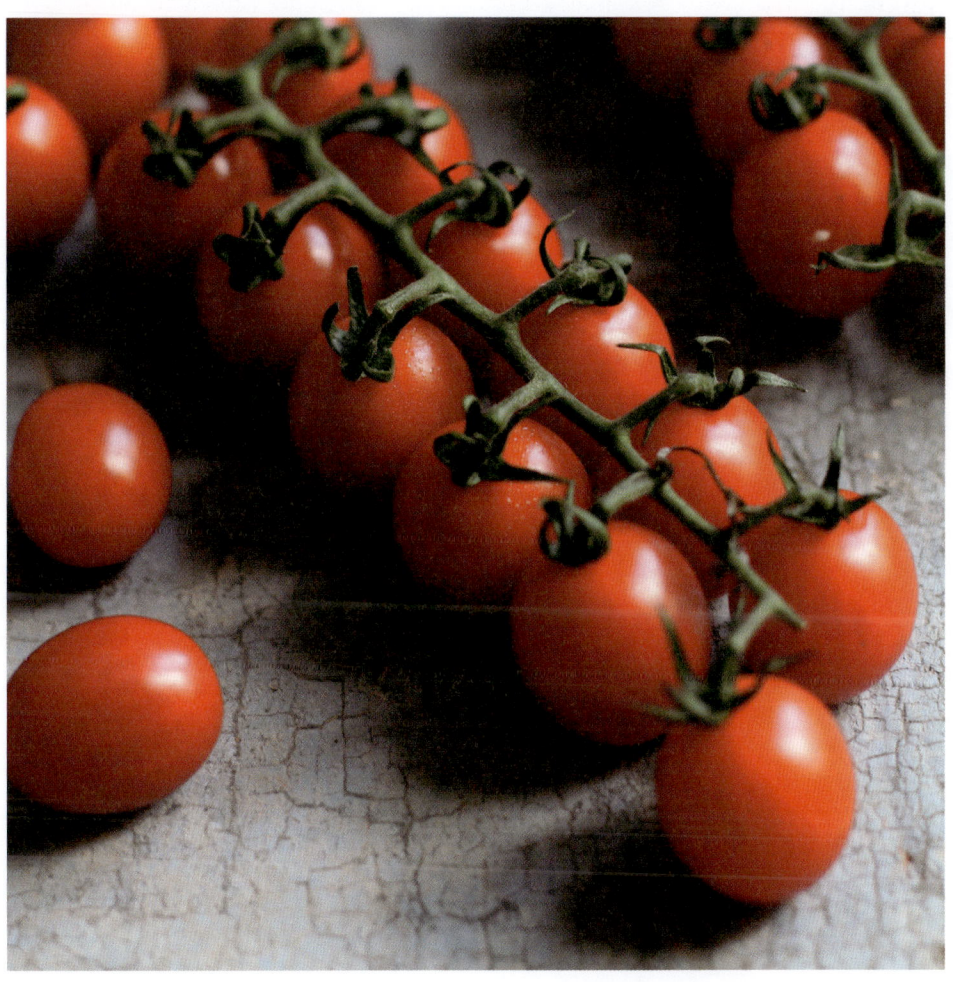

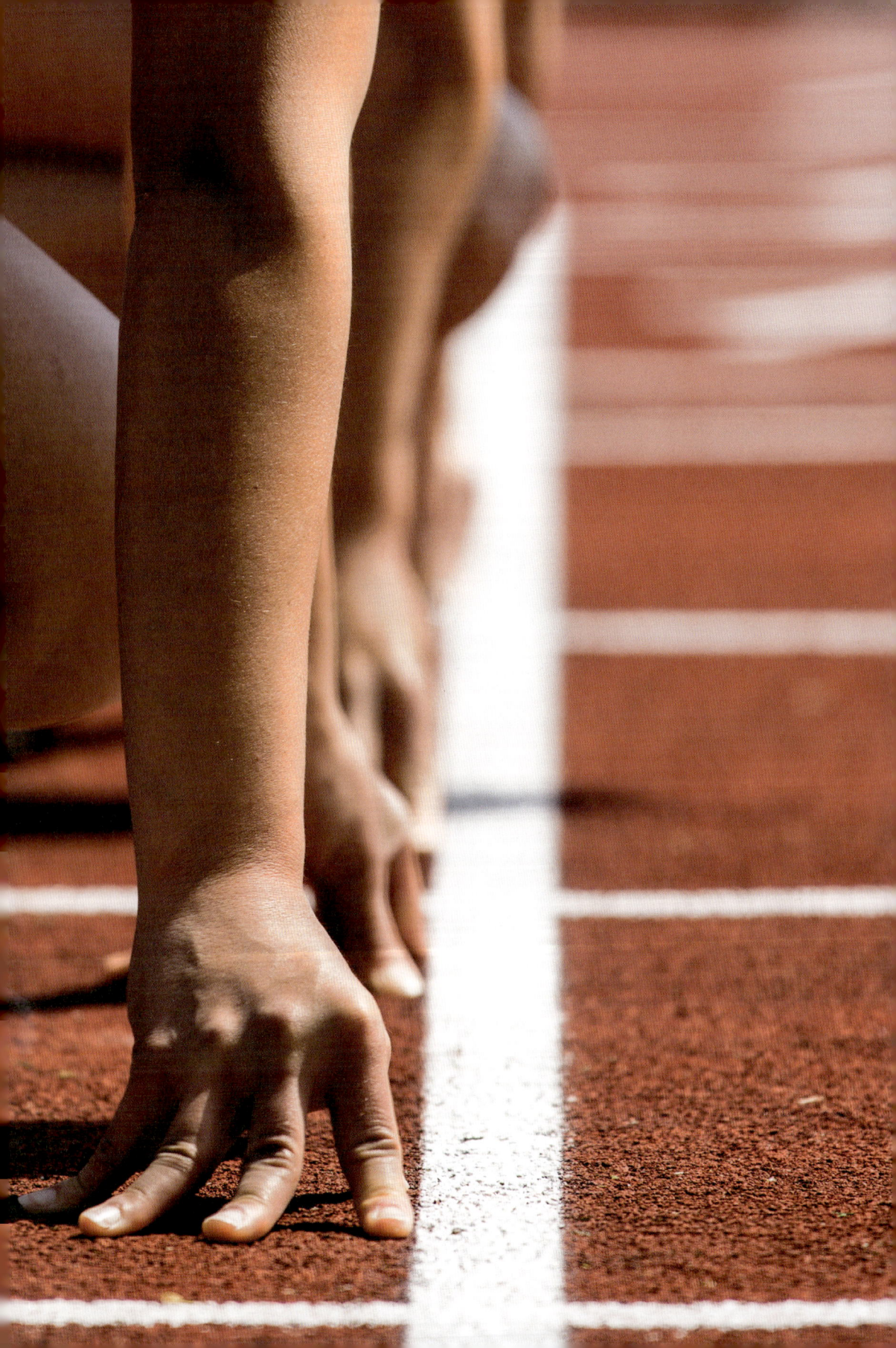

Kapitel 3

Ihr Start ins ultimative Abnehm-Programm

Das *ultimative Abnehm-Programm* ist ein bahnbrechendes Programm zur Veränderung des Lebensstils, bei dem die Teilnehmer eine fettarme Vollwertkost zu sich nehmen, die ausschließlich aus Pflanzennahrung besteht und keine verarbeiteten Lebensmittel enthält. Auch alle Zuckerprodukte (einschließlich kalorienfreier Süßstoffe), alle Mehle und Mehlprodukte, Öle, Salz und Alkohol sind ausgeschlossen. Mindestens einundzwanzig Tage lang isst man nun nur die Lebensmittel links der roten Linie und nimmt mindestens zwei Pfund nicht stärkehaltiges Gemüse täglich zu sich, davon allein ein Pfund während der ersten Mahlzeit des Tages.

Die Ergebnisse, die ich in den letzten sechs Jahren bei den Teilnehmern dieses Programms gesehen habe, waren einfach wunderbar. In nur einundzwanzig Tagen habe ich miterlebt, wie Menschen ihre Gesundheit und ihr Leben völlig verändert haben.

SIE DÜRFEN GESPANNT SEIN!

Es ist nicht ungewöhnlich, eine Gewichtsabnahme von zehn bis zwanzig Pfund zu sehen, je nachdem, wie viel Gewicht eine Person verlieren muss. (Der maximale Gewichtsverlust innerhalb der einundzwanzig Tage bei einer Frau betrug achtzehn Pfund, bei einem Mann betrug er siebenundzwanzig Pfund.) Ich hatte Teilnehmer, deren Ärzte ihre Medikamente gegen Bluthochdruck, hohen Cholesterinspiegel, hohe Triglyceride und Diabetes reduziert oder abgesetzt haben. Vielleicht aufregender als das, was die Menschen verloren haben (unerwünschte Pfunde und teure Medikamente), war das, was sie gewonnen haben. Die Teilnehmer hatten die Gewissheit, dass sie wahrscheinlich **zum ersten Mal in ihrem Leben von ihrer Nahrungsmittelsucht befreit** waren. Und sie berichteten, dass sie sich besser, ruhiger und ausgeglichener fühlten als jemals zuvor.

Wie können Sie nun Ihr eigenes *ultimatives Abnehm-Programm* starten? Wenn Sie in Los Angeles leben würden, könnten Sie an meinem persönlichen Programm teilnehmen. Dazu müssten Sie zunächst mindestens einen meiner Einführungskurse besuchen und mich zu sich nach Hause einladen, sodass ich dort überprüfen könnte, ob alle inakzeptablen Lebensmittel entfernt wurden und ob alle Lebensmittel in Ihrem Kühlschrank und im Vorratsschrank den Anforderungen des Programms entsprechen. Da dies wohl nicht möglich sein wird, werde ich Sie nun auf diesem

Weg durch dieses Programm führen und Ihnen genau sagen, was Sie tun sollen.

Das Aufräumen Ihrer Umgebung wird Ihr erster Schritt sein. Ihre Umgebung ist der wichtigste Indikator für Ihren Erfolg. Wenn Sie nicht bereit sind, nicht konforme Lebensmittel wegzuwerfen, müssen Sie diese zumindest bis zum Abschluss des *ultimativen Abnehm-Programms* weggeben.

MACHEN SIE EINE INVENTUR!

Es wäre besser, wenn Sie diese Lebensmittel dauerhaft loswerden könnten, aber wenn dies nicht möglich ist, sollten Sie sie zumindest aus den Augen haben. Wenn Sie mit anderen Menschen zusammenleben, die sich an dieser Art des Essens nicht beteiligen möchten, bitten Sie sie, ihre nicht konformen Lebensmittel wegzuschließen, damit sich diese zumindest außerhalb Ihrer direkten Sichtweite befinden. Haben Sie sich an diesen Lebensmitteln häufig »überfressen« oder waren es Suchtauslöser, wird es außerordentlich schwierig, wenn sie bei Ihnen zu Hause noch sichtbar sind. Sie werden sich in Versuchung führen lassen. Wenn es für Sie absolut notwendig ist, diese ungesunden Lebensmittel weiterhin für Ihre Familie zuzubereiten, wird Ihnen diese Reise unendlich schwerer fallen. Einige meiner Kunden haben ihren Familien erklärt, dass sie dies tun, weil sie sie lieben und sie noch für eine sehr lange Zeit für sie da sein wollen. Sie kochten nur konforme Mahlzeiten für ihre Familien und baten sie, alle anderen ungesunden Lebensmittel außerhalb des Hauses zu essen. Oder sie machten ein konformes Essen für die ganze Familie. Wenn Familienmitglieder etwas zu diesen gesunden Mahlzeiten hinzufügen wollten, das nicht dem Programm entsprach, mussten sie es selbst kaufen und selbst zubereiten.

Bevor Sie mit Ihrer ultimativen Gewichtsabnahme beginnen, entfernen Sie bitte alle folgenden Produkte aus Ihrem Zuhause:

1. Alle tierischen Produkte
2. Alle verarbeiteten Lebensmittel (mit ausschließlich diesen Ausnahmen: salzfreie Bohnen in Dosen oder Kartons; Zutaten wie Senf oder Pflanzenmilch, sofern diese zucker-, öl- und salzfrei sind, sowie Tomaten in der Dose oder im Glas oder Produkte wie Tomatenmark, Tomatensoße und Tomatenwürfel, sofern diese zucker-, öl- und salzfrei sind)
3. Zucker und alle kalorienfreien Süßungsmittel (in all ihren heimtückischen Formen)
4. Öl
5. Salz (einschließlich Miso, Tamari, Bragg-Aminos und Kokos-Aminos)
6. Brot, Mehl und Mehlprodukte (Tortillas, Müsli, Cracker, Nudeln)
7. Getränke, die Alkohol oder Koffein enthalten
8. Schokolade
9. Trockenfrüchte
10. Fettreiche pflanzliche Lebensmittel wie Avocados, Kokosnuss, Oliven, Nüsse, Samen sowie Nuss- und Samenbutter (außer Leinsamen, Chiasamen oder Hanfsamen)

Unabhängig davon, ob sie auf dieser Liste stehen oder nicht, sollten Sie außerdem alle Lebensmittel, die für *Sie* Suchtauslöser sind, dauerhaft aus Ihrem Haushalt entfernen. Gemeint sind diejenigen Nahrungsmittel, von denen Sie wissen, dass Sie sie nur in ungesunden Mengen konsumieren können.

Genauso wie ein trockener Alkoholiker kein Bier und keinen Wein für Freunde und Familienmitglieder bereithalten sollte, müssen Sie bei allen süchtig machenden Lebensmitteln und insbesondere bei Ihren persönlichen Auslöser-Lebensmitteln den gleichen Ansatz verfolgen. Eine makellose Umgebung ist entscheidend für Ihren Erfolg. Wenn Sie von einem stressigen Arbeitstag nach Hause kommen, kann Willenskraft Sie nicht davon abhalten, eine ganze Packung Schoko-Kekse zu mampfen. Es wird für Sie unendlich viel einfacher sein, wenn dieses Essen überhaupt nicht bei Ihnen im Haus ist.

DISZIPLIN PRAKTIZIEREN

Wenn Sie sich nach dem Ende des Programms dazu entschließen, nicht konforme Lebensmittel zu essen, empfehle ich, diese immer außerhalb Ihres Zuhauses zu verzehren und niemals bei sich zu Hause zu haben, da jeder Lebensmittelabhängige weiß: Wenn Sie es im Haus haben, wandert es auch in Ihren Mund. Die Frage ist nicht, *ob* Sie irgendwann der Versuchung erliegen und sie essen werden, sondern nur, *wann* das geschehen wird. Und was nicht da ist, können Sie nicht essen. Ich habe noch keine einzige Person getroffen, die es jemals bereut hat, etwas außerhalb des Plans nicht gegessen zu haben. Es ist so, wie Oscar Wilde schon sagte: »Ich kann allem widerstehen, außer der Versuchung.« Wenn Sie Ihre Wohnung und Ihr Arbeitsumfeld von allen verbotenen Waren befreit haben, gehen Sie raus und überprüfen Sie Ihr Auto. Dieser Notfall-Schokoriegel, der als »Energieriegel« bezeichnet wird und sich in Ihrem Handschuhfach befindet (für den dringenden Notfall, dass Sie mal einen akuten Schokomangel haben!), muss verschwinden. Jetzt müssen Sie alle ungesunden Lebensmittel durch gesundheitsfördernde Lebensmittel ersetzen. Jegliche Versuchung in Ihrem Wohn- oder Arbeitsumfeld muss beseitigt werden oder sie wird laut nach Ihnen rufen und Sie in Versuchung führen.

Und nun gehen Sie los und kaufen Sie Lebensmittel ein. Folgendes sollten Sie kaufen:

1. Frisches Obst
2. Gefrorenes Obst (ohne Zuckerzusatz)
3. Frisches, nicht stärkehaltiges Gemüse
4. Gefrorenes Gemüse (ohne Salzzusatz)
5. Vollkorngetreide (Mais, Hafer, Quinoa, Reis usw.)
6. Eine hochwertige Vitamin-B12-Ergänzung (1.000 Mikrogramm)
7. Hülsenfrüchte (Bohnen, Linsen, Erbsen, Spalterbsen etc.)
8. Stärkehaltiges Gemüse (jede Art von Kartoffeln, Süßkartoffeln oder Winterkürbis)

9. Lein-, Chia- oder Hanfsamen (es sei denn, sie sind Suchtauslöser für Sie)
10. Gewürze (Kräuter, salzfreie Gewürze und Tomatenprodukte, Essig)

Obwohl die Idee des *ultimativen Abnehm-Programms* darin besteht, auf verarbeitete Lebensmittel (fast alles, was aus einer Dose, Schachtel, Flasche oder Tüte kommt) zu verzichten, können Sie aus der obigen Liste ersehen, dass ich einige Ausnahmen erlaube, wie Konserven-Bohnen, Tomatenprodukte und Gewürze, solange diese Produkte den Regeln der Salz-, Zucker- und Ölfreiheit entsprechen. Wenn Sie den Gedanken, Bohnen und Tomaten aus Dosen zu verwenden, nicht mögen (bitte achten Sie darauf, dass die Dosen BPA-frei sind), können Sie auch zu Beuteln oder Gläsern greifen. Verarbeitete Lebensmittel sind so konzipiert, dass sie süchtig machen, weil sie große Mengen an Zucker, Fett, Salz und anderen Zusatzstoffen enthalten. Aus diesem Grund werden Sie kaum mehr als eine Handvoll verarbeiteter Lebensmittel finden, bei denen nicht zumindest einer, wenn nicht sogar alle dieser gesundheitsschädlichen Inhaltsstoffe enthalten ist.

KAUFEN SIE ANDERS EIN!

Wie Sie bereits wissen, nehmen die meisten Amerikaner über 90 Prozent ihrer Kalorien aus tierischen Produkten und verarbeiteten Lebensmitteln zu sich. Wenn die Leute nun all diese Produkte aus ihren Häusern entfernen würden, würde es ihnen ergehen wie der alten Mutter Hubbard: Ihre Schränke wären leer und sie würden sich beklagen, dass sie nichts zu essen hätten. Kaufen Sie also ein, sobald Sie Ihre verbotenen Waren beseitigt haben. Bitte stellen Sie sicher, dass Sie immer reichlich leckeres und vorschriftsmäßiges Essen zur Hand haben. Wir werden Ihnen in den nächsten Kapiteln viele köstliche Rezepte geben, aber denken Sie mal eine Minute über Folgendes nach: Die Menschheit existierte Millionen von Jahren ohne verarbeitete Lebensmittel und unsere Vorfahren aßen nur sehr wenig tierische Produkte. Wenn Sie zu einem anderen Zeitpunkt in der Geschichte der Menschheit oder sogar in einem anderen Teil der heutigen Welt geboren worden wären, würde die Art des Essens, die ich für Ihre Gewichtsabnahme, optimale Gesundheit und Langlebigkeit und zur Überwindung Ihrer Ernährungsabhängigkeiten vorschlage, keine Herausforderung für Sie darstellen. Es wäre einfach die Art, wie die Menschen eben essen. Und noch etwas: Es gibt nur sehr wenige Tierarten, deren Fleisch auf dem menschlichen Speiseplan steht, aber es gibt es buchstäblich Tausende Sorten von Obst, Gemüse, Vollkorngetreide und Hülsenfrüchten, aus denen Sie auswählen können, sodass Sie sich nie langweilen müssen.

Möglicherweise müssen Sie etwas öfter einkaufen gehen, wenn Sie viel mit frischen Produkten arbeiten, weshalb ich Ihnen auch vorschlage, zusätzlich gefrorenes Obst und Gemüse zu kaufen. Studien zeigen, dass Tiefkühlprodukte genauso nahrhaft sind wie frische, manchmal sogar noch mehr, weil sie auf dem Höhepunkt ihres Reifegrads geerntet und schockgefroren werden und dadurch die wertvollen Nährstoffe beibehalten. Selbst frische Bio-Produkte stehen oft tagelang auf einem LKW, bevor Sie sie kaufen können, und verlieren dadurch wertvolle Nährstoffe.

Wenn Sie es sich nicht leisten können, alle Ihre Produkte aus biologischem Anbau zu kaufen, lesen Sie bitte die Liste der Umweltarbeitsgruppe *Environmental Working Group* (www.ewg.org) mit dem Titel »The Clean 15 and The Dirty Dozen« (Die 15 sauberen und das schmutzige Dutzend). Dort erfahren Sie, welche Produkte den höchsten Pestizidgehalt aufweisen. Wenn ein Nahrungsmittel eine dicke Schale hat, die wir niemals essen würden (wie eine Banane), ist es im Allgemeinen sicher, es aus konventionellem Anbau zu kaufen. In vielen Supermärkten und im Großhandel wie Metro oder Selgros können Sie große Mengen gefrorenes Obst und Gemüse zu vernünftigen Preisen kaufen. Oft handelt es sich dabei um Bio-Produkte. Stellen Sie sicher, dass Sie auch eine Vielzahl von Vollkornprodukten, Hülsenfrüchten und Ihre Lieblingssorten an Kartoffeln, Süßkartoffeln oder Winterkürbis im Haus haben. Diese sind sehr preiswert, wenn sie in großen Mengen gekauft werden. Vollkornprodukte wie Reis und Quinoa aus biologischem Anbau werden in vielen Geschäften bereits vorgekocht in der Tiefkühltruhe oder im Regal angeboten.

BILLIG IST OFT NICHT DEN PREIS WERT
Ob Sie es glauben oder nicht, Sie können jetzt sogar Bio-Produkte in den amerikanischen Walmarts und bei anderen Discountern kaufen. Natürlich wird der Kauf von Frischprodukten nie so günstig sein wird wie das Essen bei einem Fastfood-Restaurant, aber denken Sie daran, dass Sie niemals eine Hammer-Figur bekommen werden, wenn Sie das billige Fastfood in sich hineinstopfen. Entscheiden Sie, ob Sie lieber für gute Lebensmittel oder teure Arztrechnungen bezahlen wollen.

Ich habe jetzt fast zehn Jahre lang verschiedene Programme zur Gewichtsreduktion und Änderung des Lebensstils begleitet. Meine Erfahrung hat mich gelehrt, dass die Menschen, die sich wirklich langfristig an die Protokolle halten und ihre Ernährung und ihren Lebensstil dauerhaft ändern, die Wissenschaft hinter dem Programm wirklich verstanden haben. *Das ultimative Abnehm-Programm* ist ein wissensbasiertes Programm, genauso, wie es ein lebensmittelbasiertes Programm ist. Als ich den Teilnehmern einmal Quizfragen gab, stellte ich fest, dass diejenigen, die die höchsten Punktzahlen hatten, im Allgemeinen besser mit dem Programm zurechtkamen. Es hilft, wenn Sie verstehen, warum ich Sie auffordere, auf Fleisch, Käse, Mehl, Zucker, Öl, Salz, Alkohol, Koffein und verarbeitete Lebensmittel zu verzichten.

DER GARANT FÜR MEHR LEBENSFREUDE
Es ist nicht so, dass ich ein Spielverderber bin, der versucht, alle Quellen des Vergnügens aus Ihrem Leben zu ent-

fernen. Sondern Sie werden auf lange Sicht viel mehr Freude am Leben haben werden, wenn sich Ihr Gaumen und Ihre Gehirnchemie erst einmal an die Aromen ganzer, natürlicher Pflanzennahrung gewöhnt haben. Dieser Vorgang wird jedoch mindestens 30 Tage, manchmal auch länger, dauern.

Der Prozess, auf den ich mich beziehe, heißt neurologische Anpassung, manchmal abgekürzt als Neuroadaption. Um es am besten zu erklären, werde ich eine Analogie verwenden. Stellen Sie sich vor, Sie gehen ins Kino und kommen spät dort an. Der Saal ist so dunkel, dass Sie keinen Platz finden. Wenn Sie jedoch nur einen Moment stillstehen würden, würden sich Ihre Augen an die neue Dunkelheit gewöhnen und das Licht der Filmleinwand würde ausreichen, um einen Platz zu finden. So ist es auch beim Essen: Wir entwickeln Geschmackspräferenzen für das, was wir gewöhnlich essen, und der einzige Grund, warum Sie Gemüse noch nicht mögen, ist, dass Sie es nicht oft genug essen. Wir müssen zuerst richtig essen und dann unserer Gaumen- und Gehirnchemie etwas Zeit geben, um sich anzupassen. Aber nach einer gewissen Zeit findet dieser Prozess der Neuroadaption statt. Voraussetzung ist eben, dass wir nicht ständig unsere Geschmacksknospen und die Gehirnchemie mit stark verarbeiteten und süchtig machenden Nahrungsmitteln und Substanzen angreifen, die die Sättigungsmechanismen des Gehirns täuschen.

◇◇◇◇◇◇◇◇◇◇◇◇◇◇◇◇◇

7   www.ncbi.nlm.nih.gov/pmc/articles/PMC3033292

Wie lange diese Anpassung dauert, hängt von der Person ab und davon, wie streng sie sich an das Programm hält. Aber auch die Frage, wie lange sie diese giftigen, süchtig machenden Lebensmittel gegessen hat, spielt hier eine Rolle. Ich habe viele Menschen beobachtet, bei denen das innerhalb von ein paar Wochen geschehen ist, aber bei anderen hat es ein paar Monate gedauert.

GESCHMACKSKNOSPEN SENSIBILISIEREN
Das Geheimnis ist, viel nicht stärkehaltiges Gemüse zu essen, vor allem grünes Gemüse, da dieses dabei hilft, die Geschmacksknospen zurückzusetzen und das Verlangen nach verarbeiteten Lebensmitteln, insbesondere nach Zucker und Mehl, zu stoppen. Ernährungswissenschaftler haben entdeckt, dass wir Geschmacksrezeptoren im Darm haben, die Hormone freisetzen, welche das Sättigungsgefühl auslösen, und dass Bitterstoffe, wie sie in Gemüsesorten wie Brokkoli vorkommen, den Hungerschalter umlegen können.[7]

Wenn Sie viel Salz gegessen haben, entweder in Form von verarbeiteten Lebensmitteln oder durch den übermäßigen Gebrauch des Salzstreuers, kann es mindestens 30 Tage dauern, bis Sie den Geschmack von Lebensmitteln, die ohne Salz zubereitet wurden, wirklich genießen können. Wenn Sie dann ein Stück Sellerie oder etwas Mangold essen, schmeckt Ihnen das auf natürliche Art salzige Gemüse möglicherweise zu salzig. Es kann etwas länger dauern, bis Sie Ihr Verlangen nach fettreichen Lebensmitteln gestillt haben und sich auf eine fettarme Ernährung eingestellt haben. Und während wir unseren süßen Zahn nie ganz verlieren, können Sie, wenn Sie dauerhaft auf Zucker verzichten, lernen, ihn mit Obst, der ganzen Frucht und nichts als der ganzen Frucht zu sättigen.

DER KÖRPER WILL GIFTE LOSWERDEN

Wenn Menschen auf die kalorienreicheren Lebensmittel verzichten und nur noch kalorienarme Lebensmittel zu sich nehmen, treten häufig unangenehme Entgiftungs- und Entzugssymptome wie Kopfschmerzen, Müdigkeit und Reizbarkeit auf. Obwohl sie genug Kalorien zu sich nehmen und sich körperlich satt fühlen, berichten sie zunächst oft von einem Verlangen nach den kalorienreicheren Lebensmitteln. Heißhunger ist fast immer emotional bedingt und ein Zeichen von Nahrungsmittelsucht und kann auch durch Stress ausgelöst werden. Bei den meisten Menschen, die sich ernsthaft dazu entschließen, sich von diesen kalorienreicheren »Genussfallen« fernzuhalten, wird dieses Verlangen schließlich in einigen Wochen bis zu einigen Monaten verschwinden. Das ist der Grund, warum es so hilfreich ist, an einem Programm teilzunehmen und Gruppenunterstützung zu haben, während Sie diesen Prozess der Neuroadaption durchlaufen. Dies gilt insbesondere, wenn Sie bereits Probleme damit haben, auch nur vierundzwanzig Stunden lang auf die Droge Ihrer Wahl

zu verzichten. Wenn Sie aufhören, stark süchtig machende Lebensmittel wie Alkohol, koffeinhaltige Getränke, Milchprodukte, Zucker und Mehle zu konsumieren, fühlen Sie sich möglicherweise für einige Tage oder sogar länger wirklich schlecht, da Ihr Körper sich von diesen Substanzen entgiftet. Das emotionale Verlangen, die Trauer und die Bedrücktheit, die oft mit dem Verzicht einhergehen, halten möglicherweise noch länger an, besonders, wenn Sie nicht bereit sind, tiefer in die Materie einzudringen und sich mit den Gründen zu befassen, warum Sie sich mit Lebensmitteln selbst behandelt und betäubt haben.

WAS, WENN UNANGENEHME GEFÜHLE AUFTAUCHEN?

Wenn diese Gefühle anhalten, sollten Sie in Betracht ziehen, mit einem qualifizierten Therapeuten oder Berater über die zugrunde liegenden emotionalen Probleme zu sprechen.

Nun sollten Sie alle nicht konformen Lebensmittel aus Ihrer Umgebung entfernt und durch hochwertige, fettarme, unverarbeitete, vollwertige und ausschließlich pflanzliche Lebensmittel ersetzt haben. Vielleicht haben Sie auch einiges von der empfohlenen Lektüre gelesen, um die Wissenschaft hinter Ihrem neuen Gesundheitskonzept besser zu verstehen. Ich weiß, das sind große Veränderungen, aber bleiben Sie dran, Sie können das schaffen. Denken Sie daran, dass Sie gerade ein nur drei Wochen dauerndes Experiment durchführen. Einundzwanzig Tage schaffen

Sie auf jeden Fall. Es gibt eine kirchliche Zeit namens Fastenzeit, die auf dieser Prämisse basiert. Die Menschen, die die Fastenzeit einhalten, verzichten vierzig Tage lang auf die Dinge, die sie lieben, also sollten einundzwanzig Tage ein Klacks für Sie sein.

Als Nächstes sollten Sie sich ein Tagebuch besorgen. Es muss eines aus Papier sein, in das Sie mit einem Stift schreiben, nicht eine dieser Computer-Apps. Ihr Gehirn wird mehr in den Prozess involviert, wenn Sie tatsächlich schreiben und nicht tippen. Dies liegt daran, dass Sie beim Aufbringen von Tinte auf Papier einen Teil des Gehirns einsetzen, der als retikulierendes Aktivierungssystem bezeichnet wird.

STEUERN SIE IHRE AUFMERKSAMKEIT!

Dieses System verleiht dem, worauf Sie sich konzentrieren, eine größere Bedeutung. Und wenn Sie Ihr Essen mithilfe Ihrer geliebten Technologie protokollieren, ist es viel zu einfach, den Fokus zu verlieren und sich in einer zeitraubenden Tätigkeit wie dem Surfen in sozialen Netzwerken oder dem Ansehen des neuesten YouTube-Videos von *Dining with Dogs* (mein persönlicher Favorit) zu verlieren.

Wenn Sie das Programm bei mir persönlich durchführen würden, würden wir uns an vier aufeinanderfolgenden Wochenendabenden zum Abendessen, zu Yoga- und Meditationskursen, zu Kochkursen, zur Ausbildung und zur Unterstützung treffen. Wenn Sie es alleine machen, können Sie an dem Tag beginnen, der für Sie am besten geeignet ist. (Dieses Jahr jedoch, bitte, und so bald wie möglich – keine Ausreden! Haben Sie auch schon bemerkt, dass die meisten Menschen bis zum zweiten Januar warten, um eine Diät zu beginnen, und bereits ein paar Tage später alle Neujahrsvorsätze gebrochen haben?)

21 TAGE SCHAFFEN AUCH SIE!

Bitte schreiben Sie das Anfangs- und Enddatum für Ihr einundzwanzigtägiges Programm in Ihren Kalender. Ich hoffe, dass Sie es auch nach dem einundzwanzigsten Tag fortsetzen möchten, aber es gibt einen Grund, warum wir das Programm für exakt diese Dauer ausgelegt haben. Das Grundprinzip ist, dass es oft nur drei Wochen dauert, bis Menschen anfangen, sich eine neue Gewohnheit anzueignen. Wir wissen, dass diese Zeitspanne für die meisten Menschen machbar ist, und wir möchten, dass Sie erfolgreich sind. Beachten Sie jedoch, dass es zwei Monate oder länger dauern kann, bis ein neues Verhalten zur automatischen Gewohnheit wird. Wenn Sie den Menschen zu Beginn eines Ernährungsprogramms sagen, dass sie etwas Bestimmtes nie wieder essen können, werden sie es oft umso mehr begehren. Deshalb betone ich, dass dies nur ein Experiment ist, das Sie nur einundzwanzig Tage lang ausprobieren sollten. Wenn es ein nicht konformes Essen gibt, von dem Sie glauben, es würde Ihnen schwerfallen, einundzwanzig Tage lang ohne es auszukommen, notieren Sie sich in Ihrem Kalender, dass am einundzwanzigsten Tag Ihr langer Albtraum vorüber ist.

Am zweiundzwanzigsten Tag dürfen Sie dieses bestimmte Produkt wieder essen oder trinken.

Die meisten meiner Klienten haben, nachdem sie so viel Gewicht verloren haben, angefangen zu spüren, wie sich ihre Gehirnchemie stabilisierte. Sie fühlten sich frei von der Nahrungsmittelsucht, konnten ihre Medikamente absetzen und fühlten sich besser als jemals zuvor in ihrem Leben. Nur sehr wenige gönnen sich die Belohnung, die sie sich für den 22. Tag versprochen hatten. Und raten Sie mal, was mit denen passiert, die es tun! Sie berichten, dass dieses Essen nicht mehr so gut schmeckt wie in ihrer Erinnerung und dass es sie jetzt auch körperlich krank macht.

NEHMEN SIE SICH WICHTIG!
Sie können jederzeit wieder zu Ihrer alten Art des Essens zurückkehren. Aber warum nicht drei Wochen lang Ihr Bestes geben und sehen, wie Sie sich fühlen? Sie werden erstaunliche Ergebnisse erzielen!

Wenn Sie das *ultimative Abnehm-Programm* bei mir persönlich machen würden, würden wir mehrmals täglich über unsere private Online-Gruppe mit Hunderten erstaunlich entschlossener Menschen interagieren. Sie alle befinden sich in verschiedenen Stadien der Genesung und sind doch alle auf der gleichen Reise. Menschen, die diese Art von starker sozialer Unterstützung haben, sind erfolgreicher beim Gewichtsverlust und Gewichtsmanagement. Hier können Sie Fragen stellen und Ihre Erfolge und Herausforderungen teilen. Wenn

Sie nicht in der Lage sind, Teil unserer wachsenden Community von »Lefties« zu werden (Menschen, die ausschließlich Nahrungsmittel aus dem Bereich links der roten Linie essen), empfehle ich Ihnen nachdrücklich, eine gleichgesinnte, unterstützende Community zu finden, mit der Sie diese Reise unternehmen können. Es wird Ihre Erfolgschancen erheblich erhöhen wird. Es muss keine Gruppe von Menschen sein, die sich treffen – obwohl es wunderbar ist, wenn Sie eine finden oder selbst gründen können –; eine virtuelle Gemeinschaft kann genauso gut funktionieren. Und wenn Sie keine ganze Gruppe von Menschen finden, hilft es Ihnen ungemein, auch nur eine einzelne Person zu haben, die Sie auf dieser einundzwanzigtägigen Reise begleitet.

ERNÄHRUNGSTAGEBUCH FÜHREN
Es ist von entscheidender Bedeutung, dass Sie Ihr Ernährungstagebuch jeden Tag ausfüllen. Ich kann Ihnen gar nicht sagen, wie viele Menschen oft zum ersten Mal einen Gewichtsverlust erlebt haben, als sie anfingen aufzuschreiben, was sie tatsächlich gegessen haben. Indem Sie angeben, was Sie essen, werden Sie zur Rechenschaft gezogen. Die meisten übergewichtigen Menschen neigen dazu, zu wenig zu reflektieren, was sie essen. Lecken Sie den Löffel sauber, bevor Sie ein Erdnussbuttersandwich für Ihr Kind zubereiten? Es sind wahrscheinlich noch 100 Kalorien auf dem Löffel, und fast alle bestehen aus Fett! Schmecken Sie jedes Rezept beim Kochen immer wieder ab, bis es

genau richtig ist? Nun, diese Kalorien zählen selbstverständlich auch, auch wenn Sie sie im Stehen essen. Untersuchungen haben ergeben, dass Menschen, die ihr Essen aufschreiben, fast 50 Prozent mehr an Gewicht verlieren als diejenigen, die dies nicht tun.

Die Menschen, die am erfolgreichsten an diesem Programm teilgenommen haben, protokollieren immer noch ihr Essen, obwohl viele von ihnen ihr Zielgewicht bereits erreicht haben. Lassen Sie mich Ihnen eine Anekdote erzählen, um zu erklären, warum es so wichtig ist, ein Lebensmitteltagebuch zu führen, insbesondere zu Beginn oder wenn Sie einen Tiefpunkt erreichen: In den Sommermonaten zwischen meinem ersten und zweiten Jahr an der University of Pennsylvania blieb ich auf dem Campus und war ständig pleite, obwohl ich einen Job hatte. Ich bat meinen ältesten Bruder um ein Darlehen. Er sagte, er würde mir helfen, aber er müsste erst meinen Haushaltsplan sehen. Ich war neunzehn Jahre alt; ich hatte nicht einmal ein Bankkonto, geschweige denn einen Haushaltsplan! Also sagte er mir, ich solle jeden Cent aufschreiben, den ich während der nächsten dreißig Tage ausgab, ihm die Liste dann schicken, und danach würde er mir etwas Geld schicken. Verzweifelte Menschen tun verzweifelte Dinge, also habe ich mich dreißig Tage lang daran gehalten, und was ich dabei gelernt habe, hat mir bis heute geholfen.

BUCHHALTUNG SORGT FÜR KLARHEIT
Es stellte sich heraus, dass ich unnötige Ausgaben tätigte. Und die Aufgabe,

jeden Cent aufzuschreiben, den ich für eine Tasse Kaffee oder eine Packung Kaugummi ausgab, machte mich darauf aufmerksam. Zum einen aß ich ziemlich oft auswärts, was viel teurer ist, als selbst zu kochen. Zum anderen hatte ich eine gewisse Sucht nach einem Flipperspiel. Zwar kostete ein Spiel nur einen Vierteldollar, aber das kann sich wirklich summieren, wenn man es jeden Tag eine Stunde lang spielt. So konnte ich schnell und einfach herausfinden, wohin mein gesamtes Geld floss. Und weil ich es aufschreiben musste und wusste, dass jemand anderes es lesen würde, wollte ich wirklich nicht, dass die Nummer eins meiner monatlichen Ausgaben ein Flipperspiel war! Durch das Aufschreiben wurde ich zur Rechenschaft gezogen. Wenn Sie wissen, dass jemand anderes Ihr Ernährungstagebuch liest, denken Sie möglicherweise zweimal darüber nach, ob Sie einen Karamell-Eisbecher oder einen Big Mac essen.

Meine Privatkunden senden mir täglich ihre Lebensmittelprotokolle, während wir zusammenarbeiten. Die Teilnehmer am *ultimativen Abnehm-Programm* werden aufgefordert, ihre täglichen Lebensmittel auf unserer privaten Online-Gruppenseite zu protokollieren. Viele von ihnen machen dies einfach, indem sie Fotos von ihren Mahlzeiten schießen, aber ich fordere die Leute besonders zu Beginn auf, sie von Hand aufzuschreiben. Denn mir ist aufgefallen, dass Menschen, die dieses Programm aufgeben, als Allererstes damit aufhören, ihr Essen zu protokollieren und Gemüse zum Frühstück zu essen.

SIE LERNEN SICH SELBST BESSER KENNEN

Es ist nicht nur hilfreich aufzuschreiben, was Sie essen, sondern auch, wie Sie sich vor und nach dem Essen fühlen und Ihr Ernährungstagebuch in ein Ernährungs- und Stimmungstagebuch umzuwandeln. Dies ist besonders wichtig, wenn Sie noch nicht bereit sind, die seelische Arbeit zu erledigen und das *Warum* Ihres emotionalen Essens anzusprechen. Ich hatte eine Klientin, die beim Frühstück und Mittagessen hervorragende Arbeit leistete und perfekt aß, aber jeden Tag gegen fünf Uhr nachmittags aß sie etwas, das nicht den Vorschriften entsprach, wie eine ganze Tüte Chips. Dies geschah immer von Montag bis Freitag. Sie schrieb dann auf, wie sie sich wirklich emotional fühlte, dass sie gestresst und sauer war. (Denken Sie daran: Wenn Hunger nicht das Problem ist, dann ist Essen nicht die Lösung.) Sie saß an jedem Wochentag mehr als eine Stunde im fürchterlichen Verkehr der Rush Hour in Los Angeles fest. Sie versuchte zu erklären, dass die Doritos mit Nacho-Käse-Geschmack ihre »Belohnung« für das planmäßige Essen ihrer ersten beiden Mahlzeiten waren, aber in Wirklichkeit waren sie ihr Bewältigungsmechanismus, um dem Verkehrschaos von L.A. zu trotzen. In der Online-Version des *ultimativen Abnehm-Programms* helfen wir Ihnen dabei, Belohnungen zu finden, die nichts mit Lebensmitteln zu tun haben. So finden Sie geeignete Wege, um mit ungemütlichen und unangenehmen Gefühlen umzugehen, ohne Lebensmittel zu konsumieren. Nachdem diese Kundin

ihre Stimmung in ihr Ernährungstagebuch aufgeschrieben hatte, konnten wir analysieren, was zu dieser Zeit wirklich emotional in ihr vorging, und wir konnten eine Strategie entwickeln und umsetzen. Jetzt nutzt sie ihre Pendelzeit, um ihr zweites Pfund nicht stärkehaltiges Gemüse wie Zuckerschoten oder Yambohne zu essen, sodass sie die gewünschte knusprige Konsistenz genießen kann, ohne ihre Gesundheits- und Gewichtsverlustziele zu beeinträchtigen und ihre Gehirnchemie zu destabilisieren. Sie isst zusätzlich eine kleine therapeutische Dosis einer Süßkartoffel, damit sie keinen Hunger hat, wenn sie von der Arbeit nach Hause kommt und das Abendessen für ihre Familie vorbereiten muss.

Es interessiert mich nicht, wie viel Sie essen oder wie oft Sie essen. Am wichtigsten ist, *was* Sie essen. Wenn Sie nur natürliche Vollwertkost wie Obst, Gemüse, Vollkornprodukte und Hülsenfrüchte zu sich nehmen, können Sie sich daran sattessen und brauchen sich keine Gedanken über das Wiegen, Messen oder die Portionskontrolle machen. Nur wenn Sie die fettreicheren pflanzlichen Lebensmittel einbeziehen, müssen Sie sich Sorgen machen. Und für diejenigen, die bereits abgenommen haben, kann das erneute Verzehren von Nüssen, Samen und anderen fettreichen Nahrungsmitteln, auch in abgemessenen Mengen, zu einer Gewichtszunahme führen. (Dies ist die Erfahrung vieler erfolgreicher Teilnehmer des *ultimativen Abnehm-Programms*.) Für viele Menschen sind dies auch Auslöser-Lebensmittel, die dazu verführen, sich daran zu über-essen. Manche Menschen können Nüsse, Samen oder Avocados nicht im Haus haben, ohne sie zu verschlingen.

VORSICHT VOR AUSLÖSER-LEBENSMITTELN

Wenn Sie einer dieser Menschen sind, empfehle ich, diese Produkte aus dem Haus zu verbannen. Nur so können Sie nicht in Versuchung geführt werden. Alle Lebensmittel, die für Sie ein persönlicher Suchtauslöser sind, bei denen Sie sich nicht mäßigen können oder die dazu führen, dass Sie von anderen Lebensmitteln zu viel essen oder sich danach sehnen, sollten nicht zu Hause aufbewahrt werden. Und was für Sie auf einem Teil Ihrer Reise eine harmlose Nahrung sein könnte, könnte möglicherweise zu einer Suchtauslöser-Nahrung für Sie auf einem anderen Teil Ihrer Reise werden. Als ich fett war, konnte ich meinen Konsum von Schokolade, Nüssen, Samen und getrockneten Früchten tatsächlich einschränken. Ich blieb wegen ihnen dick, aber ich habe mich nicht auf sie gestürzt. Aber jetzt, nachdem ich über sechs Jahre lang so gesund gegessen habe, mit nur einem Rückfall, weiß ich, dass ich sie auch nicht in kleinster Menge mehr sicher in meine Ernährung aufnehmen kann. Ich habe ein paarmal versucht, sie »unter ärztlicher Aufsicht« zu essen, während ich im *TrueNorth Health Center* arbeite-te. Dabei habe ich festgestellt, dass ich einfach nicht aufhören kann, an diese »Genussfalle« zu denken, sobald ich mich wieder damit verwöhne. Sogar einige der sogenannten gesunden Lebens-mittel rechts der roten Linie, die ich frü-her genossen habe (wie ungesalzenes luftgetrocknetes Popcorn, Maistortillas oder gebackene Tortillachips, alle mit einem geringen Wasseranteil und alle-samt Dinge, an denen man sich leicht übereessen kann), sind für mich prob-lematisch geworden und ich muss sie jetzt meiden.

Wenn Sie sich auf den Weg zum ultimativen Abnehmen machen, bit-ten wir Sie, mindestens die ersten einundzwanzig Tage ohne fettreiche Lebensmittel zu verbringen, um Ihren Geschmacksknospen und der Gehirn-chemie die Möglichkeit zu geben, sich auf eine fettarme Ernährung einzu-stellen. (Bei manchen kann sich eine noch längere Anpassungszeit als er-forderlich erweisen.)

DAUERHAFT ERFOLGREICH SEIN

Wenn Sie sich nach dem Abnehmen ent-schließen, die fettreicheren pflanzlichen Lebensmittel wieder in Ihre Ernährung aufzunehmen und Sie zuversichtlich sind, dass sie keine Suchtauslöser für Sie sind, dann schlage ich vor, dass Sie nur eine kleine Menge – ca. 30 Gramm – rohe, ungesalzene Nüsse oder Samen pro Tag essen. Dr. Caldwell B. Esselstyn, Jr., Autor von *Essen gegen Herzinfarkt*, betont häufig, dass wir das Verlangen nach fettreichen Lebensmitteln verlieren, wenn wir den Fettrezeptor in unserem Gehirn schnell herunterregulieren (indem wir keine Fette essen). Dr. Esselstyn argumentiert, dass es für seine Patienten daher viel ein-facher ist, »auf kalten Entzug« zu gehen und drastische Ernährungsumstellungen

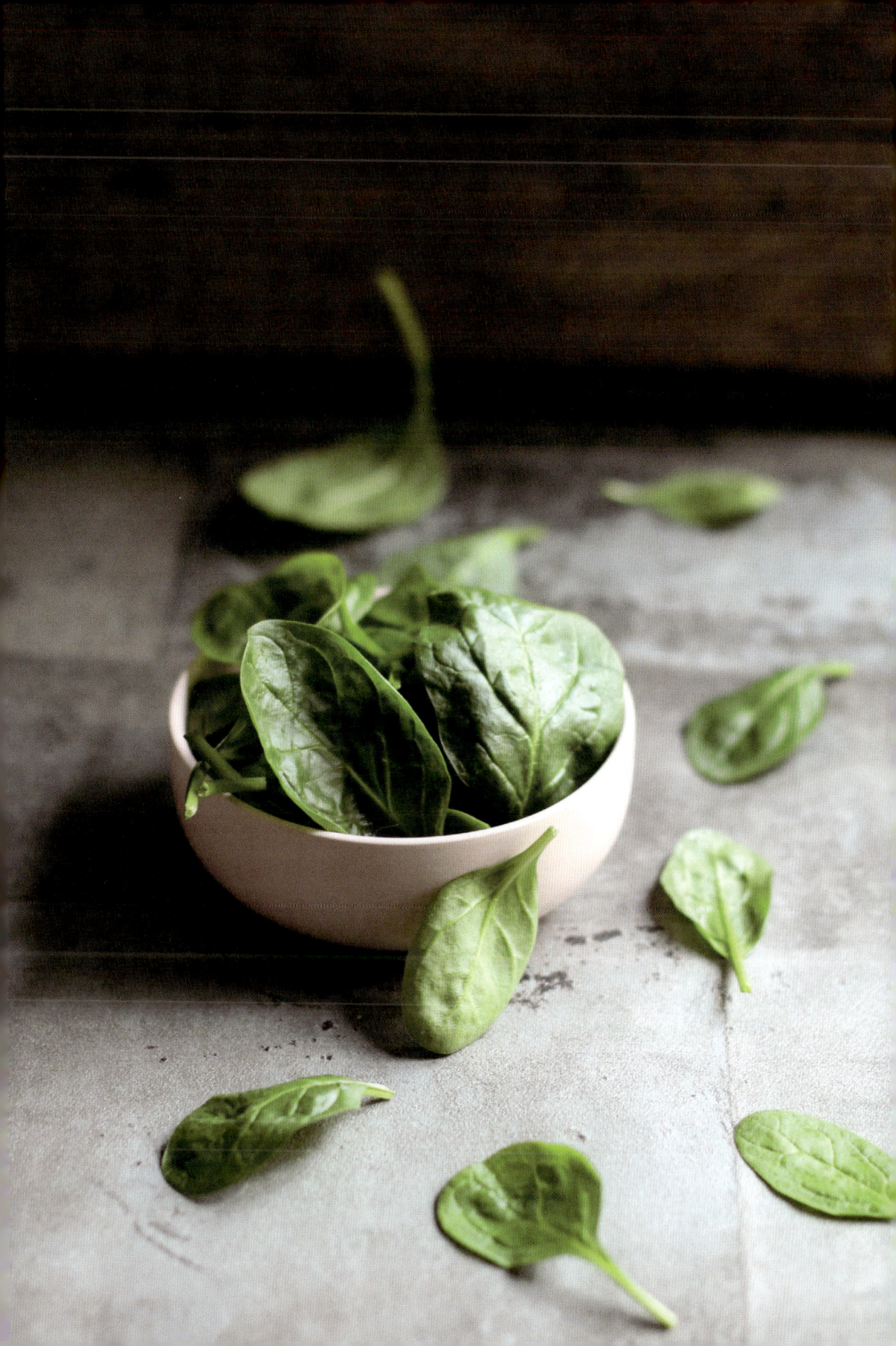

auf einen Schlag vorzunehmen, als zu versuchen, schrittweise Anpassungen an einer zutiefst ungesunden und fettreichen Ernährung vorzunehmen. Wenn Sie versuchen, diese Änderungen nach und nach vorzunehmen, geraten Sie in eine Spirale aus Verzweiflung und Verleugnung, weil Sie den Fettrezeptor nicht herunterreguliert haben.

OMEGA-3-BEDARF DECKEN

Falls Sie befürchten, zu wenig essenzielle Omega-3-Fettsäuren zu bekommen, streuen Sie einfach einen Esslöffel gemahlene Leinsamen, Chiasamen oder Hanfsamen über Ihr Essen.

Ich persönlich esse fast täglich Portulak, entweder roh in meinen Salaten oder gedämpft. Er ist die pflanzliche Quelle mit dem höchsten Anteil an Omega-3-Fettsäuren und schmeckt köstlich. Wenn Sie ihn auf Wochenmärkten kaufen, nennt man ihn dort manchmal Burzelkraut. In den USA bekommt man drei bis vier große Bund für einen Dollar. Es ist praktisch unmöglich, während der einundzwanzig Tage dieses Programms einen Fettsäuremangel zu bekommen, besonders wenn Sie noch Fett in Ihrem Körper haben. Laut Dr. Alona Pulde und Dr. Matt Lederman, den Autoren des New York Times Bestsellers *The Forks Over Knives Plan* ist es »bedeutend wichtiger, sich darum zu kümmern, nicht übermäßig Fett zu konsumieren, als sich darum zu kümmern, ausreichend Omega-3 zu konsumieren«.[8] Pulde und Lederman

weisen darauf hin, dass nur ein bis drei Prozent unserer Kalorien aus den essenziellen Fettsäuren stammen müssen. Wenn sich jemand wirklich Sorgen um Omega-3-Fettsäuren macht und Nüsse und Samen nicht verzehren kann oder will, kann er ein aus Algen gewonnenes DHA-Präparat supplementieren.

Die einzige Ergänzung, die für eine rein pflanzliche Ernährung unbedingt erforderlich ist, ist Vitamin B12. 1.000 Mikrogramm täglich sollten mehr als ausreichend sein.

Das Ziel des Programms ist es, so viel nicht stärkehaltiges Gemüse wie möglich zu sich zu nehmen. Ob Sie es glauben oder nicht, nachdem ich in den ersten dreiundvierzig Jahren meines Lebens nur selten Gemüse gegessen habe, esse ich jetzt täglich etwa vier Pfund nicht stärkehaltiges Gemüse. Bedenken Sie jedoch, dass dies keine Ernährung auf reiner Gemüsebasis ist, da die meisten Ihrer Kalorien aus Stärke (unraffinierten komplexen Kohlenhydraten) stammen müssen. Versuchen Sie, mindestens drei Pfund Nahrung pro Tag zu essen, aufgeteilt auf mindestens zwei Pfund nicht stärkehaltiges Gemüse und ein Pfund Obst. Schon zwei Stücke Obst können ein Pfund wiegen. Achten Sie darauf, nicht den ganzen Tag über gefrorenes Fruchtsorbet zu essen, sondern auch Gemüse und Stärke nicht zu vergessen. Sie können gerne Ihr gesamtes Gemüse roh verzehren, zum Beispiel in einem großen Salat, aber die meisten Menschen finden

◇◇◇◇◇◇◇◇◇◇◇◇◇◇◇◇

8   Pulde, Alona und Lederman, Matthew, The Forks Over Knives Plan, N.Y., Simon & Schuster, 2014, S. 104

es einfacher, wenn sie zumindest einen Teil des nicht stärkehaltigen Gemüses, insbesondere das grüne Gemüse, gekocht essen.

Wenn Sie Probleme mit dem Verzehr von Salaten und Gemüse haben, können Sie diese durch Hinzufügen von Obst aufpeppen und brauchen dann vielleicht noch nicht einmal mehr ein Dressing. Ich liebe es, Granatapfelkerne, geriebene oder gehackte Äpfel oder Birnen oder sogar geschnittene Trauben oder Erdbeeren in meine Salate zu geben. Etwas frische Ananas oder sogar ungesüßte Ananas aus der Dose auf gekochtem Gemüse schmeckt absolut köstlich. Übertragen Sie Ihre Zuckersucht jedoch nicht auf Bananen und tropische Früchte, wie ich es bei vielen Teilnehmern sehe. Konzentrieren Sie sich stattdessen auf einige der niederen glykämischen Früchte wie Äpfel, Beeren, Zitrusfrüchte und Birnen und versuchen Sie diese jeden Tag einzubeziehen. Sie können Ihren Salaten sogar gekochte Stärke (z. B. Reis und/oder Bohnen) hinzufügen, um sie interessanter, sättigender und köstlicher zu machen.

GEMÜSE ZUM FRÜHSTÜCK TUT GUT

Denken Sie daran, dass das *ultimative Abnehm-Program* sich von allen anderen wunderbaren Programmen auf pflanzlicher Basis dadurch unterscheidet, dass wir Ihnen dringend empfehlen, dass Ihr Frühstück aus mindestens einem Pfund (von den täglichen zwei Pfund) nicht stärkehaltigem Gemüse bestehen sollte. Viele Menschen haben anfänglich Probleme, ein Pfund Gemüse zum Frühstück (GzF) zu essen, aber wenn Sie

das Programm eine Weile durchgeführt haben, werden Sie sich darüber im Klaren sein, was durch Essen von nicht stärkehaltigem Gemüse als erste Mahlzeit des Tages alles für Vorteile für Sie hat. Es fördert nicht nur den Gewichtsverlust, sondern macht auch Ihr Verlangen nach Zucker und Mehl zunichte und legt den Schalter für Ihr Hungergefühl um. Wenn Sie das erst einmal erkennen, werden Sie sich absolut in GzF verlieben und feststellen, dass ein Pfund gedämpftes oder gebratenes nicht stärkehaltiges Gemüse (es sei denn, Sie essen nur rohes Gemüse) wirklich gar nicht so viel ist. Wenn Sie beispielsweise ein Pfund Rosenkohl nehmen und den köstlichen *Rosenkohl in Balsamico-Senf* (Rezept auf Seite 136) zubereiten, ergibt das nur zwei Tassen voll.

Der Hauptgrund, warum Menschen Angst haben, das ultimative Abnehm-Programm auszuprobieren, ist, dass sie sich der Idee widersetzen, morgens Gemüse zu essen. Und der Hauptgrund, warum manche Programmteilnehmer so erfolgreich sind, ist, dass Gemüse zum Frühstück zum Lieblingsteil des Programms für sie wird. Sie lernen, ihr morgendliches Gemüse zu lieben!

Das *ultimative Abnehm-Programm* ist viel mehr als ein Gewichtsverlustprogramm. Es ist ein Programm, das sorgfältig entwickelt wurde, um Ihre Heißhungerattacken dauerhaft zu löschen, Ihre Nahrungsmittelsucht zu überwinden und Ihre Gehirnchemie zu stabilisieren. Das ist der Grund dafür, zum Frühstück Gemüse zu essen. Die Angewohnheit, jeden Tag mit mindestens einem Pfund nicht stärkehaltigem Gemüse zu beginnen, wird für Ihren Erfolg entscheidend sein. Ich kann gar nicht genug betonen, wie wichtig GzF ist. Als wir jeden Einzelnen, der erfolgreich am *ultimativen Abnehm-Programm* teilgenommen hat, gefragt haben, welcher Punkt am meisten zu seinem Erfolg beigetragen hat, sagten alle einstimmig: GzF! Die Online-Support-Gruppe belegte den zweiten Platz. Umgekehrt haben wir herausgefunden, dass Menschen, die mit dem Programm aufgehört haben, als Erstes auch mit GzF gebrochen haben. Sobald sie wieder GzF einführten, waren sie wieder auf dem richtigen Weg.

DEN TAG MIT VITALKOST BEGINNEN

Wenn Sie mich für verrückt halten, weil ich vorschlage, Gemüse zum Frühstück zu essen, denken Sie mal über Folgendes nach. In jedem Land, das ich jemals besucht habe, außer in den Vereinigten Staaten, wurde mir Gemüse als Teil meines Frühstücks serviert. Und das nicht, weil ich eine vegane Köchin bin oder an einem Gewichtsverlustprogramm teilgenommen habe, sondern weil man das in diesen Ländern eben so isst. Als ich in Mexiko unterrichtete, gab es zum Frühstück ölfreie schwarze Bohnen und Maistortillas mit gedämpftem Gemüse. In Japan gab es Misosuppe, Reis und gedämpftes Gemüse. Ob es das Kimchi in Korea, das eingelegte Gemüse in China oder die Zwiebeln, Tomaten und Gurken sind, die den Hering in Dänemark begleiten, der Rest der Welt, der noch nicht durch unsere »Standard American Diet« vergiftet wurde, isst ein herzhaftes Frühstück. Nur in den guten alten USA werden koffeinhaltige, fettreiche, zuckerreiche Lebensmittel wie Zimtschnecken, Frappucino oder gesüßte Cerealien als akzeptables Frühstück angesehen. Haferflocken mit Obst ist sicherlich eine gesunde Mahlzeit für manche Menschen. Für Sie als zucker- oder mehlsüchtiger bzw. übergewichtiger Mensch ist es jedoch das Beste, Ihren Tag auf eine herzhafte Art und Weise mit Gemüse zu beginnen.

Fast alle Menschen, die am *ultimativen Abnehm-Programm* teilnehmen, leiden unter verschiedenen Graden der Nahrungsmittelabhängigkeit, insbesondere von Zucker. Das Letzte, was wir daher möchten, ist, dass ihr erster Geschmack des Tages etwas Süßes ist, weil das dann den ganzen Tag lang Ihr Verlangen nach Süßigkeiten aufrecht erhält. Je früher am Tag man diesen süßen Geschmack aktiviert, auch mit etwas Gesundem wie Obst, desto mehr wird man sich den ganzen Tag nach Süßigkeiten sehnen. Gemüse, besonders die dunkelgrünen Blattgemüsesorten, stoppt dieses Verlangen. Wie Sie bereits erfahren haben, liegt dies daran, dass die Geschmacksrezeptoren in Ihrem Darm durch die Verbindungen in bitteren Lebensmitteln aktiviert werden und dann Hormone freisetzen, die das Sättigungsgefühl auslösen. Lassen Sie daher Gemüse Ihre Medizin sein!

Andere Programme ermutigen Sie einfach, weniger von den problematischen Lebensmitteln zu essen, die Zucker und Mehl enthalten, oder auf eine andere Form dieser Lebensmittel umzuschwenken und kalorienfreie Süßstoffe wie Stevia, Xylit, Erythrit oder künstliche Süßstoffe (von denen praktisch alle Experten sagen, dass sie sogar weitaus schlechter sind als echter Zucker) zu verwenden.

HAND AUFS HERZ!

Einem Menschen, der von raffinierten Kohlenhydraten abhängig ist, zu raten, er solle nur die Art des Zuckers und des Mehls ändern, ist so, als würde man einem Alkoholiker sagen, er solle nüchtern werden, indem er ein kleines Bier anstelle eines Wodkas trinkt. Wenn Sie an Lungenkrebs erkrankt wären, würden Sie den Arzt dann fragen, wie viele Zigaretten pro Tag oder welche Marke Sie rauchen sollten? Begreifen Sie, wie lächerlich das ist?

Nun zurück zum Gemüse zum Frühstück. Ich hatte Hilfe bei der Entwicklung dieser Idee, die die Grundlage des *ultimativen Abnehm-Programms* ist. Als ich beobachtete, welche der Teilnehmer am erfolgreichsten waren, machte ich nämlich eine Entdeckung. In meinem ersten Programm mit dem Titel *The 30-Day Unprocessed Challenge* empfahl ich den Teilnehmern, täglich mindestens zwei Pfund nicht stärkehaltiges Gemüse zu essen – ein Pfund rohes und ein Pfund gekochtes Gemüse –, aber wenn sie mir jeden Abend ihre Tagebücher zukommen ließen, sah ich, dass die meisten von ihnen kaum ein halbes Pfund verbrauchten. Und doch bemerkte ich, dass einige Teilnehmer super dastanden! Sie nahmen schneller ab als alle anderen Teilnehmer, und sie berichteten auch, dass ihr Verlangen nach ungesunden Lebensmitteln, insbesondere Zucker und Mehl, völlig verschwunden war. Dies waren die einzigen, die konstant zwei Pfund nicht stärkehaltiges Gemüse aßen, und am Ende der Herausforderung hatten sie auch das meiste Gewicht verloren und ihre Blutuntersuchungen ergaben die besten Ergebnisse.

Warum gelang es diesen Leuten, so spektakuläre Ergebnisse zu erzielen und ihre zwei Pfund nicht stärkehaltigen Gemüses täglich zu essen, während der Rest der Gruppe Mühe hatte, auch nur ein Pfund zu essen? Weil sie alle mindestens ein Pfund Gemüse zum Frühstück gegessen haben. Es gab den Takt für ihren Tag vor und ermutigte sie, im Laufe des Tages noch mehr Gemüse zu essen.

EINE FRAGE DER PRIORITÄTEN

Und ich will ehrlich sein, ich habe sie gefragt, warum sie ihr Gemüse zum Frühstück gegessen haben. Denn auch ich fand dies anfangs seltsam. Sie erklärten einstimmig, dass sie keine Zeit dafür hätten, wenn sie das eine Pfund nicht gleich morgens als Erstes essen würden. Nachdem ich die spektakulären Ergebnisse der Frühstücksgemüse-Esser im Vergleich zum Rest der Gruppe miterlebt hatte, änderte ich das Programm dahingehend, dass nun mindestens ein Pfund nicht stärkehaltiges Gemüse als erste Speise des Tages vorgesehen war. Und natürlich widersetzten sich alle. Besonders die Leute, die es gewohnt waren, ihren Tag nur mit süßen Früchten, sehr süßen grünen Smoothies oder

Haferflocken mit viel frischem und getrocknetem Obst und Walnüssen zu beginnen. (Die Haferflocken wurden zu ihrem »Mehl«, die Früchte zu ihrem »Zucker« und die Nüsse zu ihrem »Fett«.) Als sie sich schließlich mit GzF anfreundeten, beobachteten sie, wie ihr Verlangen nach diesen Lebensmitteln verschwand, und sie erreichten schließlich den gewünschten Gewichtsverlust. Sie waren von seiner Wirksamkeit überzeugt, weil sie in der Lage waren, einen dauerhaften Gewichtsverlust zu halten, ihre Heißhungeranfälle auszulöschen und für immer frei von ihrer Nahrungsmittelsucht zu sein.

WENN ICH ES SCHAFFTE, SCHAFFEN SIE DAS AUCH!

Ich bitte Sie nicht, etwas zu tun, was ich nicht selbst tue. Seit im Januar 2012 meine eigene *ultmativen Abnehm-Reise* begann, habe ich, mit sehr seltenen Ausnahmen wie bei Auslandsaufenthalten, jeden Tag mit mindestens zwei Pfund nicht stärkehaltigem Gemüse begonnen. Mindestens ein weiteres Pfund gab es mittags und noch ein weiteres Pfund am Abend, während ich hungrig auf meinen Mann wartete. Als schlanke Person esse ich jetzt durchgehend jeden Tag mindestens vier Pfund nicht stärkehaltiges Gemüse, sodass ich absolut zuversichtlich bin, dass Sie zwei Pfund davon schaffen. Ich bin zu der Überzeugung gelangt, dass diese Anforderung ein so wesentlicher Bestandteil des Erfolgs des Programms ist, dass ich sogar meinen elektrischen Schnellkochtopf mit auf Reisen nehme,

um in meinem Hotelzimmer Gemüse zu kochen und zu essen. Und das mache ich nun schon seit über sieben Jahren.

Wenn ich im Ausland unterwegs bin und kein Gemüse zum Frühstück bekomme, greife ich auf einen grünen Superfood-Drink zurück. Diese Idee stammt von John Pierre, der mit mir gemeinsam das Programm unterrichtete, während er in Los Angeles lebte, und mit mir die Online-Version des *ultimativen Abnehm-Programms* betreibt.

GRÜNES PULVER IM AUSNAHMEFALL

Ich empfehle zwar kein grünes Pulver als Ersatz für den Verzehr von Gemüse, aber es kann zur Not hilfreich sein, wenn Sie Heißhunger auf Zucker haben und kein Gemüse bekommen können. Viele unserer Teilnehmer geben das Pulver gerne in ihre Wasserflaschen und trinken es vor allem in den frühen Stadien ihrer Genesung den ganzen Tag über oder wann immer ein Verlangen in einem gemüsefreien Umfeld zuschlägt. In unserem Online-Programm bietet John Pierre auch viele andere Strategien zur Bekämpfung von Heißhungerattacken an, z. B. die sinnvolle Verwendung von ätherischen Ölen wie Pfefferminze oder Nelke.

Der tägliche Verzehr dieser 200–400 Kalorien aus nicht stärkehaltigen Gemüsesorten ist für Ihren Erfolg von größter Bedeutung. Diese Menge an Gemüse stellt im Vergleich zu tierischen Produkten, verarbeiteten Lebensmitteln und fettreichen pflanzlichen Lebensmitteln ein viel größeres Lebensmittelvolumen dar. Sie wird Sie gut füllen, dass

Sie weniger Kalorien essen können und sich dabei dennoch satt fühlen.

Anfangs wird es Ihnen vielleicht nicht zusagen, Gemüse zum Frühstück zu essen, aber Sie sind erwachsen und müssen etwas nicht unbedingt mögen, um es zu tun. Hey, ich gehe auch nicht gerne zum Zahnarzt, aber ich mache es trotzdem. Warum? Weil ich die Konsequenzen, wenn ich es nicht tue, noch weniger mag. Doch ich kann Ihnen eines versichern: Wenn Sie es tun, werden Sie anfangen, es zu mögen, sobald Sie erkennen, was das Essen dieses wunderbaren Gemüses für Ihre Taille und Gehirnchemie bewirkt. Es ist fast schon magisch! Sobald Sie sich angewöhnt haben, Gemüse zum Frühstück zu essen, werden Sie lernen, es zu lieben. Tatsächlich entwickeln die Menschen Geschmackspräferenzen für das, was sie gewöhnlich essen. Und dann werden Sie es vermissen, wenn Sie Ihr GzF einmal nicht bekommen können. Eines Tages werden Sie sich fragen, warum Sie nicht früher daran gedacht haben.

Ich habe einen Freund aus Thailand, der sagt, dass Pad Thai das beste Essen der Welt ist. Mein Freund aus Mexiko ist völlig anderer Meinung und meint, dass Enchiladas das beste Essen der Welt sind. Ist Pad Thai wirklich besser als Enchiladas oder sind Enchiladas tatsächlich besser als Pad Thai? Während Sie vielleicht eine dieser Speisen der anderen vorziehen, würden viele Leute beide als köstlich betrachten. Ich weiß, dass meine beiden Freunde mit ihrem besonderen Lieblingsessen aufgewachsen sind und es deshalb so sehr lieben. Es gibt Menschen in bestimmten Teilen der Welt, die Grillen, also Insekten, als Delikatesse betrachten. Wenn Sie, wie die Menschen in vielen anderen Kulturen, mit Gemüse zum Frühstück aufgewachsen wären, würden Sie es auch lieben. Amerikaner essen weniger als zehn Prozent ihrer Kalorien aus Gemüse und die meisten davon stammen aus Pommes frites!

ES IST EIN LERNPROZESS

Anstatt über 90 Prozent Ihrer Kalorien aus tierischen Produkten und verarbeiteten Lebensmitteln zu sich zu nehmen, schlage ich vor, dass Sie 100 Prozent Ihrer Kalorien aus nicht raffinierten pflanzlichen vollwertigen Nahrungsmitteln zu sich nehmen. Ihre Geschmacksknospen werden sich anpassen, ebenso wie Ihre Gehirnchemie. Sie können tatsächlich lernen, den Geschmack von natürlichen Lebensmitteln zu bevorzugen. Einer Studie zufolge, die online in *Nutrition & Diabetes* veröffentlicht wurde, zeigten MRT-Bilder am Gehirn, dass Menschen, die mehr Obst und Gemüse aßen, mehr Freude empfanden.[9] Da nicht stärkehaltiges Gemüse nur 100–200 Kalorien pro Pfund hat, können Sie die gesamte Kalorien-

9   http://now.tufts.edu/news-releases/training-your- brain-prefer-healthy-foods, Deckersbach T, Das SK, Urban LE, Salinardi T, Batra P, Rodman AM, Arulpragasam AR, Dougherty DD, Roberts SB. »Pilot randomized trial demonstrating reversal of obesity-related abnormalities in reward system responsivity to food cues with a behavioral intervention.« Nutrition & Diabetes. Online-Veröffentlichung 1. September 2014. doi:10.1038/nutd.2014.26

dichte Ihrer Ernährung dadurch reduzieren, dass sie zu all Ihren Mahlzeiten und Rezepten nicht stärkehaltige Gemüsesorten hinzuzufügen. Und durch den regelmäßigen Verzehr von rohem Gemüse verlieren Sie noch schneller an Gewicht.

Und wenn Sie Gemüse nun überhaupt nicht mögen? Dann tun Sie das, was ich getan habe, als ich wieder mit dem Sport anfing, nachdem ich mich über fünfzig Jahre lang gar nicht bewegt hatte. Ich machte die Übungen, die ich am wenigsten hasste. Essen Sie also das Gemüse, das Sie am wenigsten hassen.

SPIELEN SIE MIT DEN MÖGLICHKEITEN!
Die Leute denken immer, weil ich meine E-Mails mit »Love & Kale« (»Alles Liebe & Grünkohl«) signiere, dass sie nur grünes Blattgemüse essen dürfen! Das stimmt so nicht. Grünes Blattgemüse ist sicherlich sehr nahrhaft, aber wenn Sie noch nicht in der Lage sind, wie meine neueren Kunden liebevoll sagen, »es herunterzuwürgen«, essen Sie einfach irgendein anderes nicht stärkehaltiges Gemüse. Wenn Sie mal die Wörter »nicht stärkehaltiges Gemüse« bei einer Suchmaschine suchen, werden Sie von der angezeigten Liste erstaunt sein. Wenn Sie Kohl verabscheuen, probieren Sie Artischocken, Spargel, Brokkoli, Karotten, Blumenkohl, Zuckerschoten oder Zucchini, um nur einige zu nennen. Fast jeder, der Zuckerschoten probiert, liebt sie. Sie sind köstlich und knusprig, wenn sie roh verzehrt werden, und werden beim Kochen sehr süß. Wenn Sie all das

wirklich hassen, dann probieren Sie das Rezept für *Rosenkohl in Balsamico-Senf* aus (Rezept auf Seite 136). Sogar Leute, die noch nie Rosenkohl mochten, einschließlich mir, lieben dieses Rezept. Sie können auch Gemüse ohne jegliche Würzung im Ofen oder in der Heißluft-Fritteuse braten, und es schmeckt fantastisch, weil das Braten die natürliche Süße des Gemüses hervorhebt. Braten Sie immer mehr Gemüse, als Sie essen können, da das Aroma von geröstetem Gemüse so unwiderstehlich ist, dass die anderen Mitglieder Ihres Haushalts es dann auch essen möchten und Sie selbst sonst nicht genug davon bekommen. Übrig gebliebenes gebratenes Gemüse können Sie auch kalt in Salaten essen oder mit Bohnen pürieren, um einen köstlichen, fettfreien Hummus-Dip für Ihr rohes Gemüse zu erhalten. Suchen Sie immer nach Wegen, mehr Gemüse in Ihr Leben zu bringen. Denken Sie daran, dass die Leute, die beständig am meisten Gemüse essen, schlanker sind und den niedrigsten BMI haben.

Wenn Sie Ihr gesamtes Gemüse roh essen, werden Sie viel kauen müssen, da Sie ja eine große Menge an Lebensmitteln zu sich nehmen werden. Aus diesem Grund empfehle ich, mindestens die Hälfte Ihres täglichen Zwei-Pfund-Gemüsekontingents zu kochen, besonders das Gemüse, das Sie morgens essen. Wie Sie es kochen und würzen, liegt ganz bei Ihnen. Grünes Blattgemüse funktioniert gut in einem elektrischen Schnellkochtopf. Einige Gemüsesorten wie Zucchini werden beim Druckgaren zu weich, deshalb dämpfe ich sie lieber auf dem Herd. Ich bereite mein Gemüse auch gerne in einer Bratpfanne zu. Für diese Zubereitungsart sollten Sie sicherstellen, eine gute Edelstahlpfanne zu verwenden. Am liebsten sautiere ich gehackte Zwiebeln, Knoblauch und Champignons in *natriumfreier Gemüsebrühe* (Rezept auf Seite 205), füge dann etwas Grünkohl oder Regenbogen-Mangold hinzu und koche dies, bis das Gemüse hellgrün ist. Dann träufle ich etwas von meinem Lieblings-Balsamicoessig darauf, zum Beispiel in der Geschmacksrichtung Knoblauch-Koriander oder Räucheraroma, und ich habe das, was ich *unglaublich leckeren Grünkohl* nenne (Rezept auf Seite 142). Als ich vor über sechs Jahren anfing, Gemüse zum Frühstück zu essen, sprang ich morgens nicht mit dem Gedanken aus dem Bett, jetzt Grünkohl zu essen. Deshalb habe ich ihn so abgewandelt, dass er einfach köstlich ist, indem ich viele der aromatisierten Essige verwendet habe, die heute sowohl online als auch in Fachgeschäften erhältlich sind.

PURER GENUSS

Mit Aromen wie reifer Pfirsich, wilde Blaubeere, Gurke-Melone und Jalapeño-Limette wurde er so gut, dass ich mich darauf freute, Gemüse zu essen, und lernte, es wirklich zu genießen. Fast alle aromatisierten Balsamico-Essige sind frei von Öl, Zucker und Salz und in unzähligen Geschmacksrichtungen erhältlich. Sie machen das Essen von Gemüse wirklich zu einer Freude. Hey, es gibt diesen Essig sogar mit Aromen

von Schokolade und Espresso, aber ich empfehle Ihnen nicht, sich diese Sorten zu gönnen, während Sie am *ultimativen Abnehm*-Programm teilnehmen.

Es ist unwahrscheinlich, dass Sie anfangs so viel Freude an den obligatorischen 200–400 Kalorien Gemüse haben werden, die sie zweimal täglich zu sich zu nehmen sollen, wie am Rest Ihrer Tageskost. Denn jegliche Form von Essen stimuliert die Produktion von Dopamin im Gehirn, einem Neurotransmitter, der für das Gefühl der Freude zuständig ist. Je mehr Kalorien die Kalorienquelle enthält, desto mehr Dopamin wird an das Gehirn abgegeben. Wenn Sie Lebensmittel mit einer höheren Kaloriendichte wie Obst (300 Kalorien pro Pfund), stärkehaltiges Gemüse (400 Kalorien pro Pfund), Vollkorngetreide (500 Kalorien pro Pfund) oder Hülsenfrüchte (600 Kalorien pro Pfund) zu sich nehmen, wird es viel schwieriger, das Gemüse herunterzuwürgen, das nur 100–200 Kalorien pro Pfund enthält. Deshalb ist es wichtig, dass Sie dieses Gemüse immer zuerst essen!

Hunger ist die Empfindung, die Sie verspüren, wenn Ihr Körper Nahrung benötigt. Heißhunger ist Ihr Wunsch nach einem ganz bestimmten Essen. Wahrer Hunger kann gelindert werden, indem man jede Art von Nahrung zu sich nimmt. Emotionaler Hunger kann nur gelindert werden, wenn Sie genau das essen, wonach Sie sich sehnen. Deshalb ist es so wichtig zu warten, bis Sie wirklich Hunger haben, bevor Sie essen. Denn Sie werden wissen, dass Sie aus emotionalen Gründen essen oder sich mit sogenanntem »hedonischen Essen« betäuben, wenn Sie ohne Hunger weiteressen.

BEWUSSTES ESSEN BETÄUBT NICHT

Ich war nie ein Frühstücksmensch und bin nie hungrig aufgewacht. Aber heute stelle ich sicher, dass mein Gemüse bereitsteht, wenn der Hunger zuschlägt. Ich koche es entweder gleich nach dem Aufwachen oder bereite es mehrere Tage im Voraus zu. Selbst wenn ich morgens nicht wirklich hungrig bin, könnte ich doch immer etwas Gebäck oder köstliche reife, süße Früchte oder Haferflocken essen. Diese Lebensmittel werden immer verlockend für mich sein. Aber erst wenn das Aroma meiner vier Pfund-Portion *Ratatouille aus dem Ofen* (Rezept auf Seite 144) verlockend und unwiderstehlich für mich wird, weiß ich, dass es Zeit für mich ist zu essen.

Wenn Sie den bloßen Gedanken, Gemüse zum Frühstück zu essen, wirklich hassen, ist das nur ein weiterer Grund, Ihren Tag damit zu beginnen. Denn wenn Sie erst einmal eine Reihe anderer köstlicher Lebensmittel mit einer höheren Kaloriendichte wie Obst, Kartoffeln, Reis und Bohnen gegessen haben, wollen Sie im weiteren Verlauf des Tages ganz sicher kein Gemüse mehr essen.

ROUTINE KANN MAN LERNEN

Die einzige Möglichkeit, wie ich nach fünfzig Jahren Inaktivität eine Fitness-Routine aufrechterhalten kann, ist, dass ich morgens als Erstes Sport mache. Wenn ich es nicht tue, vergeht der Tag einfach so, und ich raffe mich

nicht mehr auf. Vertrauen Sie darauf: Bei Ihrem Gemüse ist es genau dasselbe! Essen Sie es einfach und bringen Sie es hinter sich. Es wird irgendwann zur Gewohnheit wie das Zähneputzen. Sie denken nicht groß darüber nach, sich die Zähne zu putzen. Sie tun es einfach, weil die Folgen, wenn Sie es nicht tun (wie Karies, Wurzelentzündungen oder Zahnverlust), schlimmer sind als alle »Schmerzen«, die Sie ertragen müssen, um sich die Mühe zu machen, Ihre Zähne zu putzen. Es ist eine automatische Gewohnheit geworden. Das Gleiche kann mit GzF passieren.

Für mich wurde es wirklich zu einer Frage des Selbstwertgefühls. Die Angewohnheit, jeden Tag mit mindestens einem Pfund nicht stärkehaltigem Gemüse zu beginnen, sagte dem Universum, dass ich es ernst meinte. Wenn Sie nur eine dauerhafte Ernährungsumstellung für den Rest Ihres Lebens durchführen könnten, nachdem Sie alle Milchprodukte, tierischen Produkte und verarbeiteten Lebensmittel wie Zucker, Mehl, Öl und Alkohol aufgegeben haben, würde ich diese am meisten empfehlen. Unterschätzen Sie den Wert des GzFs nicht, denn diese Änderung wird Ihnen helfen, die anderen ungesunden Produkte aufzugeben. Ich kann Ihnen ehrlich sagen, dass ich, obwohl ich einige Male in meinem Leben eine beträchtliche Menge an Gewicht verloren habe, vor der Implementierung dieses Programms noch nie in der Lage war, einen schlanken Körperbau aufrechtzuerhalten. Und so geht es auch den Hunderten anderer Teilnehmer am *ultimativen Abnehm-Programm*, die weiterhin treu ihr GzF essen. Es gibt den Takt für den Tag vor und macht es uns so viel leichter, den ganzen Tag über gesunde Entscheidungen zu treffen. Und das Beste von allem ist, dass diejenigen von uns, die dies seit mehreren Jahren tun, endlich frei von dem intensiven Heißhunger auf ungesunde Lebensmittel sind, der uns unser ganzes Leben lang geplagt hat. Und die Freiheit von der Nahrungsmittelsucht fühlt sich so viel besser an, als es der Konsum dieser Nahrungsmittel jemals selbst getan hat.

Bitte denken Sie daran, dass Sie nicht genug Kalorien erhalten oder keine Sättigung erreichen können, wenn Sie ausschließlich Obst und Gemüse essen. Deshalb müssen Sie viel »gutes Zeug« hinzufügen, also nicht raffinierte komplexe Kohlenhydrate (auch als Stärke bekannt), nachdem Sie Ihr GzF gegessen haben. Ein Pfund gekochtes, nicht stärkehaltiges Gemüse, das ungefähr 100–200 Kalorien hat, wird Sie nicht lange satt halten.

SIE WERDEN ES SICH DANKEN

Wenn Ihr Hunger also zurückkehrt, können Sie gerne zu Ihrer Lieblingsstärke greifen. Dies können Bohnen, Linsen, stärkehaltiges Gemüse oder Vollkornprodukte sein. Für mich bedeutet das normalerweise, *Kartoffelwaffeln* (Rezept auf Seite 195) oder geröstete Süßkartoffeln mit Brokkoli zu essen. Einige der Teilnehmer des *ultimativen Abnehmens* essen gerne Vollkornprodukte und/oder Hülsenfrüchte nach dem Gemüsegericht als »zweites Frühstück«, was in Ordnung ist. (Denken Sie nur

an Reis mit Bohnen und Salsa – das ist total lecker!) Hülsenfrüchte sind ideal, um Ihren Blutzucker stundenlang auszugleichen. Versuchen Sie also, jeden Tag etwas davon zu sich zu nehmen, besonders beim Frühstück oder Mittagessen. Greifen Sie nach dem Verzehr Ihres Gemüses zu einer Kartoffel oder Süßkartoffel, sobald Ihr Hunger zurückkehrt. Kartoffeln schmecken köstlich als Ofenkartoffeln oder auch geröstet, in einer Heißluftfritteuse zubereitet oder im Waffeleisen, und lassen sich ideal mit Ihren Lieblingsbeilagen wie Mais, Bohnen oder Salsa kombinieren.

VIELFALT KREIEREN

Machen Sie Suppen oder Eintöpfe aus Linsen oder Erbsen oder essen Sie stärkehaltige Lebensmittel, die Sie ohnehin lieben, wie Mais und Erbsen. Ich genieße es, eine kalte, übrig gebliebene gebackene Süßkartoffel oder übrig gebliebenen gebratenen Butternusskürbis zu zerschneiden und unter meine Salate zu mischen. Ich mag es auch, Kichererbsen, Wildreis und geschnittene Trauben hinzuzufügen.

Dies ist ein sehr wichtiges Konzept im *ultimativen Abnehm-Programm*: Sie müssen sicherstellen, dass Sie genug essen. Wenn Sie hauptsächlich tierische Produkte und verarbeitete Lebensmittel gegessen haben, haben Sie sich möglicherweise daran gewöhnt, relativ kleine Portionen fetthaltiger, kalorienreicher Lebensmittel zu essen. Gemüse, Obst, Vollkornprodukte und Hülsenfrüchte weisen eine viel geringere Kaloriendichte auf, sodass Sie mehr davon essen müssen. Sie dürfen niemals zu hungrig werden, denn dann sind Sie anfälliger für schlechte Essgewohnheiten und übermäßiges Essen.

Ich empfehle, dass Sie zu Beginn dieses Programms Ihren Arzt aufsuchen und Ihren Blutdruck, Ihr Blutcholesterin, Ihren Blutzucker und Ihre Triglyceride messen lassen. (Einige Apotheken bieten ebenfalls Messungen des Blutdrucks, Blutzuckers und Cholesterins an.) Wiederholen Sie das am einundzwanzigsten Tag, um die erstaunlichen Veränderungen zu sehen, die aufgetreten sind. Wenn Sie Ihren Arzt dazu bringen können, diese Labortests zweimal durchzuführen, ist dies hilfreich, da Sie dann messbare Ergebnisse erhalten. Wenn nicht, bieten viele Apotheken mittlerweile Geräte an, mit denen Sie Ihren Blutdruck kostenlos testen und sehr kostengünstige Cholesterintests durchführen können.

Wir vermeiden es, in diesem Programm ständig Waagen zu benutzen, sei es, um sich selbst oder Ihr Essen zu wiegen. Um jedoch zu zeigen, wie effektiv und wirkungsvoll Ernährungsumstellungen sein können, wiegen wir die Teilnehmer am ersten und am einundzwanzigsten Tag. Wir nehmen auch ihre Taillenmaße. Sogar Menschen, die in den ersten einundzwanzig Tagen des Programms nicht viel Gewicht verlieren, verlieren möglicherweise doch ein oder zwei Zentimeter an Taillenumfang. Wenn Sie sich nach den ersten einundzwanzig Tagen wiegen möchten, empfehlen wir Ihnen, dies künftig nicht öfter als einmal im Monat zu tun. Wenn Sie sich wirklich

diesem Lebensstil verschreiben, wird Ihr Körper sein ideales Gewicht finden. Lassen Sie die Zahl auf der Waage nicht über Ihren Erfolg in diesem Programm oder über Ihr Selbstwertgefühl entscheiden.

ES GEHT UM IHR INDIVIDUELLES IDEALGEWICHT

Anstatt einer superschlanken Figur nachzujagen, möchten wir, dass Sie sich um eine optimale Gesundheit bemühen. Wir möchten nicht, dass Sie von einer möglichen Gewichtszunahme durch vorübergehende Wassereinlagerungen, die oft das Ergebnis von Salz sind, das in Ihre Nahrung gelangt, überrascht werden. Ein dauerhafter Gewichtsverlust ist das Ergebnis einer gesundheitsfördernden Ernährung. Und sobald Sie sich mit Ihrer Nahrungsmittelsucht auseinandersetzen und dauerhaft auf stark süchtig machende Nahrungsmittel und persönliche Auslöser verzichten, wird sich Ihre Gehirnchemie stabilisieren und Ihr Körpergewicht normalisieren.

Zwar ist es in diesem Programm nicht zwingend erforderlich, Sport zu treiben, aber es gibt unzählige andere Gründe, warum es von entscheidender Bedeutung ist, Ihren Körper regelmäßig zu bewegen. Was Ihre Knochen, Muskeln, Gelenke und das Gehirn angeht, so ist es wirklich wahr, dass hier ein »Verfall bei Nichtnutzung« entsteht. Sie können eine schlechte Ernährung nie durch Sport wettmachen, aber Sie können eine gute Ernährung mit Sport positiv ergänzen. Regelmäßige Bewegung steigert auch Ihre Stimmung, verringert Angstzustände, erhöht das Selbstwertgefühl und die Willenskraft, verbessert die Gesundheit von Gehirn und Knochen, verbessert die kognitiven Funktionen und hilft Ihnen, besser zu schlafen. Es erleichtert auch die Einhaltung einer gesunden Ernährung und macht Sie widerstandsfähiger gegen Stress. (Wenn Sie an einer Herzerkrankung leiden oder aus irgendeinem Grund der Meinung sind, dass Sie vor Beginn einer Trainingsmaßnahme Ihren Arzt konsultieren sollten, empfehle ich Ihnen dringend, dies zu tun.)

Wahrscheinlich ist der beste Weg, mit der Bewegung zu beginnen, einfach spazieren zu gehen. Wenn das Wetter nicht mitspielt, können Sie in ein nahegelegenes Einkaufszentrum gehen, das früh öffnet, und dieses als Ort zum Spazierengehen nutzen. Kaufen Sie sich einen günstigen Schrittzähler und tragen Sie ihn jeden Tag. Notieren Sie sich, wie viele Schritte Sie am Ende des ersten Tages geschafft haben und wie viele am nächsten Tag. Prüfen Sie, ob Sie auch noch ein paar Schritte mehr schaffen, mit dem ultimativen Ziel, sich auf bis zu 10.000 Schritte pro Tag hochzuarbeiten.

LAUFEN SIE OFT!

Gewöhnen Sie sich an zu laufen, während Sie ganz normale Dinge erledigen, wie zum Beispiel beim Telefonat mit einem Freund einfach aufzustehen und sich zu bewegen, während Sie miteinander reden. Wenn Sie nicht laufen können, überlegen Sie, ob Sie an Ihrer lokalen Volkshochschule einen Kurs belegen und beispielsweise sanfte Wassergymnastik machen können, oder gehen Sie ins Schwimmbad und laufen im Wasser im flachen Bereich des Beckens auf und ab.

Und nun? Dies ist Ihr Tag eins, der erste Tag eines gesunden neuen Ichs. Lassen Sie Ihr *ultimatives Abnehm-Programm* beginnen!

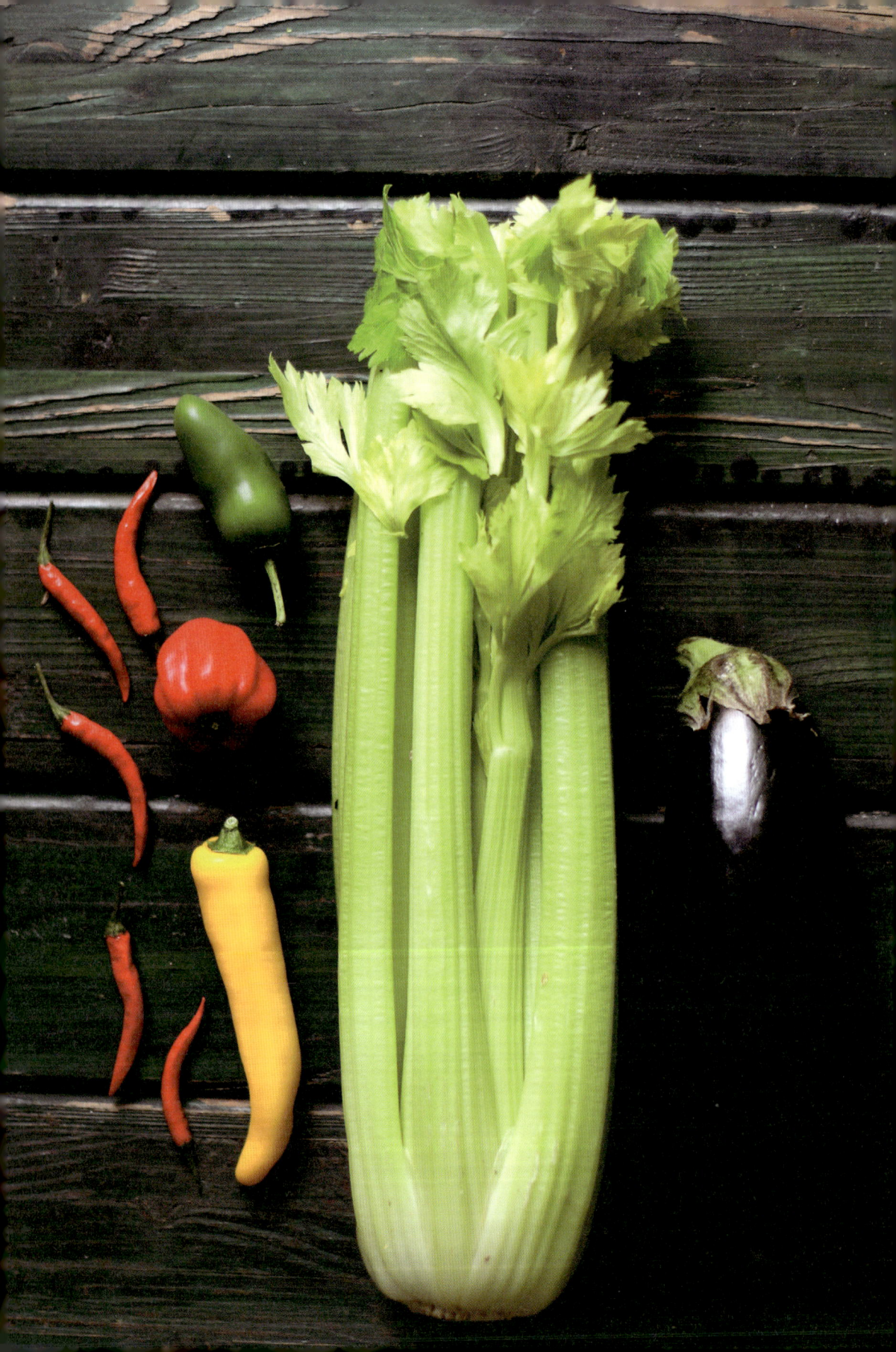

Kapitel 4

Die sieben Regeln für den Erfolg

Ihre Umgebung ist der Schlüssel zu Ihrem Erfolg beim *ultimativen Abnehm-Programm* und auch bei jedem anderen Programm zur Ernährungs- oder Lebensstiländerung. Sie ist der wichtigste Faktor für Ihr Ergebnis in diesem Programm. Wenn Sie Ihre Umgebung nicht aufgeräumt haben, wie ich es im vorherigen Kapitel vorgeschlagen habe, können Sie die ersten einundzwanzig Tage überstehen, aber es ist unwahrscheinlich, dass Sie langfristig erfolgreich sein werden.

Wenn Alkoholiker aus der Reha kommen, wie einfach wäre es Ihrer Meinung nach für sie, auf Alkohol zu verzichten, wenn sie in ihren früheren Job als Barkeeper zurückkehren oder weiterhin mit der alten Clique abhängen würden, die immer noch trinkt? Ich hatte eine Klientin, die Alkoholikerin war und immer noch Alkohol »für den Besuch« bei sich zu Hause hatte. Nicht gerade ein narrensicherer Plan zur Verhinderung von Rückfällen, oder? Sie sind sicher nicht überrascht, dass es ihr nicht gelungen ist, trocken zu bleiben. Selbst bei bester stationärer Behandlung, regelmäßiger Teilnahme an AA-Sitzungen und familiärer Unterstützung ist die Rückfallquote bei Alkoholismus immer noch sehr hoch. Die Statistiken für Gewichtverlust und Nahrungsmittelsucht sind noch weitaus düsterer. Wie ich bereits erwähnt habe, legen 88 Prozent der Menschen, die abnehmen, innerhalb von zwei Jahren wieder an Gewicht zu und wiegen dann in der Regel sogar mehr als vorher. Ganz offensichtlich funktionieren Diäten nicht. Aber was die Behandlung dieses Problems erschwert, ist Folgendes: Niemand muss sich jemals auf destruktive, gesundheitsschädigende Verhaltensweisen wie Trinken, Rauchen oder Einnehmen von Freizeitdrogen einlassen. Wir müssen jedoch alle essen, um zu überleben. Und während es möglich ist, an Orte zu gehen, an denen man keinen Alkohol und kein Heroin bekommt, begegnet einem überall Junkfood.

VON VERSUCHUNGEN UMZINGELT

Ich habe kürzlich einen Automaten voller Snacks, Schokoriegel und Limonaden auf dem Parkplatz eines großen Krankenhauses gesehen. Wollten die sich etwa ihre Wiederholungstäter heranziehen?

Zwar ist es durchaus möglich und empfehlenswert, dauerhaft auf Alkohol, Tabak und Drogen zu verzichten, aber mit Lebensmitteln geht das nicht. Selbst wenn Sie Ihre häusliche Umgebung aufräumen, können Sie wirklich nicht an sehr viele Orte gehen, an denen Sie nicht ständig mit krankheitsfördernden, unnatürlichen, lebensmittelähnlichen Substanzen bombardiert werden. Egal, ob es sich um den obligatorischen Bonbonteller handelt, den man mittlerweile in fast jedem Geschäftsbetrieb findet, um die »kostenlosen« Kostproben im Supermarkt oder um den Duft von Popcorn im Kino, praktisch überall wird uns heute ungesunde Kost geradezu aufgezwungen. Wenn Sie fernsehen, sehen Sie ständig Werbung für die schlechtesten Lebensmittel, die man sich nur vorstellen kann (ein Großteil davon richtet sich speziell am Samstagmorgen an die Kinder). Und die beliebtesten Blogs, Magazine und Kochshows sind heute nichts anderes als eine Aneinanderreihung von Food-Pornos.

DIE TRICKS DER INDUSTRIE

Mittlerweile gibt es ganze Netzwerke, deren einziger Zweck es ist, Sie dazu zu bringen, sich ihre Sendungen anzusehen und Sie mit diesen Köstlichkeiten zu verführen, die jeglicher Nährstoffe beraubt sind und die Sie garantiert fett, krank und süchtig machen. Es ist schon schwer genug, den Versuchungen in der modernen Welt zu widerstehen, aber wenn Sie Ihr Zuhause nicht aufgeräumt haben, haben Sie erst recht keine Chance, und dann geht es nicht mehr darum, *ob* Sie rückfällig werden, sondern nur *wann* das geschieht.

Wenn Sie zu Beginn dieser einundzwanzigtägigen Reise Ihre Umgebung noch nicht vollständig aufgeräumt haben, bitte ich Sie, dies jetzt zu tun. Es ist unerlässlich, dass Sie alle

ungesunden und süchtig machenden Lebensmittel und alle Nahrungsmittel, die für Sie Suchtauslöser sind, *für immer und ewig* aus Ihrem Zuhause entfernen. Keine Ausreden! Sie müssen alle tierischen Produkte und verarbeiteten Lebensmittel loswerden. Nur weil Sie gerade motiviert sind und sich stark fühlen, ist ein schlechter Arbeitstag alles, was Sie brauchen, und Sie werden das Erdnussbutterglas leer futtern oder wieder löffelweise Nussnougatcreme essen. Wenn Sie Alkoholiker wären, würde Ihr Ehepartner sicher darauf bestehen, dass kein Alkohol mehr im Haus ist. Ihre Nahrungsmittelsucht ist genauso ernst. Tatsächlich kann diese Sucht lebensbedrohlich werden und ich bitte Sie daher, sie genauso ernst zu nehmen wie jede andere Sucht.

SUCHTVERHALTEN IST ZERSTÖRERISCH

Sie müssen den Menschen, die mit Ihnen zusammenleben, erklären, dass Sie an der Krankheit der Nahrungsmittelsucht nach raffinierten Lebensmitteln leiden und dass diese Maßnahmen ergriffen werden müssen, um Ihre Genesung sicherzustellen. Machen Sie allen in Ihrem Haushalt klar, dass der Tag kommen kann, an dem Sie nicht da mehr sind, wenn Sie dies jetzt nicht tun. Wie werden sich Ihre Familienmitglieder dann fühlen? Bitten Sie sie, alle Lebensmittel, die nicht den Anforderungen entsprechen, aus Ihrem Zuhause zu entfernen. Ihre Familie kann außerhalb des Hauses essen, was immer sie will, aber Sie dürfen in Ihrer Umgebung keine nicht konformen

Lebensmitteln haben. Keinen Tropfen, keinen Bissen, nicht ein Krümelchen. Wenn sich Ihre Familie absolut weigert zu kooperieren, besteht Ihre einzige Möglichkeit darin, alle Ihre Lebensmittel getrennt aufzubewahren und die nicht konformen Lebensmittel wegzuschließen. Lebensmittelsafes, die verschlossen werden können, manchmal als Kühlschrankbox oder Verschlussboxbezeichnet bezeichnet, sind nicht schwer in Geschäften oder online zu finden. Sie können im Kühlschrank oder außerhalb davon aufbewahrt werden.

Ich könnte Ihnen buchstäblich Hunderte von Geschichten von meinen Kunden erzählen, die es nicht geschafft haben, süchtig machende Lebensmittel im Haus zu haben und dann nicht schwach zu werden. Sie dachten, sie könnten Dinge wie Zucker, Mehl, Brot, Nudeln, Schokolade, Erdnussbutter, Tahini, Eiscreme, Käse oder Alkohol in ihren Häusern für ihre Familien oder für den Besuch aufbewahren. Einige schafften es sogar mehrere Monate, sie zu ignorieren, bevor sie einen Rückfall erlitten. Und dann passiert etwas. Der Chef schreit sie an, ihr Gatte sagt etwas Unfreundliches, ihr Hund stirbt. Und was dann? Sie werden sofort wieder in die »Genussfalle« gezogen und geraten direkt wieder in die Krise ihrer Sucht. Aber jetzt ist es noch schlimmer, weil nach einer Abstinenzperiode weniger von der Droge benötigt wird, um eine noch ausgeprägtere Wirkung zu erzielen. Der schlafende Drache der Sucht ist nie gut gelaunt, wenn er erwacht.

DER FEIND LAUERT ÜBERALL...

Wie es bei den Anonymen Alkoholikern heißt, wartet Ihre Sucht auf dem Parkplatz, während Sie nüchtern werden, und macht Liegestütze. Wenn es auch nur die geringste Gelegenheit zum Wiederaufleben-Lassen der Sucht gibt – und ich verspreche Ihnen, dass dies der Fall sein wird – wird sie mit aller Macht zurückkehren und noch mächtiger sein als vor Ihrem Versuch, sich zu erholen. Dieser »eine Bissen«, von dem jeder versprochen hat, dass er nicht wehtut, wird zu einem Anfall, der Tage, Wochen oder sogar Monate dauern kann. Und es tut mir leid zu sagen, dass ich einige Leute gesehen habe, die sich nie vollständig von einem Rückfall erholt haben und nie wieder auf den richtigen Weg gefunden haben.

Dieser Prozess – eine neue Ernährungsweise zu lernen und die Nahrungsmittelsucht zu überwinden – ist bereits schwierig genug. Warum wollen Sie ihn noch schwieriger machen, indem Sie die Lebensmittel bei sich zu Hause haben, die Sie in Versuchung führen könnten? Es ist gefährlich, Lebensmittel in Ihrem Haushalt aufzubewahren, die nicht dem Programm entsprechen oder die Suchtauslöser für Sie sind. Es spielt keine Rolle, ob das Eis Ihre Lieblingsorte ist oder nicht. Es wird Sie an Ihre Lieblingsorte erinnern. Sie wissen bereits, wie die Geschichte enden wird. Sie schwören, dass Sie stark genug sind, dass Sie die Lebensmittel Ihrer Familie nicht anfassen werden, dass es diesmal anders sein wird. Aber es wird niemals anders sein, bis Ihre Umgebung sich geändert hat ist. Deshalb sagt der Psychologe Dr. Doug Lisle, dass Sie noch härter an Ihrer Umwelt als an sich selbst arbeiten müssen.

Willenskraft ist eine begrenzte Ressource. Und Sie müssen sich nicht auf sie verlassen, um etwas nicht zu essen, wenn es ohnehin nicht da ist.

Mae West wird der Ausspruch zugeschrieben: »Ich vermeide im Allgemeinen Versuchungen, es sei denn, ich kann ihnen nicht widerstehen.« Als nahrungssüchtiger Mensch wissen Sie, dass dies wahr ist. Warum um alles in der Welt denken Sie also, Sie könnten diese Versuchungen in Ihrem Haus haben? Ich wünschte, ich könnte sagen, dass Sie niemals einen stressigen Tag haben werden, nie Ihre Gefühle verletzt werden und nie den Verlust eines geliebten Menschen betrauern werden. Aber das ist nicht sehr wahrscheinlich, oder? Sie können nicht kontrollieren, was Ihnen passiert, sondern nur, wie Sie darauf reagieren. Und wenn Sie weiterhin Nahrung als Droge verwenden, um Ihre Stimmung zu verbessern, werden Sie niemals dauerhaft abnehmen oder Ihre Nahrungsmittelsucht überwinden.

GELÜSTE KÖNNEN WIE MAGNETEN SEIN
Es gibt einige Menschen, deren Essensabhängigkeit so stark ist, dass sie nach einem Heißhunger tatsächlich um Mitternacht das Haus verlassen müssen, um zum nächsten Kiosk zu laufen. Und Brokkoli-Krautsalat kauft man da ganz bestimmt nicht, oder? Aber glücklicherweise werden diese Gelüste für die meisten von uns vorübergehen,

und wenn nicht, haben wir hoffentlich einige Techniken gelernt, um uns lange genug abzulenken und ihnen nicht nachzugeben. (Ein warmes Schaumbad zu nehmen, spazieren zu gehen, ätherische Öle wie Pfefferminze oder Nelke zu verwenden, tief durch das Zwerchfell zu atmen oder einen Freund anzurufen, sind alles gute Strategien.) Willenskraft ist nur erforderlich, wenn Sie eine Entscheidung treffen müssen. Es bedarf keiner Entschlossenheit, um zu entscheiden, dass etwas, das nicht vorhanden ist, nicht gegessen wird. Und ich habe noch nie jemanden getroffen, der es bereut hat, *nichts* außerhalb des Plans gegessen zu haben. Denken Sie daran, Ihr Verlangen ist nur ein Symptom für Ihre Nahrungsmittelsucht und ein Zeichen dafür, dass die Krankheit aktiv ist. Ihm nachzugeben, verstärkt es nur. Es ist einfach Ihre Krankheit, die daraus spricht. Aber Sie müssen ihr nicht zuhören. Die einzige Möglichkeit, den Heißhunger für immer zu verbannen, besteht darin, der Versuchung nicht mehr nachzugeben, Lebensmittel aus dem Bereich rechts der roten Linie zu essen. So bringt man das Verlangen für immer zum Schweigen.

Wenn Sie über einen längeren Zeitraum eine nährstoffarme Ernährung mit zu wenig Obst und Gemüse zu sich genommen haben, leiden Sie möglicherweise immer noch unter Heißhungerattacken, während Sie einen Entzug und eine Phase der Entgiftung durchlaufen. Wie lange dies dauert, ist von Person zu Person unterschiedlich und hängt davon ab, wie schlecht Sie gegessen haben und wie lange und wie sauber Sie gerade essen. Aus diesem Grund kann es hilfreich sein, sich an einen Ort wie das *TrueNorth Health Center* oder das *McDougall 10-Day Program* zu begeben, damit Sie in einer Umgebung der völligen Ruhe Ihre Geschmacksknospen zurücksetzen können. Aber Ihr Verlangen wird verschwinden, wenn Sie aufhören, ihm nachzugeben. Das verspreche ich Ihnen. Essen Sie einfach weiterhin Lebensmittel aus dem Bereich links der roten Linie und halten Sie sich von Versuchungen aus Ihrer Umgebung fern.

HALTEN SIE DURCH!

Ich weiß, ich habe mich jetzt lange mit diesem Thema aufgehalten. Sie müssen sich jedoch unbedingt darüber im Klaren sein, dass es für Sie viel schwieriger sein wird, langfristig erfolgreich zu sein, wenn Sie Ihre Umgebung (Ihr Zuhause, das Büro, das Auto oder einen anderen Ort) nicht vollständig »desinfizieren«. Denn dann müssen Sie sich auf Ihre Willenskraft verlassen. Und bitte denken Sie daran, dass ein bestimmtes Lebensmittel für manche Menschen harmlos und vollkommen gesund sein kann, für andere aber nicht. Wenn es für Sie ein Suchtauslöser ist, dürfen Sie es einfach nicht bei sich zu Hause haben. Avocados, Pistazien und Tortillachips können für manche Menschen Teil einer gesunden Ernährung sein, aber für mich sind sie wie Crack! Woher wissen Sie, ob ein Lebensmittel für Sie ein Suchtauslöser ist? Ganz einfach. Wenn Sie es, ohne hungrig zu sein, weiter essen und sie nicht dazu in der Lage sind, den

Konsum dieses Produkts problemlos einzuschränken, dann ist dies der Fall. Wenn Sie nicht aufhören können, darüber nachzudenken, oder wenn Sie sich nach dem Essen schlecht fühlen, ist dies ein weiterer Hinweis.

Nachdem ich Hunderte von Menschen gesehen hatte, die im *ultimativen Abnehm-Programm* erfolgreich waren, bemerkte ich, dass sie bestimmte Verhaltensweisen und Eigenschaften gemeinsam hatten, die ich als »Die sieben Regeln für den Erfolg« bezeichnet habe. Diejenigen, denen diese Eigenschaften fehlten, hatten erheblich mehr Mühe, ihre Ziele zu erreichen.

Die erste der sieben Regeln ist diejenige, ohne die keine der anderen Regeln durchführbar ist, und das ist die **VERPFLICHTUNG** oder auch das »Engagement«. Mein Lexikon definiert »Verpflichtung« als »das Versprechen, etwas zu tun; die Einstellung von jemandem, der sehr hart arbeitet, um etwas zu tun«. Wie ist Ihre Einstellung zu Verpflichtungen im Allgemeinen und im Besonderen, wenn es darum geht, eine dauerhafte Änderung des Lebensstils anzustreben? John Assaraf, der Verhaltensexperte, sagt: »Wenn Sie interessiert sind, tun Sie, was Sie möchten. Wenn Sie engagiert sind, werden Sie alles tun, was nötig ist.« Meine Mutter sagte immer: »Es ist einfach, das zu tun, was einfach ist.« Wenn es einfach wäre, sich gesund zu ernähren, Gewicht zu verlieren und es zu halten, wären nicht mehr als drei Viertel der Amerikaner übergewichtig oder fettleibig. Wenn es einfach wäre, würde es jeder tun. Aber nur weil etwas nicht einfach ist, heißt das nicht, dass Sie es nicht können. Ich kenne Hunderte von Menschen, die erfolgreich das *ultimative Abnehm*-Programm durchgeführt haben, und es war für die meisten von ihnen zumindest anfangs nicht unbedingt einfach. Nur sehr weniges, was jemals jemand im Leben erreicht hat, war anfangs einfach. Es hilft jedoch nicht, das Problem zu ignorieren oder aufzugeben, wenn es schwierig wird. Und je länger Sie warten, desto schwieriger wird es, diese Krankheit zu behandeln, da es sich bei der Nahrungsmittelsucht um eine chronische, fortschreitende und schwächende Krankheit handelt. Aber es ist nur zu spät, wenn Sie jetzt nicht anfangen.

ZUNEHMENDE SELBSTACHTUNG

Wahrscheinlich haben Sie in Ihrem Leben einige Dinge erreicht, auf die Sie zu Recht stolz sind. Vielleicht führen Sie eine gute Ehe, haben wundervolle Kinder großgezogen, haben einen Berufsabschluss oder ein florierendes Geschäft. Ich wette, Ihre größten Erfolge waren mit einem extrem hohen Engagement verbunden. Haben sich diejenigen unter Ihnen, die verheiratet sind, dazu verpflichtet, ihrem Ehepartner voll und ganz treu zu sein, oder nur dann, wenn ihnen nicht jemand Attraktiveres über den Weg läuft? Liebe Eltern da draußen, haben Sie sich verpflichtet, Ihre Kinder nur zu lieben, wenn sie perfekte kleine Engel sind, die sich nie schlecht benehmen? Wenn Sie einen Studienabschluss erworben haben, haben Sie sich verpflichtet, das Studium nur zu beenden, wenn alle Kurse einfach waren?

Und für diejenigen von Ihnen, die großen finanziellen Erfolg hatten, haben Sie sofort das Handtuch geworfen, wenn Sie im ersten Quartal keine Million Dollar verdient hatten? Alles, was Sie in Ihrem Leben getan haben, was sich lohnt, worauf Sie stolz sind und was von Bedeutung war, war manchmal schwierig. Engagement und Verpflichtung bedeuten für mich nicht, dass etwas einfach sein wird. Es bedeutet schlicht, dass ich mich weigere aufzugeben. Sobald Sie sich wirklich verpflichtet haben, ist es unendlich schwieriger, das Programm zu beenden.

SIE SIND DAS BESTE, WAS SIE HABEN!

Wenn Sie wissen möchten, wofür Sie sich wirklich engagieren, schauen Sie sich einfach Ihr Leben an. Sie könnten sagen, dass Sie sich für Ihren Job engagieren, aber Sie kommen jeden Morgen zu spät zur Arbeit. Sie könnten sagen, dass Sie sich dem Sport verschrieben haben, aber Sie benutzen Ihr Laufband, um Ihre Kleidung aufzuhängen. An den Ergebnissen, die Sie in Ihrem Leben in einem Bereich erzielt haben, können Sie immer erkennen, wofür Sie sich wirklich engagieren. Wenn Sie Ihr Engagement steigern möchten, schreiben Sie auf, was Sie erreichen möchten. Wenn Sie Ihr Engagement noch weiter steigern möchten, machen Sie es öffentlich. Einer der Gründe, warum so viele Teilnehmer des *ultimativen Abnehm*-Programms zumindest während der Laufzeit des Programms so erfolgreich waren, ist, dass sie eine mündliche Verpflichtung gegenüber der Gruppe und ihrem Betreuer ein-

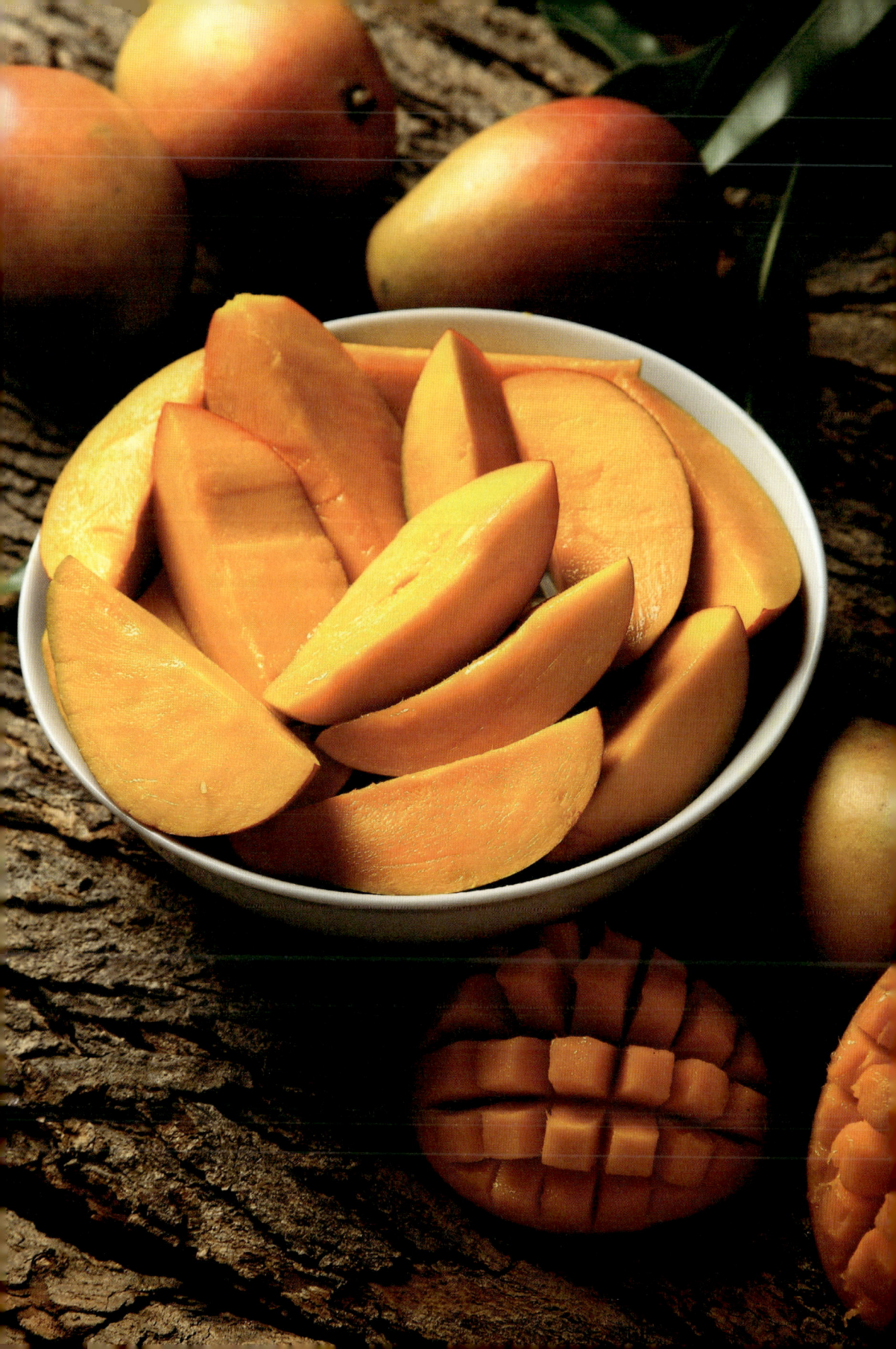

gegangen sind und sie diese Menschen nicht enttäuschen wollten.

Die zweite der sieben Regeln ist **EIN-HALTUNG**. In der Medizin bedeutet das Wort »Einhaltung« einfach »Befolgen einer vorgeschriebenen Vorgehensweise«. Ich liebe das Wort Einhaltung aus dem gleichen Grund, aus dem ich die Kaloriendichte liebe. Menschen haben keinerlei emotionale Bindung an diese Begriffe. Manchmal rufen mich Kunden an, um über sich selbst zu schimpfen, weil sie »schlecht« waren, weil sie einen Brownie gegessen haben. Ich versuche ihnen beizubringen, dass sie nicht schlecht sind, wenn sie etwas außerhalb des Plans essen, und auch nicht gut, wenn sie gedünsteten Grünkohl essen. Sie waren einfach entweder konform oder nicht konform. Wenn sie ihre Gewichtsreduktionsziele erreichen und ihre Nahrungsmittelsucht überwinden möchten, ist ein hohes Maß an Einhaltung erforderlich. Je höher der Grad der Einhaltung, desto einfacher wird das Programm. Einhaltung bedeutet aber nicht Perfektion. Das ist ein Unterschied. Ihr Erfolg bei diesem Programm hängt davon ab, wie schnell Sie im Falle eines Rückfalls wieder auf den richtigen Weg kommen. Und je mehr konforme Mahlzeiten Sie für immer längere Zeiträume aneinanderreihen können, desto größer sind Ihre Erfolgschancen. Viele Teilnehmer sind zu dem Schluss gekommen, dass die Einhaltung von 100 Prozent des Programms tatsächlich einfacher ist als die Einhaltung von 99 Prozent.

Denken Sie daran, dass das *ultimative Abnehm-Programm* ein revolutionäres, lebensveränderndes Interventionsprogramm Ihres gesamten Lebensstils ist. Menschen verpflichten sich dazu, eine fettarme, vollwertige, rein pflanzliche Ernährung ohne jegliche verarbeitete Lebensmittel, einschließlich aller Zuckerarten (inklusive kalorienfreier Süßstoffe), aller Mehle, des Öls, Salzes und Alkohols zu sich zu nehmen, für einen Zeitraum von mindestens 21 Tagen nur die Lebensmittel links von der roten Linie zu essen und täglich mindestens zwei Pfund nicht stärkehaltiges Gemüse zu konsumieren, beginnend mit mindestens einem Pfund nicht stärkehaltigem Gemüse zum Frühstück.

SCHRITT FÜR SCHRITT ZUM ZIEL

Sollten Sie einmal einem nicht konformen Lebensmittel verfallen, vergewissern Sie sich sofort, dass der nächste Bissen, den Sie in den Mund nehmen, ein nicht stärkehaltiges Gemüse ist, und voilà, Sie sind wieder auf Kurs. Kehren Sie dann zur ersten Regel, der »Verpflichtung«, zurück und verpflichten Sie sich dem Programm wieder. Wenn Sie sich wirklich engagieren, ist es unendlich schwieriger, das Programm zu beenden. Wenn es Ihnen zu entmutigend erscheint, »einen Tag nach dem anderen« anzugehen, dann gehen Sie eine Mahlzeit nach der anderen oder sogar einen Bissen nach dem anderen an. Je mehr konforme Mahlzeiten hintereinander gegessen werden, desto besser wird Ihre Einhaltung, bis es eines Tages einfach so ist, dass Sie sich genau auf diese Weise ernähren. Sie müssen nicht einmal darüber nachdenken. Zum

Glück habe ich in den letzten sechs Jahren nur einen Rückfall erlitten, und nach all der damit verbundenen Scham und Demütigung wurde mir klar, dass es für mich viel einfacher war, konform zu bleiben, als zu versuchen, die Einhaltung nach einem solchen Rückfall wiederherzustellen und dabei die Symptome der Entgiftung und des Entzugs wieder erleben zu müssen.

Mit einem reduzierten Maß an Abwechslung zu essen, kann für einige von Ihnen, die Abwechslung nun einmal gewohnt sind, schwierig sein. Aber Abwechslung kann der Todeskuss für einen Lebensmittelabhängigen sein, da sie zu übermäßigem Essen anregt und Ihre Einhaltung der Ernährungsregeln gefährden kann. Ich sage nicht, dass Sie jeden Tag genau das Gleiche essen müssen, aber je mehr Sie lernen, Ihre Mahlzeiten zu vereinfachen, desto mehr Erfolg werden Sie haben. Trotzdem müssen Sie nicht wie ein Mönch essen. Gönnen Sie sich so viel Abwechslung, wie Sie möchten, innerhalb der Grenzen Ihrer *vier neuen Lebensmittelgruppen*: Obst, Gemüse, Vollkorngetreide und Hülsenfrüchte. Variieren Sie bei jeder Mahlzeit das Getreide, die Bohnen, das Gemüse und die Soße, um die Speisen interessant und schmackhaft zu halten. Die möglichen Kombinationen sind endlos. Im Rezeptteil finden Sie dazu über hundert köstliche Rezepte.

Die dritte der sieben Regeln ist **KONSEQUENZ**. Damit meine ich standhaftes Festhalten. Die erfolgreichen Teilnehmer des *ultimativen Abnehm-Programms* sind die unerschütterlichen.

Denken Sie an all die Menschen in verschiedenen Bereichen, die Sie bewundern. Itzhak Perlman spielt zwar seit seinem dritten Lebensjahr Geige und war im Alter von zehn Jahren ein Virtuose, aber Sie können sicher sein, dass er auch konsequent übte und das immer noch tut. Denken Sie an all die großartigen Athleten, die Sie bewundern, und an einige der erstaunlichen Leistungen, die diese vollbracht haben. Glauben Sie, dass es jemals einen Olympiasieger gegeben hat, der nur jeden zweiten Dienstag trainiert hat? Wenn Sie konsequent etwas tun, bedeutet dies, dass Sie es auf die gleiche Weise und mit wenigen Variationen tun. Und wenn Sie konsequent etwas tun, wird es zur Gewohnheit. Selbst kleine Änderungen können enorme Auswirkungen haben, wenn sie im Laufe der Zeit konsequent durchgeführt werden. Sie werden hier aufgefordert, einige ziemlich große Änderungen in Ihrem Leben vorzunehmen, und ich verspreche Ihnen, dass es sich lohnen und der Erfolg tief greifend sein wird, wenn Sie diese Änderungen konsequent umsetzen.

Die vierte der sieben Regeln ist **KOCHEN**. Jeder, der mit dem *ultimativen Abnehm-Programm* erfolgreich abnehmen und seinen Gewichtsverlust aufrechterhalten konnte, war bereit zu lernen, wie man kocht. Die Leute haben keine Kochschule besucht, aber sie haben grundlegende Kenntnisse in der Küche erlangt und herausgefunden, wie man zumindest ein paar einfache, gesunde und köstliche Mahlzeiten zubereitet. Und mit zeit- und geldsparenden

Werkzeugen wie dem Schnellkochtopf ist dieser Vorgang einfach wie noch nie. Ich hatte einmal eine Kundin, eine Frau in den Vierzigern, die buchstäblich nicht wusste, wie man eine Kartoffel kocht. Und obwohl es nicht notwendig ist, ein Sternekoch zu werden, ist es für einen langfristigen Erfolg zumindest eine gute Idee zu wissen, wie man Vollkorngetreide, Hülsenfrüchte und ein paar Vorspeisen und Soßen zubereitet. Die meisten Menschen essen nicht pro Monat dreißig verschiedene Frühstücke, Mittagessen und Abendessen. Sie finden ihre Favoriten und wiederholen sie. Sie sollten dasselbe mit den neuen Lebensmitteln tun, die Sie essen.

DER WEG ZEIGT SICH BEIM GEHEN ...

Anstatt immer nach neuen Rezepten zu suchen, haben Sie gelernt, gesunde Gerichte aus einfachen Zutaten zusammenzustellen. Das Vorkochen ermöglicht es Ihnen, immer gesunde Lebensmittel bereit zu haben. Wenn Sie Getreide und Bohnen kochen, können Sie etwas davon essen und etwas für später einfrieren. Dann können Sie köstliche Gerichte wie beispielsweise Reis mit Bohnen mit einer *Salsa in einer Minute* (Rezept auf Seite 243) oder mit gedämpftem Gemüse oder mit grünem Blattgemüse schnell zusammenstellen. Wenn bei Ihnen gesunde Lebensmittel immer zur Verfügung stehen, werden Sie sie essen, wenn Sie hungrig sind. (Es sei denn, Sie haben immer noch ungesunde Lebensmittel in Ihrer Umgebung.)

Das Kochen Ihres Essens ist vielleicht nicht so preisgünstig und schnell, wie etwas beim Drive-In zu holen, aber das Leben mit lebensmittelbedingten Krankheiten wie Herzkrankheiten oder Diabetes ist teuer und wird Sie ausbremsen. Die Zeit, die Sie mit Kochen verbringen, verblasst im Vergleich zu der Zeit, die Sie für häufige Besuche in der Arztpraxis benötigen. Während Sie kochen, können Sie diese Zeit nutzen, um Ihre Lieblingsmusik oder Ihren Lieblings-Podcast anzuhören. Ich nutze die Zeit, um Hörbücher oder Dr. Lisles Podcast mit dem Titel *Beat Your Genes* anzuhören. Je mehr Sie kochen, desto einfacher wird es und desto schneller wird es gehen, besonders wenn Sie einfache Gerichte essen.

Die fünfte der sieben Regeln ist **VERÄNDERUNG**. Wenn Sie wirklich wollen, dass sich Ihr Leben ändert, müssen Sie bereit sein, Ihren Lebensstil zu ändern. In erster Linie werden Sie gebeten, die von Ihnen verzehrten Lebensmittel zu ändern. Viele davon haben Sie möglicherweise Ihr ganzes Leben lang gegessen, und Sie haben möglicherweise eine körperliche Abhängigkeit oder eine emotionale Bindung an diese Lebensmittel. Dazu müssen Sie die Art und Weise ändern, wie Sie einkaufen, Sie müssen die Lebensmittel austauschen, die Sie in Ihrem Zuhause aufbewahren, und auch die Art und Weise, wie Sie kochen, müssen Sie ändern. Und Sie ändern nicht nur die Lebensmittel, die Sie essen, sondern auch die Zubereitungsmethoden und die verwendeten Gewürze. Möglicherweise müssen Sie die Restaurants wechseln oder sogar entscheiden, ob

Sie weiterhin auswärts essen möchten oder nicht. Wenn Sie noch in Restaurants essen möchten, müssen Sie auf jeden Fall ändern, was Sie dort essen und wie Sie bestellen. Möglicherweise müssen Sie sogar Ihre Freunde ändern, zumindest vorübergehend, wenn diese Ihren neuen gesunden Lebensstil nicht unterstützen oder versuchen, Sie zu sabotieren. Und Sie müssen möglicherweise ändern, an welchen soziale Verpflichtungen oder Familienereignissen Sie teilnehmen, wenn Sie noch nicht stark genug sind, um diesen Umgebungen standzuhalten.

DER WANDEL BEGINNT MIT IHNEN

Das sind viele Veränderungen, ich weiß. Die meisten Menschen widersetzen sich ihr ganzes Leben lang dem Wandel. Viele Menschen ziehen eine Ernährungs- oder Lebensstiländerung nicht einmal in Betracht, bis der mit der Veränderung verbundene Schmerz geringer wird als der Schmerz, der entsteht, wenn alles beim Alten bleibt. Veränderung ist schwer. Aber wenn Sie viele überflüssige Pfunde mit sich herumschleppen, körperliche Schmerzen haben und mit der Scham und Schuld leben, die mit der Nahrungsmittelsucht einhergehen, kann es noch schwieriger sein, wenn Sie sich nicht verändern. Ich bin davon überzeugt, dass jede Änderung, die Sie in Richtung einer optimalen Gesundheit vornehmen, besser ist als nichts zu tun. Und je mehr Änderungen Sie bereit sind vorzunehmen und je schneller Sie bereit sind, das zu tun, desto eher werden Sie Ergebnisse sehen. Sobald Sie die Verpflichtung zur Veränderung eingegangen sind, wird das Universum seine Arme öffnen, um Sie zu unterstützen.

Die sechste der sieben Regeln heißt **GEMEINSCHAFT**. Ob Sie es glauben oder nicht, für viele meiner Kunden ist das die mit Abstand wichtigste Regel. Um es mit den Worten des Dichters John Donne zu sagen: »Kein Mensch ist eine Insel für sich ganz für sich allein.« Die meisten Menschen, die sich anders als ihre Familie oder Freunde ernähren, fühlen sich wie eine Insel, isoliert und ganz allein. Es ist aber wichtig für sie, dass sie irgendwo hineinpassen und von einer Gemeinschaft akzeptiert werden, auch wenn ihre Gemeinschaft so fett und krank ist wie sie selbst.

Sie werden sehen, wie schwer es für Sie ist, sich zu ändern. Unendlich schwieriger, wenn nicht sogar unmöglich wird es aber sein, Ihre Freunde und Familienmitglieder dazu zu bringen, sich zu verändern. Ganz gleich, ob diese auch übergewichtig sind oder nicht, es ist doch sehr unwahrscheinlich, dass sie genauso süchtig nach Zucker und Mehl, Fett, Salz, Milchprodukten und anderen tierischen Produkten sind, wie Sie es früher waren und vielleicht auch heute noch sind. Wenn Sie versuchen, andere dazu zu bringen, diesen Lebensstil anzunehmen, werden Sie ungefähr so erfolgreich sein wie Sisyphos es mit seinem Felsbrocken am Berg war. So begeistert Sie auch sein mögen, dass Sie die Lösung für sich entdeckt haben, ich würde vorschlagen, dass Sie nicht einmal mit ihnen darüber diskutieren. Zumindest nicht, während Sie noch in der Abnehmphase sind. Ich verstehe Ihre Begeisterung. Sobald Sie anfangen, Gewicht zu verlieren, sich großartig zu fühlen und Ihre Krankheiten zurückgehen, möchten Sie, dass Ihre Lieben die gleiche Heilung erfahren. Aber wundern Sie sich nicht, wenn sie nie an Bord kommen. Ich habe den größten Teil meiner Familie durch vermeidbare lebensstilbedingte Krankheiten, einschließlich schwerer Nahrungsmittelsucht, verloren und rufe dies seit vielen Jahren von den Dächern. Konzentrieren wir uns vorerst nur auf Sie und Ihre Genesung. Sie können Ihre Lieben nicht zwingen, sich auf Ihren neu entdeckten gesunden Lebensstil einzulassen. Viele von Ihnen haben ihr ganzes Leben damit verbracht, es allen recht machen zu wollen oder sich sogar zum Märtyrer gemacht, daher kann es sehr schwierig sein, nun sich selbst und Ihre Bedürfnisse an die erste Stelle zu setzen.

Eine Gemeinschaft von unterstützenden Menschen zu haben, wie es die Teilnehmer des *ultimativen Abnehm-Programms* sind, kann hilfreich sein, um die Unterstützung zu bekommen, die Sie möglicherweise nicht von Ihren Freunden und Ihrer Familie erhalten. Denn diese Leute haben mit den gleichen Herausforderungen und Schwierigkeiten zu kämpfen wie Sie. Ich verspreche Ihnen aber: Sobald Sie abgenommen und alle mit diesem Lebensstil verbundenen Krankheiten zurückgedrängt haben, werden einige Ihrer Freunde und Verwandte zu Ihnen kommen und fragen, wie Sie das geschafft haben.

SUCHEN SIE GLEICHGESINNTE!

Wie schafft man eine neue Gemeinschaft, welche die eigene Genesung und die eigene neu entdeckte Gesundheit und das Wohlbefinden unterstützt? Am 1. August 2008 habe ich eine vollwertige Ernährung auf pflanzlicher Basis ohne Zucker, Öl und Salz in mein Leben eingeführt. Ich lebte bereits seit einunddreißig Jahren, seit dem Alter von siebzehn Jahren, vegan, also waren alle meine derzeitigen Freunde und Verwandten daran gewöhnt. Aber als ich anfing, unverarbeitete Lebensmittel ohne Zucker, Öl und Salz zu essen, hatte niemand eine Ahnung, was sie mir zu essen geben sollten. Verdammt, ich wusste anfangs noch nicht einmal selbst, von was ich mich ernähren sollte. Also habe ich mich im Internet schlau gemacht und gründete für nur zwölf Dollar im Monat meine eigene Online-Gruppe namens UNPROCESSED/Whole Food Plant-Based People. Ich war sehr konkret in der Beschreibung und erklärte, dass ich mich mit Gleichgesinnten zusammentun wollte, die im Allgemeinen keine verarbeiteten Lebensmittel und im Besonderen keinen Zucker, Öl und Salz aßen. Ich dachte, ich könnte ein oder zwei verrückte Leute wie mich dazu bringen, daran teilzunehmen. Das erste Treffen war im Januar 2009. Ich war schockiert, als 25 Leute auftauchten und wunderte mich, wie lustig und (relativ) normal sie waren. Ich hatte keine Ahnung gehabt, dass irgendjemand anderes auf der Welt so aß. Im zweiten Monat erschienen fünfzig Leute, und im dritten Monat quetschten sich siebenundsiebzig Leute in meine bescheidene Wohnung.

Mittlerweile sind über fünfhundert Personen in der Gruppe, sodass wir uns nicht mehr bei mir zu Hause treffen. Aber einige der Leute von den allerersten Treffen sind noch heute meine engen Freunde.

IHR UMFELD VERÄNDERT SICH MIT IHNEN

Auch wenn Sie keine eigene Gruppe gründen möchten, können Sie sich kostenlos bei einer Online-Community anmelden und nach einer Ernährungsgruppe suchen. Sobald Sie einen gesünderen Lebensstil angenommen haben, werden Sie Menschen begegnen, die ein gemeinsames Interesse an gesunder Ernährung haben. Sie werden aus allen möglichen Ecken und Winkeln zusammengelaufen kommen. Und Sie werden auch viel Kameradschaft finden, wenn Sie an einer der verschiedenen Konferenzen zum Thema pflanzenbasierte Gesundheit teilnehmen.

Wenn Sie nicht in einer Stadt leben, die solche Veranstaltungen anbietet, oder wenn Sie es sich nicht leisten können, daran teilzunehmen, können Sie dennoch Teil einer virtuellen Community sein. Es gibt viele kostenlose Programme und Ressourcen, die für wenig oder gar kein Geld online zur Verfügung stehen, wo Sie sich mit Gleichgesinnten verbinden können. Es gibt zahlreiche Gruppen und Foren für Esssucht und emotionales Essen. Und Ihre Gemeinschaft muss nicht groß sein. Manchmal kann es ausreichen, nur eine Person zu haben, die Ihren gesunden Lebensstil unterstützt.

Die siebte und letzte der sieben Regeln ist **MITGEFÜHL**. Auch wenn Sie noch kein Veganer sind oder keinen tierischen Begleiter haben, möchte ich Sie bitten, in Betracht zu ziehen, dass Sie alle Lebewesen in Ihren Kreis des Mitgefühls aufnehmen. Albert Schweitzer sagte: »Bis er den Kreis seines Mitgefühls auf alle Lebewesen ausdehnt, wird der Mensch selbst keinen Frieden finden.«

Während ich mein ganzes Leben damit verbracht habe, meinen Kreis des Mitgefühls auf diejenigen mit Fell, Federn und Flossen auszudehnen, musste ich lernen, mit mir selbst mitfühlend zu sein, anstatt mich aufgrund meines Gewichts zu bestrafen. Vielleicht ist es auch für Sie an der Zeit, einen Teil Ihres Mitgefühls nach innen zu lenken. Die Straße, auf der Sie unterwegs sind, mag nicht immer einfach sein, aber ich verspreche Ihnen, dass sich die Reise lohnen wird. Es wird viel einfacher sein, wenn Sie sich selbst gegenüber liebevoll und mitfühlend sind, besonders wenn Sie auf dem Weg dorthin stolpern.

Ich werde Ihnen ein Beispiel aus meinem Leben geben, in dem ich »Die Sieben Regeln für den Erfolg« angewendet habe, noch bevor ich wusste, was sie waren.

In den ersten fünfzig Jahren meines Lebens war die einzige Übung, die ich jemals hinbekam, das Springen zu voreiligen Schlüssen, aber nachdem ich John Pierre getroffen hatte, kurz bevor ich fünfzig wurde, änderte sich alles. Er fing an, mit mir gemeinsam das *ultimative Abnehm-Programm* zu unterrichten und sagte, dass ich kein gutes Beispiel abgebe, weil ich mich nicht auf irgendeine Art von sportlicher Bewegung einlasse. Ich sagte ihm, dass ich nicht gerne Sport treibe. Er entgegnete, ich sei genau wie meine Kunden, die mich zur Verzweiflung brächten. Er wies darauf hin, dass ich mich ärgern würde, wenn die Programmteilnehmer ihr Gemüse nicht essen würden. Ich würde ihnen sagen: »Nun, du bist erwachsen, du musst es nicht mögen, du musst es nur tun.« Als ich ihn traf, hatte ich wirklich ein gebrochenes Knie, und es dauerte weitere anderthalb Jahre, bis ich mich überhaupt wieder irgendwie bewegen konnte. Doch dann fing ich an. Da ich keine Lust auf Sport hatte, dachte ich, ich würde einfach den Sport machen, den ich am wenigsten hasste.

DIE ZEIT IST AUF IHRER SEITE

Im August 2011 ging ich in das nächstgelegene Yoga-Studio und meldete mich für ein Angebot für Neukunden an, fünfzehn Tage unbegrenztes Yoga für zwanzig Dollar. Ich bin die VERPFLICHTUNG eingegangen, so viele Unterrichtsstunden wie möglich zu belegen und so viele verschiedene Lehrer wie möglich zu testen. Am Ende dieser fünfzehn Tage war ich so begeistert, dass ich dreißig weitere Stunden gebucht und mich wieder verpflichtet habe.

Ich bin pünktlich zum Unterricht erschienen, habe die Regeln befolgt und alle Figuren nach besten Kräften gemacht, daher war ich KONSEQUENT und habe alles korrekt EINGEHALTEN. Die Menschen, die an den Kursen teilnahmen, waren meine GEMEINSCHAFT, viele von ihnen sind jetzt liebe Freunde.

Ich habe zu der Zeit auch meine damaligen Freunde angemeldet, damit sie diese Kurse mit mir gemeinsam absolvieren konnten und habe so noch mehr Gemeinschaft geschaffen.

Ich musste bereit sein, meinen Zeitplan zu VERÄNDERN, nicht mehr so viel Zeit in sozialen Netzwerken zu verschwenden und früher ins Bett zu gehen, damit ich rechtzeitig zum Unterricht aufstehen konnte. Ich musste auch meine Überzeugung ändern, dass Sport keinen Spaß machte. Obwohl ich Bikram Yoga früher schon einmal ausprobiert und verabscheut hatte, gab es viele andere Formen von Yoga, von denen ich noch nie gehört hatte, und zwei von ihnen, Yin Yoga und Restorative Yoga, liebe ich seitdem absolut.

Mein KOCHEN selbst änderte sich nicht großartig, aber ich lernte, mir wöchentlich etwas vorzukochen, was mir Zeit verschaffte, mich dem Yoga zu widmen. Und ich musste lernen, noch mehr MITGEFÜHL mit mir selbst zu haben als jemals zuvor, weil ich diesen übergewichtigen Körper mit in den Unterricht brachte. Als ich mit Yoga anfing, konnte ich meine Beine kaum ohne starke Schmerzen auseinanderspreizen, weil sich das anfühlte, als würden sie von meinem Körper gerissen. Meine Trainerin musste mich immer abstützen, damit ich nicht vor Schmerzen weinte. Jetzt kann ich meine Beine hinter meinen Nacken legen und bin fast in der Lage, einen Spagat zu machen.

Vielen Dank, dass Sie meine Geschichte gelesen haben. Und *Namaste*.

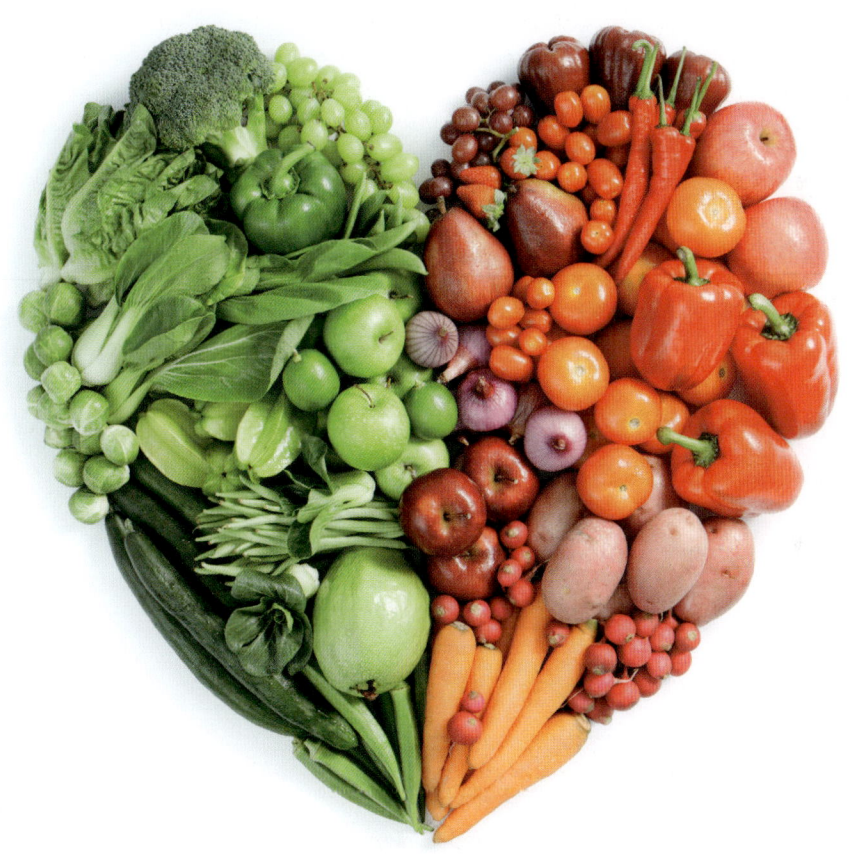

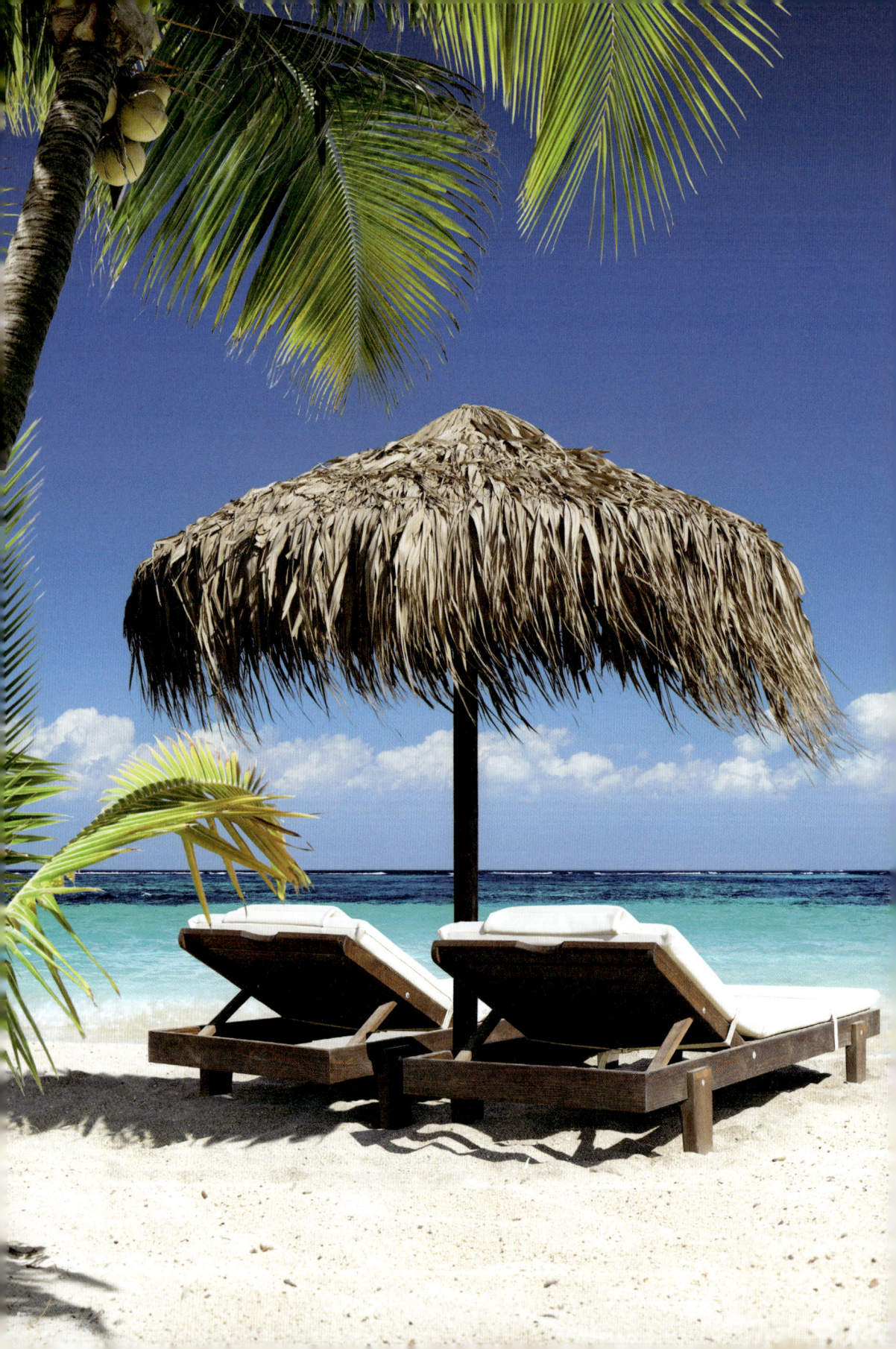

Kapitel 5

Wie Sie sich überall gesund ernähren

Seit der Veröffentlichung meines Buchs *Unprocessed* im Jahr 2011 räume ich meinen Koffer überhaupt nicht mehr weg. Ich bin häufig unterwegs und spreche über die Wunder, die mit dem Verzehr einer vollwertigen Ernährung auf pflanzlicher Basis verbunden sind. Ich erhalte fast täglich E-Mails, in denen ich gefragt werde, wie man sich auch außerhalb des eigenen Zuhauses gesund ernähren kann. Ich habe die Karibik bereist, bin im amerikanischen Norden bis Alaska und im Süden bis Mexiko gereist und habe an allen möglichen Orten übernachtet, vom Fünf-Sterne-Resort bis zum billigen Motel. Ich war mehrmals in Städten in Texas, dem Herzen des Rinderlandes, und habe viele Städte im Mittleren Westen und im tiefen Süden besucht. Ich bin von Küste zu Küste geflogen und habe fast überall dazwischen viele Städte besucht, die so klein waren, dass sie nicht einmal einen richtigen Supermarkt hatten. Und ich habe sogar ein paar Reisen nach Las Vegas überstanden!

ALLES EINE FRAGE DER ORGANISATION

Trotz all dieser Reisen habe ich es immer wieder geschafft, nicht nur veganes Essen zu finden, sondern auch vollwertiges pflanzliches Essen, das frei von Zucker, Öl, Salz, Gluten, Nüssen, Samen und Soja war, um meinen einzigartigen diätetischen Einschränkungen, Lebensmittelallergien und Vorlieben gerecht zu werden. Egal, ob in Kalifornien oder den New York Islands, ich kann Ihnen versprechen, dass man sich überall auf Reisen gesund ernähren kann, das gilt für Sie genauso wie für mich!

Außer Haus zu essen wird nie so einfach oder, wie ich finde, so lecker sein wie zu Hause zu essen. Es erfordert Planung und Vorbereitung. Aber es ist machbar. Bevor ich Ihnen erkläre, wie ich es mache, möchte ich erläutern, warum es meiner Meinung nach für so viele Menschen so schwierig ist, sich außerhalb ihres Zuhauses gesund zu ernähren, und warum ich es umso wichtiger finde, in solchen Situationen konsequent zu bleiben. Einer der Hauptgründe, warum Menschen solche Schwierigkeiten haben, auswärts gesund zu essen, ist ihre einseitige Selbstverpflichtung, eine gesunde Ernährung *innerhalb* ihres Zuhauses durchzuführen. Wenn Sie diese Art des Essens über einen längeren Zeitraum befolgt haben und Ihre Gesundheits- und Gewichtsabnahmeziele erreicht haben, wird sie wirklich Ihre bevorzugte Ernährungsweise werden. Sie werden dann nicht mehr vom Programm abweichen wollen und damit alles, was Sie erreicht haben, wieder aufs Spiel setzen.

Oft schmecken die Lebensmittel, die Sie einst geliebt haben, nun so widerwärtig süß, ölig oder salzig für Sie, dass Sie sie einfach nicht mehr genießen können und sich nicht mehr wohlfühlen, wenn Sie sie konsumieren.

Bei manchen Menschen kommt es sogar vor, dass sie körperlich krank werden, wenn sie essen, was der Rest unserer Gesellschaft für normal hält. Oder sie bemerken sofort einige unangenehme Symptome wie Völlegefühl, Blähungen oder Gewichtszunahme und können es kaum erwarten, nach Hause zurückzukehren und ihre gesundheitsfördernde Ernährung wieder aufzunehmen.

IHRE WAHRNEHMUNG WIRD SICH VERÄNDERN

Je länger Sie sich gesund ernähren, desto besser schmeckt gesundes Essen. Und je länger Sie einfach essen, desto besser schmecken einfache Lebensmittel. Sie werden anfangen, den Geschmack der unverfälschten, unverarbeiteten, natürlichen, vollwertigen Pflanzennahrung zu bevorzugen. Und sobald Sie der »Genussfalle« der Ernährung entkommen sind, werden Sie anfangen, lieber natürliche Vollwertkost zu sich zu nehmen. Viele Menschen geben dem *ultimativen Abnehm-Programm* einfach nicht genug Zeit, damit sich ihre Geschmacksknospen vollständig auf diese neue Ernährungsweise einstellen können. Sonst würden sie anfangen zu schätzen, wie erstaunlich lecker das einfache, gesunde Essen links von der roten Linie sein kann. Wenn Sie nur einundzwanzig Tage lang gesund gegessen haben, ist es unrealistisch zu glauben, dass Sie plötzlich leicht gedämpfte lila Bio-Karotten mit frischem Schnittlauch genauso sehr genießen wie ein Stück Karottenkuchen nach einem Rezept von Sara Lee. Aber sobald Sie sich neuroadaptiert haben, werden Sie mit einem einfachen Abendessen aus Reis, Bohnen und Grilltomaten-Salsa über grünem Salat genauso zufrieden sein wie früher mit einem Fastfood-Burrito. Solange Sie sich jedoch noch nicht vollständig an diese einfacheren, weniger stimulierenden und weniger konzentrierten Lebensmittel angepasst haben, werden Sie immer nach dem nächsten Dopamin-Kick aus diesen »aufregenderen« Lebensmitteln suchen. (Denken Sie daran, je konzentrierter die Kalorienquelle, desto mehr Dopamin wird freigesetzt.)

Natürlich können Sie die Lebensmittel, die wir im Rahmen des *ultimativen Abnehm*-Programms essen, so köstlich zubereiten, wie Sie möchten. Die Realität da draußen in der Welt sieht aber so aus, dass die meisten anderen Leute dies noch nicht können. Die einzigen Lebensmittel, die gemeinhin verfügbar sind, wenn Sie versuchen, sich außerhalb Ihres Zuhauses gesund zu ernähren, sind die einfachsten Lebensmittel – Dinge wie eine einfache Ofenkartoffel oder ein trockener Salat. Im Vergleich dazu ist es geradezu aufregend, wenn man tatsächlich irgendwo einmal gedämpftes Gemüse und braunen Reis bekommen kann. Einige Leute empfinden dies als unfair, vor allem, weil es so aussieht, als ob alle anderen die »guten Sachen« essen dürften, also den ganzen krankheitsfördernden Mist. Sie haben das Gefühl, dass auch sie in der Lage sein sollten, ihren Urlaub zu genießen und in Restaurants zu schlemmen oder zu feiern. Sie sehen diese Einschränkungen als Bestrafung an. Aber ich verspreche Ihnen etwas: Wenn Sie lange genug gesund essen, werden Sie irgendwann das Gefühl haben, als ob auswärts zu essen die wahre Strafe sei. Sobald Sie anfangen, aus Hunger statt aus emotionalen Gründen wie Langeweile, Einsamkeit oder Stress zu essen, werden Sie mit der Auswahl, die Sie überall auf der Welt finden können, zufrieden sein. Dies wird natürlich nie passieren, wenn Sie noch immer Essen als Droge verwenden, sei es zum Feiern oder um sich selbst zu behandeln.

SIE KÖNNEN, WENN SIE WOLLEN!

Obwohl Sie vielleicht das Gefühl haben, dass es extrem ist, vollständig auf Leckereien zu verzichten, sollten Sie bedenken, dass ein schlanker, gesunder Körper das eigentliche Vergnügen ist. Wenn Sie in dem Buch bis hierher gelesen haben, verstehen Sie, dass ich immer noch nahrungsmittelsüchtig bin, auch wenn ich mich in Genesung befinde. Es ist mir nicht möglich, eine Süßigkeit zu essen, ohne einen Rückfall zu bekommen. Wenn Sie zu den Menschen gehören, die, wie der Autor Michael Pollan sagt, »Leckereien als eine besondere Ausnahme genießen können«, ohne dass dies Ihre geistige oder körperliche Gesundheit beeinträchtigt oder Ihr Programm und Ihre schwer verdiente Genesung gefährdet, dann können Sie dies

gerne tun. Aber wenn Sie sich bei diesen Lebensmitteln so gut mäßigen könnten, dass dies keine negativen Konsequenzen hat, hätten Sie das nicht schon längst getan? Ich bin der Meinung, dass viele von Ihnen auf eine sozial verträgliche Ausrede warten, um ihr Programm zu beenden. Sie sind nach wie vor nahrungsmittelsüchtig und haben sich noch nicht lange genug erholt, also nutzen sie diese Möglichkeiten des Essens außerhalb von zu Hause als Chance, »legitim« vom Plan abzuweichen. Klar, wie kann man auch erwarten, dass man das BBQ-Rindfleisch-Sandwich und die Pommes nicht isst, wenn das alles ist, was man am Flughafen von Memphis finden kann?

Ich habe mir von Kunden sagen lassen, dass sie unmöglich nach San Francisco fahren könnten, ohne dort das Sauerteigbrot zu essen oder ein Dodger-Spiel zu genießen, ohne einen Dodger-Hotdog zu essen. Sie haben mir berichtet, dass man es unmöglich von ihnen erwarten kann, in Frankreich keinen Käse oder in Italien keine Pasta zu essen. Und ich habe gesehen, wie sie in einem Moment der Schwäche einer dieser Versuchungen erliegen und all die harte Arbeit, die sie geleistet haben, zunichtemachen. Angefangen mit einem einzigen Bissen einer Pekannuss-Praline auf einer Reise nach New Orleans oder einem unschuldigen Mini-Schokoriegel an Halloween, sind einige so weit in die »Genussfalle« zurückgekehrt, dass sie ihr gesamtes Gewicht und manchmal mehr wieder zugenommen haben. Manche mussten sogar ihre Medikamente wieder einnehmen oder zusehen, wie sich ihr Gesundheitszustand drastisch verschlechterte. Es bricht mir das Herz, wenn ich das sehe. Weil alles mit »nur einem Bissen« passierte, von dem man ihnen fälschlicherweise gesagt hatte, dass er nicht wehtun würde. Ich glaube, es ist weitaus einfacher, sich aus der »Genussfalle« ganz herauszuhalten und konform zu bleiben, als sich immer wieder neu anpassen zu müssen und immer wieder konform zu werden.

Oder wie der heilige Augustinus einmal sagte: »Für viele ist gänzliche Enthaltsamkeit leichter als weise Mäßigung.«

WARUM RÜCKFÄLLE FATAL SEIN KÖNNEN
Das andere Problem bei der Abkehr von Ihrem Plan ist Folgendes: Wenn Sie über einen längeren Zeitraum hinweg auf die superleckeren Lebensmittel verzichtet haben, für die Sie lange Zeit eine Droge waren, ist nur eine ganz geringere Dosis erforderlich, um eine noch stärkere Wirkung zu erzielen. Aus einer viel geringeren Menge der Substanz erhalten Sie jetzt tatsächlich eine viel größere Ladung Dopamin. Das Gefühl ist viel intensiver, als Sie es in Erinnerung haben, und jetzt können Sie wirklich nicht mehr genug bekommen. In ihrem aufschlussreichen Buch *The Hunger Fix* sagt Dr. Pamela Peeke: »Wir wissen jetzt, dass der schlafende Drache der Sucht, wenn Sie ihn erwecken, stärker, mächtiger und doppelt so tödlich wird wie zuvor.«[10]

Jetzt klingt eine einfache Ofenkartoffel gar nicht mehr so schlecht, oder?

Es ist unglaublich wichtig, dass Sie wachsamer werden und nicht weniger aufmerksam, wenn Sie außerhalb Ihres Zuhauses essen. Die meisten Ihrer Freunde und Familienmitglieder sind wahrscheinlich schon seit Jahren so etwas wie Ihre »Drogendealer«. Sie werden ständig versuchen, Sie mit ihren verlockenden Leckerbissen zu verführen, indem sie Dinge sagen wie: »Oh, komm schon, ein Bissen tut nicht weh« oder »Alles in Maßen.« Ein Bissen kann tödlich sein und Mäßigung hat bei einem Süchtigen noch nie funktioniert. Ich kenne mehrere Menschen, die an Krankheiten gestorben sind, die durch die Folgen der Nahrungsmittelsucht verursacht wurden, und andere, die sich mit Selbstmordgedanken getragen haben, weil sie nicht mit dieser Krankheit umgehen konnten. Deshalb glaube ich nicht an eine »Mäßigung« als Lösung. Das Einzige, was jemals funktioniert hat, ist die Abstinenz. Bevor Sie etwas essen, das Sie möglicherweise in eine Abwärtsspirale treibt, fragen Sie sich, ob sich das lohnt. Werden Sie in der Lage sein, sich schnell und einfach wieder zu erholen und gleich mit der nächsten Mahlzeit wieder ins Programm einzusteigen? Wenn die Antwort Nein lautet, sollten Sie alle anderen Optionen in Betracht ziehen, einschließlich des Überspringens einer Mahlzeit. Ich habe im *TrueNorth Health*

---

10 Peeke, Pamela und van Aalst, Mariska, »The Hunger Fix: The Three-Step Detox and Recovery Plan for Overeating and Food Addiction«, N.Y., Rodale, 2012, S. 125

Center schlanke Menschen kennengelernt, die über vierzig Tage lang gefastet und dabei nur Wasser konsumiert haben. Wenn Sie keine Medikamente einnehmen, die dies nicht zulassen, könnten Sie sicher einmal eine Mahlzeit auslassen, falls es nichts zu essen gibt, was dem Programm entspricht. Es soll sogar schon vorgekommen sein, dass es Menschen überlebt haben, von Los Angeles nach New York zu fliegen, ohne die abgestandenen Erdnüsse zu essen.

DEN INNEREN SCHWEINEHUND ÜBERLISTEN

Etwas, um das ich meine Kunden häufig bitte, wenn sie mit diesen oft herausfordernden auswärtigen Esssituationen konfrontiert werden, ist, sich auf ihre Ziele zu besinnen und sich zu fragen, ob das Essen oder Trinken dieses bestimmten Lebensmittels sie näher an ihr Ziel bringt oder weiter weg davon. Sich wirklich zu gesundem Essen zu verpflichten, macht es einfacher, mit diesen oft komplexen sozialen Situationen umzugehen. Und denken Sie daran, dass Sie es niemals bereuen werden, etwas nicht Konformes *nicht gegessen* oder getrunken zu haben. Sie haben bei jeder Mahlzeit die Wahl: Sie essen entweder für Ihre Genesung oder für Ihre Sucht. Beides gleichzeitig geht nicht.

Alle Ereignisse, bei denen Sie aushäusig essen, fallen immer in eine von drei Kategorien: Situationen, in denen Sie die vollständige Kontrolle über Ihr Essen haben, Situationen, in denen Sie teilweise die Kontrolle über Ihr Essen haben, oder Situationen, in denen Sie wenig oder gar keine Kontrolle über Ihr Essen haben. Die Lösung besteht darin, sich auf den Erfolg vorzubereiten, indem Sie für das Auswärtsessen so viele Situationen wie möglich schaffen, in denen Sie die vollständige Kontrolle über Ihre Nahrungsaufnahme haben können. Außerhalb Ihres Zuhauses ist das Reisen ein Beispiel für eine Situation, in der Sie häufig die vollständige Kontrolle über Ihr Essen haben können. Ob Sie mit dem Auto, Fahrrad, Bus, zu Fuß, dem Flugzeug oder Zug reisen, Sie dürfen sich Ihr Essen mitbringen. Wenn Sie an Ihrem Ziel ankommen, sei es in einem Hotel oder in einer Privatunterkunft, haben Sie die volle Kontrolle, wenn Sie dort einen Kühlschrank haben und Ihre eigenen Mahlzeiten zubereiten können. Das Gleiche trifft auch auf andere Bereiche zu. An jeden Ort, an dem Sie Essen mitbringen dürfen, z. B. in einem Park, in einer Schule oder an Ihrem Arbeitsplatz, können Sie das absolut gesündeste Essen mitnehmen. Und wenn es andere Leute gibt, die mit Ihnen gemeinsam essen werden, bringen Sie viel mit, um es mit ihnen zu teilen, denn sie werden am Ende Ihr Essen oft auch gerne mögen.

Ein Beispiel für eine Situation, in der Sie eine gewisse Kontrolle haben, ist ein Restaurant. Schauen Sie die Speisekarte gründlich durch, um geeignete Optionen zu finden, wozu ich Ihnen noch einige Tipps geben werde. Bei jemand anderem zu Hause zu essen, ist ein weiteres Beispiel. Wenn zumindest ein Teil des Essens, das man Ihnen anbietet, konform ist, sollten Sie bereit dazu sein, die nicht konformen Lebensmittel höflich abzulehnen.

Die schwierigsten Situationen sind die, in denen Sie keine Kontrolle über das servierte Essen haben. Beispiele dafür sind große Veranstaltungen wie eine Hochzeit oder eine Bar Mizwa oder die Einladung eines Gastgebers, der sich weigert, auf Ihre speziellen Ernährungsbedürfnisse einzugehen. Ich versuche, diese Situationen und Menschen wie die Pest zu meiden, und wenn ich es nicht kann, stelle ich sicher, dass ich vor der Veranstaltung etwas extrem Gesundes und sehr Sättigendes wie eine Süßkartoffel zu mir nehme und ein passendes Essen in der Kühlbox im Auto habe.

LÖSUNGEN GIBT ES IMMER

Alle Szenarien für das Essen außerhalb des eigenen Zuhauses erfordern ein gewisses Maß an Planung. Mit der Ausnahme, dass Sie keine Flüssigkeiten in ein Flugzeug mitnehmen können (es sei denn, Sie haben sie nach dem Durchlaufen der Sicherheitskontrolle gekauft), können Sie wirklich fast jedes andere Lebensmittel mit an Bord nehmen, das Sie möchten. Sie können sogar Eiswürfel mitnehmen, um Ihr Essen kalt zu halten, solange diese tiefgefroren sind und Sie sie aus Ihrer Tasche nehmen, damit man sie bei der Sicherheitskontrolle in dem Röntgengerät untersuchen kann. Sie können auch tiefgefrorene Lebensmittel mitnehmen, z. B. Beutel mit tiefgefrorenem Obst und Gemüse, oder Speisen, die Sie vor der Reise eingefroren haben, damit Sie diese Dinge dann essen können, wenn Sie an Ihrem Bestimmungsort angekommen sind. Ich nehme mir immer Essen für mindestens 24 Stunden mit, wenn ich unterwegs bin. Ich bin seit 2011 unermüdlich auf Achse und kann Ihnen nicht sagen, wie oft ich Verspätungen erlebt habe, bei denen ich bis zu vierundzwanzig Stunden gebraucht habe, um an mein Ziel zu gelangen oder nach Hause zurückzukehren. In meiner Kühltasche habe ich immer mehrere gekochte Kartoffeln oder Süßkartoffeln und rohes Gemüse wie Zuckerschoten oder Babykarotten und einige *Heidelbeer-Haferflocken-Hirse-Muffins* (Rezept auf Seite 155). Ich stecke auch nicht verderbliche Lebensmittel in meinen Rucksack, also Obst wie Äpfel, Bananen und Orangen. Und ich nehme manchmal auch einige nicht verderbliche Snacks wie gefriergetrocknete Apfelchips oder getrocknete Bananen mit. Sie werden nur aus Früchten hergestellt. (Hummus scheint eine Grauzone zu sein. Wenn es in einem Wrap verarbeitet ist, geht es möglicherweise durch die Sicherheitskontrolle, während es in einem Behälter häufig konfisziert wird. Unglaublich, aber wahr, aber mein Kollege John Pierre entwässert sein Hummus und rührt es dann wieder mit Wasser an, wenn er an seinem Zielort ankommt.) In meinem Koffer befinden sich immer auch salzfreie Bohnen aus biologischem Anbau, die in aseptischen Boxen verpackt sind. Damit ergänze ich meine Salate. Man kann die Schachtel ganz aufreißen und benötigt nicht einmal eine Schere. Ich nehme auch haltbaren vorgekochten Vollkornreis oder Quinoa in Einzelportionen mit. Das

Essen, das in Flugzeugen und auf den meisten Flughäfen verkauft wird, ist nur überteuertes Junkfood. Deshalb stelle ich immer sicher, dass ich nie hungrig bin oder in Versuchung geraten kann.

Gelegentlich kaufe ich Lebensmittel an Flughäfen. Manchmal bekommt man ein einfaches Haferflocken-Porridge, das mit Wasser zubereitet wird und dem ich einfach eine Banane als Süßungsmittel hinzufüge. Bedenken Sie bitte, dass manche Haferflocken-Produkte mit zuckerhaltiger Sojamilch zubereitet werden, daher sollten Sie immer zuerst fragen, wie die Haferflocken zubereitet sind. Ich bin sowieso allergisch gegen Soja, aber schon eine kleine Menge Zucker in einem Rezept reicht als Suchtauslöser für mich aus. Manche Shops bieten beispielsweise einen Smoothie mit nur Gemüse, Wasser und Früchten nach Kundenwunsch an. Schauen Sie sich einfach auf den Flughäfen um. In diesen Reisesituationen gönne ich mir gelegentlich einen Smoothie. Äpfel, Bananen und Orangen sind an jedem Flughafen leicht zu finden. Auf vielen Flughäfen gibt es Restaurants, in denen Sie einfache heiße Ofenkartoffeln kaufen können. In asiatischen Restaurants finden Sie einfachen braunen Reis mit gedämpftem Gemüse. Wenn Sie das Gericht nicht auf der Speisekarte entdecken, fragen Sie einfach nach. Ich habe sogar in Kettenrestaurants pures gedämpftes Gemüse bekommen, obwohl es nicht auf der Speisekarte stand. (Normalerweise kochen sie ihr Gemüse mit Hühnerbrühe und Öl, daher ist es wichtig, dass Sie sich immer nach der genauen Zubereitungsmethode

erkundigen.) Ich biete immer an, mehr Geld für meine spezielle Bestellung zu bezahlen. Das Schlimmste, was passieren kann, ist, dass sie Nein sagen. Bei jedem Flughafen, zu dem ich fliege, versuche ich vorab herauszufinden, wie die Essensauswahl dort aussieht. Sie können dies online nachschlagen, indem Sie den Flughafen googeln, um zu sehen, was die verschiedenen Essensoptionen sind. Oder lesen Sie es in einem Flughafen-Reiseführer nach.

INFORMIEREN SIE SICH BEIZEITEN

Da immer weniger Nonstop-Flüge angeboten werden, wähle ich meinen Anschlussflughafen danach aus, wie gesund die Ernährungsmöglichkeiten dort sind. Wenn ich zum Beispiel die Wahl habe, in Chicago die Flughäfen Midway oder O'Hare zu nutzen, entscheide ich mich immer für Midway, weil es dort ein Salatbar-Restaurant gibt, das ölfreies Dressing anbietet. Ich war dort einmal acht Stunden lang gestrandet, also hat sich das wirklich ausgezahlt. Wenn ich die Möglichkeit habe, wähle ich für eine Verbindung immer den Flughafen San Francisco, da er über eine frische Saftbar (was bedeutet, dass dort auch frisches Obst und Gemüse verarbeitet wird) und einen Yoga-Raum verfügt. Machen Sie also Ihre Hausaufgaben, bevor Sie Flüge buchen.

Sobald Sie Ihr Ziel erreicht haben, werden Sie höchstwahrscheinlich bei jemandem übernachten, den Sie kennen, oder in einem Hotel oder an einem Ort, den Sie gebucht haben. Ich werde über das

Essen bei anderen Leuten in Kürze etwas sagen, vorab aber einige Tipps für den Aufenthalt in einem Hotel. Versuchen Sie immer, ein Zimmer mit Kühlschrank zu bekommen. Und wenn Ihr Zimmer über keinen verfügt, fragen Sie nach. Selbst in Situationen, in denen man mir zunächst gesagt hat, dass dies nicht möglich sei, konnte man mir dennoch einen kleinen Kühlschrank besorgen. Ich erzählte eine »kleine Notlüge«, dass ich Medikamente einnehme, die gekühlt werden müssten, und bat das Personal, diese für mich aufzubewahren. Ich würde ein paar Mal am Tag runterkommen, um sie mir zu holen. Und schon wurde ein Minikühlschrank auf mein Zimmer geschickt! Ich finde es am besten, das Hotel im Voraus anzurufen, um diese Anfrage zu stellen. (Und wenn Sie absolut keinen Kühlschrank bekommen können, bekommen Sie in der Regel immer Eis, um Ihr Essen kalt zu halten.) Viele Hotels verfügen heute routinemäßig über Kaffeemaschinen und Mikrowellen in den Zimmern. So können Sie jeden Morgen ein Haferflocken-Gericht auf Ihrem Zimmer zubereiten. Ich nehme, wenn ich unterwegs bin, immer einige Gefrierbeutel mit meinem *Haferbrei mit Apfel* (Rezept Seite 151) und Portionskartons mit ungesüßter Pflanzenmilch mit, einen für jeden Tag. Die Flüssigkeit und die Frucht gebe ich dann vor Ort hinzu.

UNTERWEGS MIT DEM SCHNELLKOCHTOPF

Ob Sie es glauben oder nicht, ich reise immer mit meinem elektrischen Schnellkochtopf, damit ich Gemüse und Kartof-feln zum Frühstück in meinem Hotelzimmer dämpfen kann. Ich kann sogar Reis darin zubereiten. Ich gehe immer in ein Lebensmittelgeschäft, sobald ich in einer neuen Stadt ankomme, noch bevor ich in meinem Hotel einchecke, damit ich während meiner Reise alles habe, was ich brauche. Mit Car-Sharing ist das jetzt sehr einfach und erschwinglich geworden.

Eine der Fragen, die mir am häufigsten gestellt wird, ist, wie man sich in Restaurants gesund ernährt. Daher kommen hier nun einige Tipps, die ich im Laufe der Jahre verwendet habe. Es kann schwierig genug sein, auswärts zu essen, wenn Sie vegan leben, aber noch schwieriger, wenn Sie kein Öl konsumieren, und fast unmöglich, wenn Sie kein Salz essen. Also hier mein Tipp Nummer eins zum Essengehen, egal ob in einem Restaurant oder bei jemand anderem: Essen Sie etwas, bevor Sie hingehen. Wenn Sie beim Betreten des Restaurants nicht am Verhungern sind, treffen Sie mit geringerer Wahrscheinlichkeit eine schlechte Wahl. Wenn Sie dann nur einen Salat ohne Dressing bekommen können, werden Sie das nicht als schlimm empfinden. Restaurants verbrauchen mehr Zucker, Fett und Salz als irgendjemand zu Hause. Wundern Sie sich daher also nicht, wenn es sehr schwierig ist, dort eine gesunde Mahlzeit zu bekommen. Es gibt Websites auf denen Sie diese Restaurants im Voraus nachschlagen können. Bedenken Sie jedoch, dass ein Restaurant nicht gesund sein muss, nur weil es vegan ist. Tatsächlich muss ich leider sagen, dass ich in

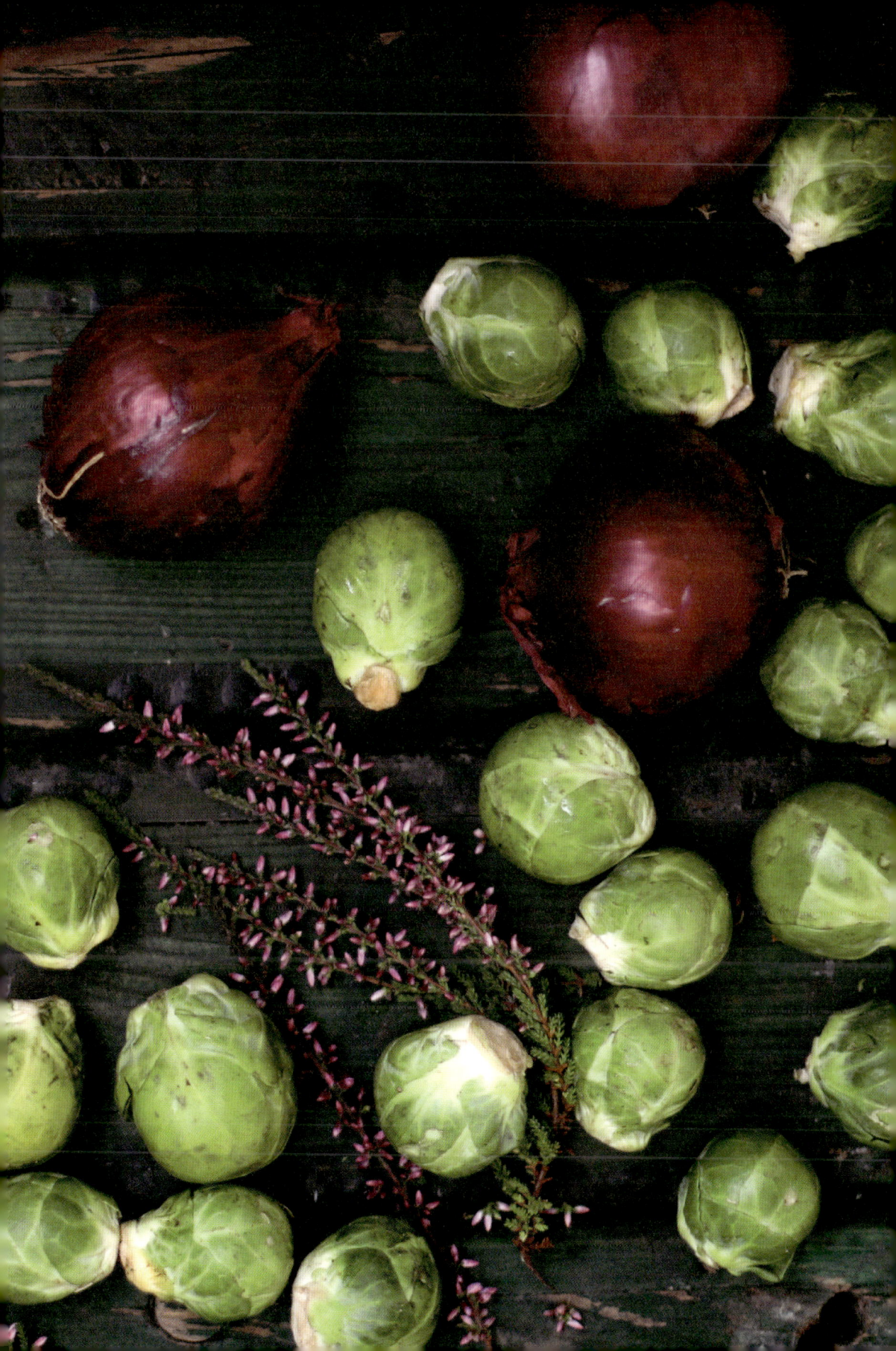

nicht-veganen Lokalen häufig gesünder und befriedigender gegessen habe. In einem Steakhouse konnte ich eine riesige Ofenkartoffel und Salsa mit einer Vielzahl von frischem Gemüse bekommen. Und sie waren bereit, sie für mich extra zuzubereiten, ganz ohne Salz oder Öl, ganz nach meinen Wünschen. Aber ich esse grundsätzlich etwas, bevor ich ein Restaurant betrete.

Wenn Sie im Voraus wissen, wo Sie speisen werden, können Sie häufig die Speisekarte auf der Website nachschlagen. Viele Restaurants listen ihre Nährwertangaben jetzt auch online auf. Wenn Sie also feststellen, dass ein »gesunder Kohlsalat« dreiundfünfzig Gramm Fett enthält, sollten Sie die Finger davon lassen. Wenn ein Restaurant über mehrere Standorte verfügt, muss es seine Nährwertinformationen online auflisten. Wenn eine Kette mehr als zwanzig Standorte hat, müssen sie in Amerika diese Informationen jetzt auch in die Speisekarte aufnehmen.

BLEIBEN SIE SICH TREU!

Leider sind die Zeiten vorbei, in denen Köche tatsächlich nach Rezepten kochten und das Essen selbst zubereiteten. Die Köche der meisten Restaurants stellen lediglich die vorverpackten Lebensmittel zusammen. Fast jedes Restaurant bereitet sein gesamtes Essen im Voraus zu. Daher ist es nicht immer möglich, Ersatzprodukte anzufordern. Wenn Sie dies jedoch können, gibt es verschiedene Möglichkeiten, das Passende in der Speisekarte zu finden. Wenn Sie beispielsweise keinen Spinat auf der Speisekarte sehen, aber Sie bemerken, dass ein Spinat-Omelett zum Frühstück angeboten wird, können Sie fragen, ob die Küche etwas Spinat für Sie dämpft. Wenn Sie keinen Reis oder keine Bohnen auf der Speisekarte sehen, aber bemerken, dass diese als Teil eines Burritos angeboten werden, können Sie immer fragen, ob Sie eine Beilage von Reis und Bohnen bekommen können. Achten Sie aber darauf, dass man im Restaurant kein Öl darübergießt. Viele Restaurants verwenden Sojaöl in Reis und Bohnen. Denken Sie daran: Soja, Mais und Weizen sind die drei am stärksten genetisch veränderten Pflanzen.

Ich war vor Kurzem in einer kleinen Stadt mit 1.500 Einwohnern. Die einzigen Restaurants waren Schnellimbisse und Tavernen, in denen alles gebraten wurde. In dem Lokal, in dem ich zu Abend aß, bemerkte ich, dass sie sowohl Pommes als auch Süßkartoffel-Pommes auf der Speisekarte hatten, also mussten sie wohl auch Kartoffeln haben. Ich fragte, ob sie mir eine Kartoffel zubereiten würden, egal auf welche Art, außer frittiert, also im Ofen gebacken, gedämpft oder sogar in der Mikrowelle gekocht. Sie bereiteten mir daraufhin eine Kartoffel und eine Süßkartoffel in der Mikrowelle zu und servierten sie mir mit etwas Salsa. War es das beste Essen, das ich je hatte? Nein. Aber muss jede Mahlzeit, die Sie essen, wie in einem Fünf-Sterne-Restaurant sein? Wenn ja, bin ich mir nicht sicher, wie viel Erfolg Sie langfristig mit diesem Programm haben werden. In einer anderen Stadt sah ich in einem Hotel auf der Speisekarte »Pommes frites aus Yukon-Goldkartoffeln«. Als ich fragte, ob sie mir eine Ofenkartoffel machen könnten, sagten sie Nein. Sie kauften ihre Pommes vorgefertigt und bereits gefroren. Leider ist es das, was immer mehr Restaurants tun: Sie stellen ihr Essen zusammen, anstatt es tatsächlich zu kochen. Immer, wenn ein Lokal sich sehr bemüht, meine speziellen Ernährungsbedürfnisse zu befriedigen, sage ich ihnen, wie dankbar ich bin, und gebe sehr großzügiges Trinkgeld. Und ich schreibe dann immer auch eine glänzende Online-Rezension und erwähne, wie sehr sie sich für mich bemüht haben.

Wenn ich in einem unbekannten Restaurant essen muss, rufe ich außerhalb der Stoßzeiten (nach der Mittagspause und vor dem abendlichen Andrang) dort im Voraus an und frage, ob sie in der Lage sind, meine speziellen Diätwünsche zu erfüllen. Ich entschuldige mich im Voraus dafür, dass ich schwierig erscheine, und erkläre, dass es sich um »ärztliche Anweisungen« handelt und dass ich aus medizinischen Gründen vegan lebe und eine spezielle Ernährung einhalten muss, und kein Öl konsumieren darf. Wenn das Essen mit Öl darauf serviert wird, schicke ich es zurück und erkläre, dass es mir sehr leidtut, ich aber *tödlich allergisch* bin, was Dr. Esselstyn seinen Herzpatienten rät.

IHRE BEDÜRFNISSE SIND DAS MASS DER DINGE

Manchmal sagt man mir in Restaurants, dass man meine Nachfrage befriedigen könne, manchmal nicht. Das Schlimmste, was Restaurantbetreiber oder -köche

sagen können, ist Nein. Aber wenn sie Ja sagen, bin ich sehr dankbar und erzähle es allen. Wenn Sie sich nicht sicher sind, ob Ihre Bedürfnisse erfüllt werden, ist es immer am besten, vor dem Restaurantbesuch etwas zu essen. Und denken Sie daran, Sie haben immer die Möglichkeit, in jeder Situation auch einfach nichts zu essen.

Ich kenne Leute, die eine kleine Visitenkarte mit sich führen, die besagt, was sie essen können und was sie nicht essen können, und den Kellner bitten, sie dem Koch zu übergeben. Ich hatte mit etwas Ähnlichem auch schon Erfolg. Ich schrieb auf ein Blatt Papier, dass ich Obst, Gemüse, Vollkorngetreide oder Hülsenfrüchte essen und Zucker, Öl oder Salz nicht essen könne, und dankte dem Koch für seinen Einfallsreichtum. Wenn der Koch verfügbar ist, bitte ich darum, mit ihm persönlich zu sprechen, um meine Ernährungsbedürfnisse zu erläutern. Auf diese Weise habe ich einige ziemlich kreative und köstliche Mahlzeiten kredenzt bekommen. Ein sehr erfolgreiches U.-A.-Mitglied, das auf einem Kreuzfahrtschiff konform bleiben wollte, überreichte dem Koch eine Liste mit dem, was sie essen konnte und was nicht und berichtete, dass alle ihre Mahlzeiten ihren genauen Spezifikationen entsprachen und köstlich waren! Da es schwierig ist, in einem Restaurant ölfreie Dressings außer irgendwas mit Essig und Zitrone zu bekommen, bringe ich diskret mein eigenes Dressing in meinem kleinen verschlossenen »Dressing 2 Go«-Behälter mit. Es ist immer am besten, wenn Sie das Restaurant auswählen. Ich wähle dann ein Restaurant aus, von dem ich weiß, dass es eine Salatbar hat oder es dort Ofenkartoffeln gibt. Trotzdem habe ich immer mein eigenes Salatdressing und salzfreie Salsa in meiner Kühltasche dabei.

In vielen veganen Restaurants ist mir schon gesagt worden, dass ich nichts ohne Öl bekommen könne und dass es keinen Ersatz gäbe. Da ich kein Fan von vegetarischem Fleisch und vegetarischem Käse bin, esse ich mich daher lieber vorher satt und bestelle vor Ort einfach eine Tasse Tee. Wenn meine Begleiter dann fragen, warum ich nichts esse, sage ich nur, dass ich spät gefrühstückt oder spät zu Mittag gegessen habe. Wenn es sich bei ihnen um solche Lebensmittel-Propheten handelt, die alles tun, um mich dazu zu bringen, nicht konformes Essen zu mir zu nehmen, sage ich ihnen einfach, dass ich am nächsten Tag eine Darmspiegelung habe. Das bringt sie normalerweise zum Schweigen.

THEMATISIEREN SIE DIE NAHRUNGSQUALITÄT!

Ich habe einigen Restaurants kostenlose Beratungen angeboten, damit sie eine gesündere Auswahl anbieten können, und einige von ihnen waren meinen Vorschlägen gegenüber tatsächlich aufgeschlossen. Bedenken Sie aber, dass in den meisten Restaurants der Großteil des Essens im Voraus gekocht und zubereitet wird. Es wird daher schwierig sein sicherzustellen, dass es kein Öl oder Salz enthält. Wenn Restaurantbetreiber feststellen, dass sich eine gesun-

de Variante gut verkauft und die Leute sie bestellen, setzen sie dieses Gericht normalerweise auf die Speisekarte. Auf diese Weise habe ich ein mexikanisches Grillrestaurant dazu gebracht, den *AJ Burrito* auf die Karte zu setzen. Später kamen noch die *AJ Bowl* und die *AJ Plate* hinzu. Ich muss oft sagen, dass ich allergisch gegen Öl bin, um absolut sicher zu sein, dass ich nichts davon in mein Essen bekomme. In vielen asiatischen Restaurants, in denen ich ausdrücklich um eine ölfreie Zubereitung gebeten habe, wurde dies als weniger Öl interpretiert. Im Allgemeinen ist es in ethnischen Restaurants ziemlich einfach, gedämpftes Gemüse und Vollkornreis zu bekommen. Ich finde es oftmals weniger schwierig, in Restaurants zu essen als bei anderen Menschen zu Hause, weil der Kellner es nicht persönlich nimmt, wenn Sie etwas nicht essen, nicht wollen, nicht mögen oder es sogar zurückschicken. Versuchen Sie das mal bei Ihrer Schwiegermutter!

Wenn Sie gerade erst mit dem *ultimativen Abnehm*-Programm beginnen, empfehlen wir, dass Sie sich so lange wie möglich, zumindest aber für die ersten einundzwanzig Tage des Programms, vom Essen in Restaurants oder anderen Privathaushalten fernhalten. Viele haben das Gefühl, dass dies extrem ist, aber wenn sie erst einmal verstehen, wie unglaublich schwierig es für einen Lebensmittelsüchtigen sein kann, auswärts zu essen, besonders für einen, der noch nicht sehr lange enthaltsam ist, erkennen sie, dass dies eine sehr sinnvolle und vernünftige Aufforderung ist. Sich um Ihre Bedürfnisse zu kümmern, ist nicht egoistisch. Es zeigt viel Selbstliebe und Selbstachtung, etwas, das viele meiner Klienten sich mühsam angewöhnen müssen. Selbstpflege ist Gesundheitsfürsorge. Viele meiner Klienten wollen es chronisch immer allen anderen recht machen. Es ist schwierig für sie, ihre eigenen Bedürfnisse in den Vordergrund zu stellen. Eine gesellschaftliche Einladung abzulehnen, etwas vorab zu essen oder Lebensmittel zu einem gesellschaftlichen Ereignis mitzubringen, hilft ihnen auf diesem Weg.

Bei anderen Leuten etwas zu essen, insbesondere bei Menschen, die sich nicht so gesund ernähren wie Sie, kann, vorsichtig ausgedrückt, eine große Herausforderung sein. Sich in sozialen Situationen richtig zu verhalten, in denen Sie andere Menschen nicht beleidigen und gleichzeitig Ihrem eigenen Ernährungsplan treu bleiben möchten, kann schwierig sein. Daher verrate ich Ihnen nun einige Strategien, die ich in der Vergangenheit angewendet habe. Egal, ob ich die Person gut kenne oder nicht: Das Erste, was ich mache, wenn ich zu einem Essen eingeladen werde, ist zu fragen, ob ich ein Gericht für alle mitbringen kann, das ich bewusst ganz verlockend darstelle. (»Kann ich meinen *vollmundigen Rote Bete Salat* mit dem *Dressing, das einen aus den Socken haut,* mitbringen?«, Rezepte auf den Seiten 217 und 216.) Somit werde ich nicht abgelehnt. Wenn der Gastgeber Ja sagt, ist das für mich ein Freifahrtschein. (Ich habe gerade eine Essenssituation auswärts geschaffen, bei der ich vollständige Kontrolle über mein Essen habe.) Ich

kann Ihnen nicht sagen, wie oft mein Gericht auf Anerkennung gestoßen ist und wie oft alle nach dem Rezept gefragt haben. Wenn der Gastgeber Nein sagt, dann erkläre ich entweder, dass ich schwere Nahrungsmittelallergien habe oder dass ich eine ganz spezielle Diät auf »ärztliche Anordnung« einhalten muss, und frage, ob es ihm etwas ausmacht, wenn ich mein eigenes Essen nur für mich mitbringe. In dem seltenen Fall, dass sogar dies abgelehnt wird, gehe ich entweder nicht hin oder esse vorher etwas und schiebe das Essen auf meinem Teller hin und her und esse das, was daran konform ist, wenn ich dort bin. Wenn der Gastgeber bereit ist, mir etwas Besonderes zuzubereiten, dann bitte ich um etwas ganz Einfaches wie eine Ofenkartoffel, damit er sich nicht zu viel Mühe geben muss.

MACHEN SIE ANDERE NEUGIERIG!

Wenn es eine Mitbringparty ist, dann haben Sie Glück! Sie können alles mitbringen, was Sie wollen und so viel Sie wollen. Und Sie können dies als Gelegenheit nutzen, anderen zu zeigen, wie lecker gesunde, konforme Lebensmittel sein können. Ich habe es noch nie erlebt, dass jemand mein *Linsen-Chili* (Rezept auf Seite 196), meinen *Chipotle-Bohnen-Burger* (Rezept auf Seite 178), den *kräuterigen Quinoa-Taboulé* (Rezept auf Seite 258) oder den *köstlichen Wassermelonen-Salat* (Rezept auf Seite 240) nicht mochte. In einigen sehr exklusiven Resorts, in denen ich gearbeitet habe, habe ich diese Gerichte Menschen serviert, die sonst die *Standard American Diet* zu sich nahmen, und sie haben sie geliebt und mich sogar nach dem Rezept gefragt! Ich esse schon so lange anders, dass ich es mir einfach zur Gewohnheit gemacht habe, meine Kühlbox mit gesunden, konformen Lebensmitteln überallhin mitzubringen.

Ich bin in einem koscheren Haushalt aufgewachsen und habe einfach akzeptiert, dass die Welt nicht auf meine speziellen Ernährungswünsche eingehen würde. Ich lernte, dass ich mein Essen mitbringen musste, wenn ich etwas essen wollte. Das Gleiche passierte, als ich 1977 Veganer wurde. Wenn ich etwas essen wollte, musste ich mein eigenes Essen mitbringen. Daher fällt es mir nicht schwer, jetzt sicherzustellen, dass ich U.-A.-Speisen bei mir habe, wohin ich auch gehe. Wenn ich an Orten war, an denen ich nichts essen konnte, habe ich absichtlich mein Handy oder meine Brieftasche im Auto gelassen. Dann habe ich mich höflich entschuldigt und bin zu meinem Auto gegangen, um dort mein mitgebrachtes Essen zu verzehren. Ich kann Ihnen gar nicht sagen, wie wichtig es ist, immer und überall Essen mit sich zu führen, wenn Sie sich für einen gesunden Lebensstil entscheiden. Die Welt ist nicht darauf eingerichtet, dass wir gesund essen, also wappnen Sie sich besser dafür.

UNGESUNDES ESSEN GILT HEUTE ALS NORMAL

Wie ein Pfadfinder sollten Sie immer vorbereitet sein, denn überall, wo Sie hingehen, gibt es ungesunde Lebensmittel, die Sie direkt wieder in die »Genussfalle« saugen wollen. Und wenn Sie hungrig sind, ist es unendlich schwieriger, Widerstand zu leisten. Verdammt, ich kann mittlerweile nicht einmal in die Zoohandlung gehen, um meinem Hund eine Leine zu kaufen, oder in den Baumarkt, um Nägel zu kaufen, ohne all die Süßigkeiten anschauen zu müssen, die sie an den Kassen dieser Non-Food-Läden verkaufen! Denken Sie immer daran, wie wichtig Ihre Umgebung für Ihren Erfolg ist.

Es gibt viele Orte, an denen es sehr schwierig oder unmöglich ist, gesundes Essen zu finden. Orte wie Vergnügungsparks, Geschäftskonferenzen, Gerichtsgebäude, Messen, Krankenhäuser, Einkaufszentren, Kinos, Museen und Sportveranstaltungen, um nur einige zu nennen. Die Schwierigkeit, außerhalb von zu Hause gesundes Essen zu erhalten, ist der Hauptgrund dafür, dass es so wichtig ist, in den meisten Situationen nicht nur vorab zu essen, sondern auch immer eine Kühlbox mit gesunden Optionen bei sich zu haben. Wenn Sie bei einer Hochzeit, einer Bar Mizwa oder einer ähnlichen Veranstaltung den Gastgeber gut kennen und kein Problem damit haben, ihn um besondere Speisen zu bitten, kann er sich möglicherweise auf Ihre Bedürfnisse einstellen. Sie können auch selbst herausfinden, wer der Caterer ist, und mit ihm sprechen. Ich habe jedoch festgestellt, dass es umso schwieriger ist nach speziellen Lebensmitteln zu fragen, je größer die Veranstaltung ist. Ich esse einfach vorher etwas und habe meine Kühlbox mit köstlichen konformen Lebensmitteln in meinem Hotelzimmer oder im Auto.

Zum Glück muss ich nicht zu sehr vielen Veranstaltungen dieser Art gehen, bei denen ich keine Kontrolle über mein Essen habe, und dafür bin ich dankbar, da ich weiß, dass es fast unmöglich ist, meine Ernährungsbedürfnisse bei diesen Arten von Veranstaltungen zu erfüllen. Denken Sie daran, dass Sie bei diesen Sonderveranstaltungen sowieso nicht zum Essen dorthin gehen. Sie werden an dem besonderen Tag eines Freundes oder Familienmitglieds teilnehmen. Das Essen sollte daher unwichtig sein.

Auch bei besonderen Familienfeiern wie Geburtstagen und an Feiertagen muss es nicht nur um das Essen gehen. In dem jüdischen Haushalt, in dem ich aufgewachsen bin, war bei jedem Problem, das jemand hatte, Essen die Antwort. Wir aßen, wenn wir glücklich waren, weil ein Baby geboren wurde, und wir aßen, wenn wir trauerten, weil ein geliebter Mensch gestorben war. Wenn Sie also das Glück haben, noch eine Großmutter oder einen anderen besonderen Verwandten zu haben, der seine Liebe gastronomisch zeigt, erklären Sie diesen Menschen, wie sehr Sie all die besonderen Gerichte schätzen, die sie für Sie zubereiten, aber dass sie Ihnen bitte helfen sollen, dieses Programm ernsthaft durchzuziehen, wenn sie Sie wirklich lieben. Sagen Sie ihnen, dass Sie sich endlich entschlossen haben, etwas gegen Ihre gesundheitlichen Probleme zu unternehmen, und dass Sie ihre Hilfe in Anspruch nehmen möchten. Bitten Sie sie, ihre Liebe zu zeigen, indem sie Essen servieren, das auf Ihrem Plan steht. Erklären Sie ihnen das Programm.

WOHLWOLLEN SIGNALISIEREN

Wenn Ihre Verwandten Sie daran erinnern, dass Ihre vorherigen Diäten fehlgeschlagen sind, können Sie darauf hinweisen, wie anders dieses Programm ist und dass die Ernährungswissenschaft nun endlich auf Ihrer Seite steht. Bitten Sie sie, keine verlockenden Köstlichkeiten in Ihr Zuhause zu bringen und nicht beleidigt zu sein, weil Sie sie nicht mehr genießen können. Wenn sie nicht zuhören, nehmen Sie die Liebe, die sie anbieten, nicht das Essen. Essen Sie niemals etwas, das Sie nicht essen möchten, weil Sie denken, dass Sie dadurch die Gefühle anderer verletzen. Sie müssen lernen, sich selbst genug zu lieben, um einfach Nein zu sagen.

Natürlich bieten Ihnen manche Menschen diese unwiderstehlichen, überaus schmackhaften Lebensmittel an, weil sie es wirklich gut meinen und es aus Liebe tun. Aber es gibt auch eine andere Gruppe von Menschen, die es tun, um Sie absichtlich zu sabotieren. Ich nenne diese Menschen Essens-Mobber. Ich weiß, es ist schwer zu glauben, dass jemand Ihre Bemühungen zur Gewichtsreduktion und Ihre Gesundheitsziele absichtlich vereiteln würde, aber glauben Sie mir, es gibt diese Leute und sie sind da draußen. Und vielleicht leben Sie sogar mit einem von ihnen zusammen. Alle Mobber sind von Angst motiviert, und wenn unsere Freunde und Angehörigen sich uns nicht anschließen, um gesund zu werden, können sie bewusst oder unbewusst versuchen, uns entgleisen zu lassen, weil sie befürchten, dass wir sie zurücklassen, wenn wir erst einmal gesund sind. Es ist traurig, das sagen zu müssen, aber einige von ihnen handeln aus Eifersucht, besonders wenn Sie anfangen abzunehmen und sie selbst übergewichtig bleiben. Oder sie haben das Gefühl, dass Sie ihnen irgendwie überlegen sind, weil Sie endlich abnehmen und gesund werden. Wie Sie mit Menschen umgehen, die Sie nicht unterstützen oder aktiv versuchen, Sie zu sabotieren, hängt davon ab, in welcher Beziehung diese Menschen zu Ihnen stehen und wie wichtig diese Beziehung Ihnen ist. Daher müssen Sie möglicherweise die Hilfe eines qualifizierten Therapeuten in Anspruch nehmen, der Ihnen hilft, mit dieser Situation umzugehen, falls sie eintritt.

Der verstorbene großartige Reverend Dr. O. C. Smith gab in seinen wunderbaren Sonntagsreden oft eine denkwürdige Analogie. Er sprach darüber, wie bei Krabben, die in einem Eimer gefangen wurden, eine von ihnen hin und wieder einen Weg fand, um herauszukriechen, um ihr Leben zu retten, indem sie über die anderen Krabben kletterte. Und mit Sicherheit würden alle anderen Krabben sie zurückziehen und somit in den sicheren Tod reißen. Für viele von uns sind diese anderen Krabben unsere Freunde und Familie. Aber wahrscheinlich ist es besser, wenn Sie ihnen nichts von dieser Analogie erzählen.

So viele unserer Traditionen, Beziehungen und sogar unsere Gefühle sind eng mit dem Essen verbunden. Sie haben im Laufe Ihres Lebens wirklich viele davon entwickelt und sie werden nicht einfach auf magische Weise verschwinden, wenn Sie dieses Buch lesen. Sie können sich jedoch dessen bewusst sein und nun versuchen, in diesem Bereich Änderungen vorzunehmen. Übergewichtige Menschen neigen dazu, übergewichtige Freunde zu haben. Wenn Ihre gesamte Beziehung bisher ausschließlich auf dem gemeinsamen Essen von Junkfood basierte und Ihr Freund sich Ihrer gesunden Ernährung nicht anschließen will, müssen Sie möglicherweise andere Aktivitäten finden, bei denen es nicht darum geht, zusammen zu essen, oder Sie müssen vielleicht einige neue Freunde finden. Aber ich verspreche Ihnen, dass diese potenziellen neuen Freunde, die Ihr Engagement für die Gesundheit teilen, da draußen sind. Im letzten Kapitel haben Sie unter »GEMEINSCHAFT« einige Möglichkeiten kennengelernt, wie Sie sie finden können.

Wenn Sie der Einzige in Ihrer Familie sind, der auf diese Weise isst und Sie immer noch ungesunde Lebensmittel für die anderen zubereiten müssen, kann dies unerträglich schwierig, wenn nicht unmöglich sein, ohne Rückfälle zu erleiden. Denken Sie an die goldene Regel von U.A.: »Wenn Sie es im Haus haben, wandert es auch in Ihren Mund.« Ich empfehle, gesundes Essen zuzubereiten und Ihren Lieben zwei Möglichkeiten anzubieten: Es zu essen oder es sein zu lassen. Nun, da Sie wissen, was die gesündeste Art zu essen ist, wie können Sie da den Menschen, die Sie am meisten lieben, etwas zu essen geben, vom dem Sie wissen, dass es Krankheiten fördert? Wenn Ihre Lieben außerhalb von zu Hause Mist essen wollen, können Sie sie vielleicht nicht daran hindern, aber warum sollten Sie ihnen den Todesstoß geben?

EIGENES ESSEN IM RESTAURANT?

Wir empfehlen im *ultimativen Abnehm-Programm* mindestens während des ersten Monats nicht auswärts zu essen. Wenn Sie aufgrund einer eingegangenen Verpflichtung oder einer Arbeitssituation unbedingt auswärts essen müssen, können Sie sich an einer meiner brillanten Schülerinnen orientieren, die Folgendes getan hat, als sie am Programm teilnahm: Sie rief das Restaurant im Voraus an und erklärte die Situation und fragte, ob sie ihr Essen bitte mit ins Restaurant bringen dürfe, damit es dort warm gemacht und ganz normal serviert werden würde, und erkärte, dass sie gerne die Kosten für eine Mahlzeit bezahlen würde. Vonseiten des Restaurants erklärte man ihr, dass dies absolut kein Problem sei und sie dies häufiger machen würden. Sie fuhr daher etwas früher ins Lokal, um das Essen abzuliefern, und als ihr Teller kam, hatten ihre Kollegen keine Ahnung, dass sie es nicht von der Speisekarte bestellt hatte. Und das Restaurant berechnete ihr die Kosten für die billigste Vorspeise auf der Karte.

Jeder ist immer bereit, das zu tun, was einfach ist. Aber diejenigen, die wirklich Erfolg haben, sind bereit, nicht nur das zu tun, was einfach ist, sondern auch das, was nötig ist. Und wenn Sie einer von nur zwei Prozent der Menschen sein möchten, die Ihr Gewicht dauerhaft senken, wird dies ein außerordentlich hohes Maß an Verpflichtung für das *ultimative Abnehm-Programm* erfordern.

Im Live-U.-A.-Programm verbringen wir fast vier Stunden damit, das Thema des Essens außerhalb vom eigenen Zuhause zu besprechen, da es für Menschen, insbesondere die Frauen in der Gruppe, sehr schwierig sein kann, wenn sie die freundlichen Menschen der Kategorie »ich will es allen recht machen« sind. Wenn sie es schaffen wollen, anders zu essen als fast alle anderen Menschen in Amerika, müssen sie lernen, in diesem Bereich ein bisschen weniger angenehm und kompromisslos zu sein. Der Stress, anders zu essen als ihre Freunde und Familie, bereitet einigen neuen Teilnehmern schreckliche Angst. Wenn eine gesunde Ernährung auf pflanzlicher Basis etwas völlig Neues für sie ist, kann es einige Zeit dauern, bis sie sich in sozialen Situationen wohlfühlen. Als sie übergewichtig waren und bei Fastfood-Restaurants gegessen haben, hat niemand ein Wort zu ihnen gesagt. Aber jetzt, wo sie abnehmen und sich pflanzlich ernähren, sind plötzlich alle um ihre Gesundheit besorgt. Aus diesem Grund versuche ich ihnen zu vermitteln, wie wichtig es ist, zu Hause hundertprozentig plangetreu zu essen und nie irgendwelche nicht konformen Lebensmittel im Haus zu haben. Und wenn sie dann absolut das Gefühl haben, dass sie etwas außerhalb des Plans essen müssen, wird es sich zumindest nicht in ihrer eigenen Umgebung befinden.

GESUNDES ESSEN WIRD ZUR GEWOHNHEIT

Je gesünder Sie essen, desto gesünder *wollen* Sie auch essen. Ich esse schon so lange so, dass ich es als Strafe empfinde, wenn ich unbedingt in einem Restaurant oder bei jemandem zu Hause essen muss, der nicht wie ich isst. Meiner Meinung nach schmeckt das Essen zu Hause viel besser und ist unendlich gesünder. Und es ist sicherlich reichhaltiger und billiger. Weil ich ein Volumenesser bin, der nach den Prinzipien der Kaloriendichte isst, und weil ich jetzt als schlanke Person viel mehr esse als jemals als fettleibige, kann ich in einem Restaurant oder bei jemand anderem einfach nicht genug zu essen bekommen. Obwohl ich ein geselliger Mensch bin, leide ich immer noch ein bisschen unter sozialer Angst, was wie-derum dazu führen kann, dass sich der Ghrelinspiegel (das Hungerhormon) er-höht, sodass man sich tatsächlich hung-riger fühlt. Wenn ich mich in diesen so-zialen Situationen befinde, möchte ich, auch wenn ich vorher etwas gegessen habe, mich einfach ins *TrueNorth Health Center* wünschen können. Dort muss ich mich nicht anders fühlen als andere, wenn ich riesige Mengen an köstlichen, nahrhaften und kalorienarmen Lebens-mitteln esse. Sie wissen, dass Sie das *ultimative Abnehm*-Programm wirklich erfolgreich abgeschlossen haben, wenn Sie am liebsten zu Hause essen, denn wenn es um köstliche, gesunde und kon-forme Mahlzeiten geht, stimme ich Do-rothy aus dem Zauberer von Oz zu: Am schönsten is(s)t es zu Hause.

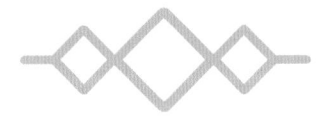

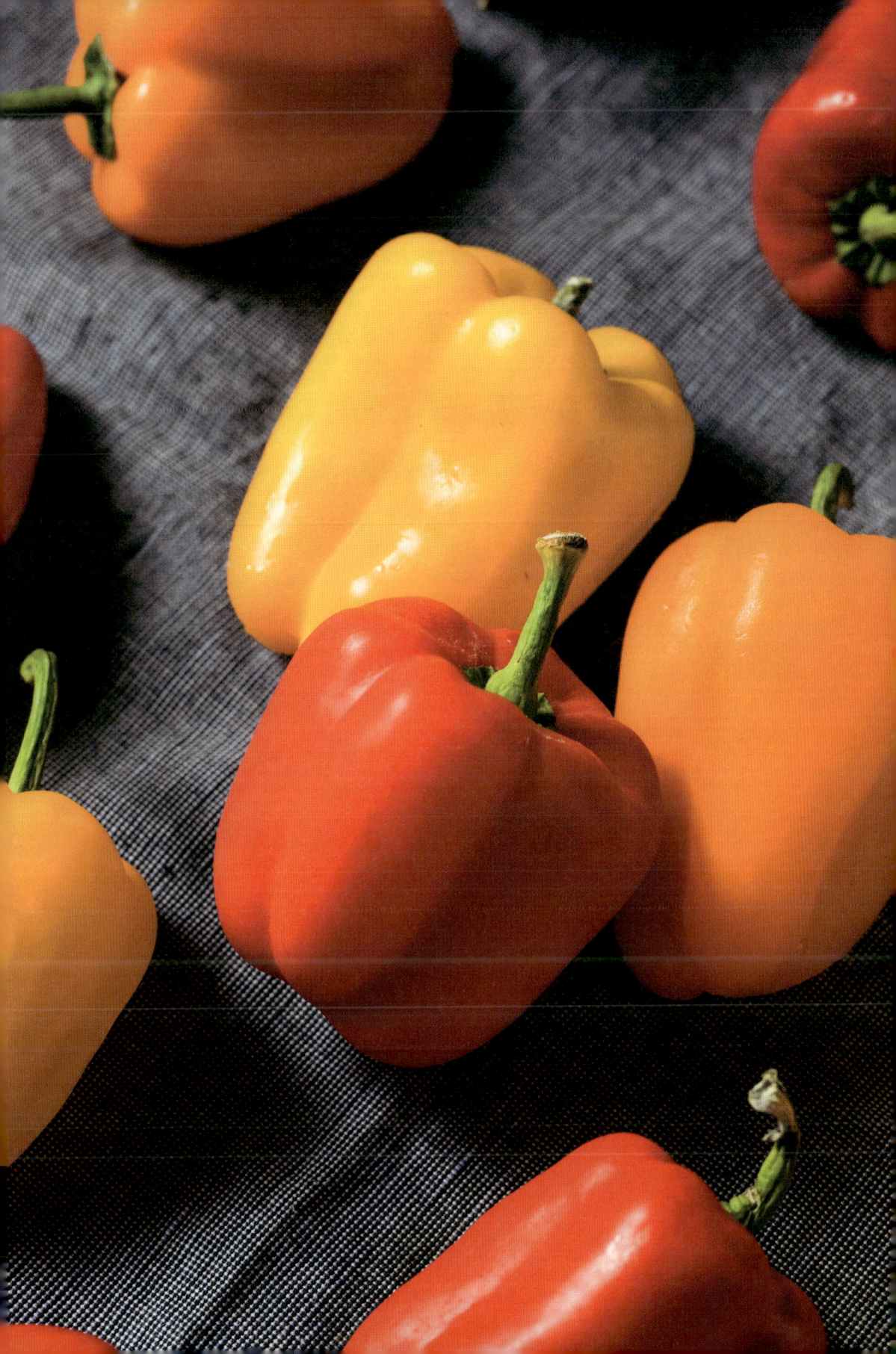

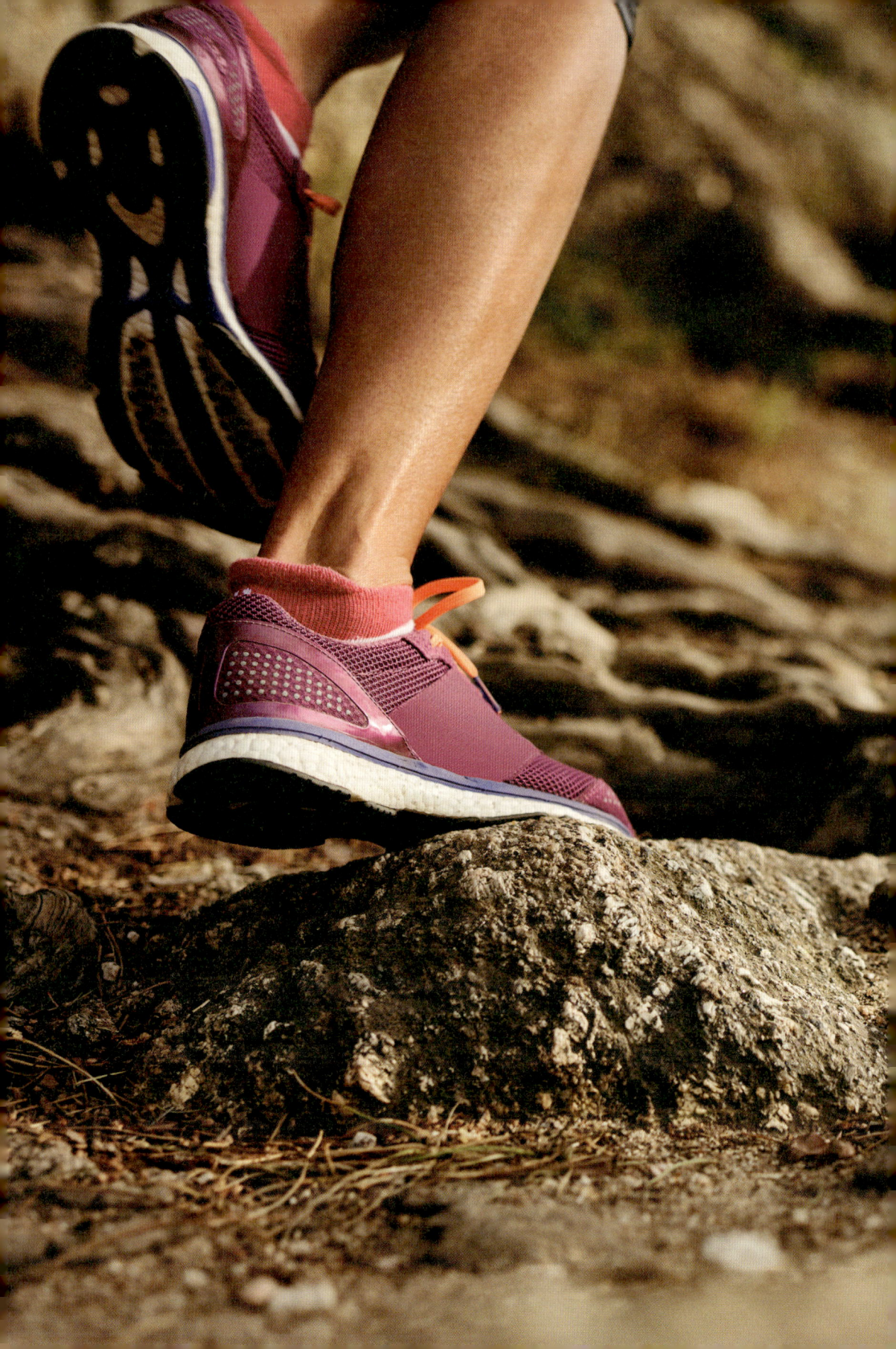

Kapitel 6

Überwinden Sie die Hindernisse auf Ihrem Weg zum Gewichtsverlust

Ein zusätzlicher Vorteil davon, weiterhin »links von der roten Linie« zu essen, wenn Sie Ihre Gesundheits- und Gewichtsverlustziele erreicht haben, ist dieser: Als jemand, der seit über fünfzig Jahren ein schwer nahrungssüchtiger und emotionaler Esser ist und mehrere geliebte Menschen durch diese Krankheit verloren hat, kann ich Ihnen ehrlich sagen, dass es die sicherste und beste Behandlung ist, die ich für diese beiden Erkrankungen kenne. Wenn Sie Lebensmittel als Droge zur Selbstmedikation verwenden, dann werden Sie immer die Lebensmittel rechts von der roten Linie auswählen, um Ihren Dopamin-Kick zu bekommen oder sich selbst zu betäuben. Wenn Sie sich einfach dazu verpflichten, Nahrungsmittel links von der roten Linie zu essen, können Sie Ihre Kämpfe mit der Nahrungsmittelsucht und emotionalem Essen erheblich verringern oder sogar beseitigen. Ich empfehle Ihnen zusätzlich, die tiefere emotionale Arbeit anzugehen, doch zuallererst ist es wichtig, dass Sie Nahrungsmittel links von der roten Linie essen.

Im Durchschnitt verbrauchen Amerikaner jeden Tag fast 1.000 Kalorien aus einer ernährungsbedingt leeren, krankheitsfördernden Substanz – Zucker –, die nicht einmal zu Recht als Lebensmittel angesehen werden sollte! Zucker ist ähnlich wie Kokain und Heroin ein Suchtmittel. Obwohl viele Menschen, ob sie nun zuckersüchtig sind oder nicht, dem zustimmen würden, ist es viel schwieriger, ihnen darüber hinaus verständlich zu machen, dass Milch- und Mehlprodukte auch süchtig machen können.

Für die Gehirnchemie von Nahrungsmittelsüchtigen wie mir ist es ungünstig, raffinierte Mehlprodukte wie Brot und Nudeln zu essen, selbst wenn sie aus gesunden Vollkornprodukten hergestellt werden. Die beteiligten wissenschaftlichen Mechanismen werden in Dr. Joan Iflands Buch *Sugars and Flours: How They Make Us Crazy, Sick, and Fat* detailliert beschrieben. Wie Dr. Ifland erklärt, durchlaufen Zucker und raffinierte Mehle die gleiche Art der Verarbeitung und Raffination wie Drogen und Alkohol.

Obwohl manche Leute nicht glauben, dass es eine Nahrungsmittelsucht gibt, behaupte ich, dass man mit Sicherheit von bestimmten Nahrungsmitteln abhängig werden kann. Wenn Sie mal darüber nachdenken, werden Sie feststellen, dass sich alle Nahrungsmittel, mit denen Menschen ein Problem haben, rechts von der roten Linie zu finden sind. Ich kenne viele alkoholsüchtige Menschen, aber ich habe noch nie jemanden getroffen, der von Gerste, Roggen oder anderem Vollkorngetreide abhängig war. Ich habe mit Hunderten von Menschen gearbeitet, die süchtig nach raffiniertem Zucker waren, aber ich habe noch nie eine einzige Person getroffen, die süchtig nach Roter Bete war. Ich treffe viele Leute, die nicht in der Lage oder nicht bereit sind, auf Brot zu verzichten, aber keiner von ihnen hatte ein Problem damit, Weizenkörnen zu widerstehen. Wenn es um Kartoffelchips geht, ist es eine natürliche Tatsache, dass man nicht nur einen essen kann, aber bei einer köstlichen Ofenkartoffel ist dies kein Problem. Und soweit ich weiß, ist noch niemand süchtig nach Mohn aus der Mohnpflanze, sondern nur nach dem daraus hergestellten Opium geworden. Sie sehen, nicht diese komplexen Kohlenhydratnahrungsmittel in ihrem natürlichen, unraffinierten Zustand sind das Problem, es ist die *Raffination* dieser komplexen Kohlenhydrate, die das Problem verursacht. Die Abhängigkeit entsteht immer in der ein oder anderen Form aus dem Konsum der *raffinierten* Kohlenhydrate. Und alle Mehle und Zucker, auch die kalorienfreien Süßstoffe wie Stevia, Xylitol und Erythrit, durchlaufen einen ähnlichen Raffinationsprozess, wie er bei der Herstellung von Drogen und Alkohol angewandt wird.

ALKOHOL IST UND BLEIBT EINE DROGE

Die Kaloriendichte ist nur ein Grund, warum ich selbst keinen Alkohol trinke und dies auch meinen Kunden empfehle. Alle Proteine und Kohlenhydrate enthalten vier Kalorien pro Gramm. Alle Fette enthalten neun Kalorien pro Gramm. Und Alkohol liegt dazwischen bei sieben Kalorien pro Gramm. Fett ist also mehr als doppelt so kalorienreich wie Eiweiß oder Kohlenhydrate und Alkohol fast doppelt so kalorienreich. Wie Öl enthält er keine Ballaststoffe oder Nährstoffe und sättigt einfach nicht. Alkohol ist eine Droge, kein Lebensmittel, und wurde in letzter Zeit mit vielen Krebsarten in Verbindung gebracht. Die Weltgesundheitsorganisation gab kürzlich bekannt, dass sie keine Alkoholmenge mehr als sicher empfehlen kann, da selbst leichtes Trinken das Risiko für die meisten Krebsarten erhöhen kann. Außerdem wird bei Menschen, die Alkohol konsumieren, der Hunger angeregt und, was nicht verwunderlich ist, es steigt auch das Risiko, dass sie sich für ziemlich schlechte Lebensmittel entscheiden. Alkohol verringert ihre Selbstbeherrschung, sodass sie anstelle einer Ofenkartoffel die Kartoffelchips essen werden und dann statt ein oder zwei Chips die gesamte Tüte leer futtern. Ich kann Ihnen nicht sagen, wie viele Kunden ich habe, die das Verlangen nach anderen raffinierten Kohlenhydraten wie Zucker und Mehl verloren haben, nachdem sie den Alkoholkonsum eingestellt hatten. Zum ersten Mal in ihrem Leben konnten sie ihr schlankes Idealgewicht problemlos erreichen und halten.

Eine der wichtigsten Erkenntnisse aus Dr. Doug Lisles und Dr. Alan Goldhamers bahnbrechendem Buch *The Pleasure Trap* in Bezug auf die Kaloriendichte ist, wie sich die Kaloriendichte verschiedener Lebensmittel auf die Freisetzung eines Neurotransmitters namens Dopamin auswirkt, einer Chemikalie, die im Gehirn freigesetzt wird, wenn wir eine angenehme Erfahrung machen. Während jegliches Essen die Produktion von Dopamin im Gehirn anregt, wird umso mehr Dopamin freigesetzt, je konzentrierter die Kalorien sind. Es macht also durchaus Sinn, dass die meisten Menschen lieber Schokolade als Mangold und Brot anstelle von Brokkoli essen. Wir sind genetisch fest verdrahtet, um die konzentrierteste Kalorienquelle zum Überleben zu bevorzugen. Aber unsere Vorfahren mussten sich nicht mit der ständigen Verlockung dieser hochverarbeiteten und raffinierten Lebensmittel auseinandersetzen, denn die fettreichen pflanzlichen Lebensmittel mit einer höheren Kaloriendichte sowie die tierischen Produkte gab es nur saisonal oder selten. Unsere Vorfahren waren Nomaden und keines der verarbeiteten Lebensmittel rechts der roten Linie (Zucker, Mehl, Alkohol, Milchprodukte und Öl) existierte zu ihrer Zeit. Es gibt sie erst seit relativ kurzer Zeit, gerechnet auf die gesamte menschliche Geschichte. Wenn unsere Vorfahren eine reife Avocado sahen, die natürlich saisonal war, aßen sie sie zweifellos, da der Mensch genetisch fest verdrahtet ist, den Geschmack von fettreichen/kalorienreichen Lebensmitteln

zum Überleben zu bevorzugen. Unsere Vorfahren hatten Mühe, überhaupt genügend Kalorien zu sich zu nehmen, ein Problem, das nur wenige von uns jemals erleben werden. Nüsse wuchsen auch saisonal und wurden sicherlich nicht jeden Tag gegessen. Nüsse haben sehr harte Schalen und soweit ich weiß, hatten unsere Vorfahren keine Nussknacker und mussten jede Nuss einzeln öffnen. Sie haben mit Sicherheit nicht auf Liegestühlen liegend 3-Pfund-Beutel mit gerösteten und gesalzenen Nüssen aus dem Supermarkt gemampft.

GESUNDHEIT IST UNSER GEBURTSRECHT

Es ist normal, sich gut fühlen zu wollen. Wenn Sie eine schwierige Kindheit hatten, war es möglicherweise die einzige Möglichkeit, sich zu beruhigen und sich besser zu fühlen, wenn Sie Lebensmittel zur Betäubung Ihrer Schmerzen konsumierten. Das Essen von hochkonzentrierten, hyperkalorischen und hypergenießbaren Nahrungsmitteln rechts von der roten Linie stimuliert viel mehr Dopamin in unserem Gehirn als das Essen von natürlichen Nahrungsmitteln. Aber wir können leicht von dieser künstlichen Stimulierung des Dopamins in unserem Gehirn abhängig werden, sodass uns ganze natürliche Lebensmittel (links von der roten Linie) nicht so zufriedenstellen. Darüber hinaus sind viele von uns chronisch gestresst, schlafen schlecht oder wurden mit einer geringeren Empfänglichkeit für Dopamin in ihrem Gehirn geboren. Sie üben auch keine gesunden Tätigkeiten aus, die Dopamin auf natürliche Weise erhöhen, wie z. B. Sport oder Sex.

Ich habe sowohl Käse als auch Eiscreme in meine Kaloriendichtetabelle aufgenommen, da Lebensmittel aus Milchprodukten für viele Menschen stark suchtfördernd sind. Wenn Sie wirklich verstehen möchten, warum Milch und andere Milchprodukte niemandem körperlich guttun, empfehle ich die Lektüre von *The China Study* von Dr. T. Colin Campbell. In der Tat meiden die meisten von mir untersuchten Programme zur Behandlung von Nahrungsmittelsucht Molkereiprodukte ebenso wie Zucker, Mehl, Alkohol, Koffein, Schokolade und Nüsse. Als ich Howard Lyman, auch bekannt als »The Mad Cowboy«, für meine wöchentliches Telekolleg interviewte, sagte er mir, dass es für ihn unendlich schwieriger gewesen sei, auf Käse zu verzichten, als mit dem Rauchen aufzuhören.

RUNDEN SIE IHR ERNÄHRUNGSWISSEN AB!

Dr. Neal Barnard, der hervorragende Bücher zu diesem Thema geschrieben hat, eines davon mit dem Titel *Raus aus der Käsefalle* und ein anderes mit dem Titel *Breaking the Food Seduction*, hat auch ein beliebtes YouTube-Video mit dem Titel *How to Magnetize a Baby* veröffentlicht, in dem er die Wissenschaft hinter der Sucht nach Milchprodukten erklärt. Es hat mit Casomorphinen zu tun, Proteinfragmenten in Milchprodukten. Der erste Teil des Wortes stammt von Kasein, dem Protein aus der Milch, das, wie Dr. Campbell herausfand, ein starkes Karzi-

nogen ist. Sie werden im Rest des Wortes den Begriff Morphium erkennen. Wenn ein Mensch diese hochkonzentrierten Verbindungen aus der Milch eines anderen Säugetiers aufnimmt, haben sie eine opiatähnliche Wirkung auf das Gehirn. Genau wie Zucker und Mehl. Das ist der Grund, warum es so schwer ist, bei diesen Lebensmitteln mit dem Essen aufzuhören, wenn man einmal angefangen hat.

Lebensmittel links der roten Linie zu essen ist Ihre Lösung, da alle Lebensmittel mit süchtig machender Wirkung auf das Gehirn rechts davon stehen. Es ist wirklich so einfach.

Warum haben dann einige Leute Schwierigkeiten, sich auf diese neue Ernährungsweise einzustellen? Was sind die Hindernisse, die manche Menschen zurückhalten?

Im November 2016 habe ich begonnen, mit den Teilnehmern meines *ultimativen Abnehm-Programms* über Video-Lifestreams zu interagieren. Da ich technisch nicht besonders versiert bin, habe ich versehentlich meine erste Sendung auf einer Social-Media-Plattform an alle gesendet und nicht nur an meine private Gruppe. Zu meiner großen Überraschung sahen mehr als 200 Menschen live zu und Tausende sahen sich die Wiederholungen an. Also beschloss ich, eine wöchentliche Sendung zu machen, die ich *Weight Loss Wednesday* nannte. Ich habe jetzt über sechzig Folgen veröffentlicht, die Sie auf YouTube ansehen können. Die Zuschauer können mir live Fragen stellen. Am Ende einer der Sendungen fragte mich ein Zuschauer, ob es gemeinsame Merkmale der Menschen gibt, bei denen das Abnehmen nicht zum Erfolg führt. Nachdem ich eine Minute nachgedacht hatte, sagte ich Ja und gab meine Antwort. Aber als die Sendung zu Ende war und nachdem ich die Frage genauer durchdacht hatte, wurde mir klar, dass es mehr als ein Merkmal gibt, dass es sogar mehrere gibt.

Ich dachte, dieses Thema wäre gut für einen Vortrag geeignet, und als ich im *TrueNorth Health Center* war, beschloss ich, es vor einem Live-Publikum zu testen. Es war ein Sonntagmorgen und es gab einen Patienten im Publikum, der Baptistenprediger war. Deshalb beschloss ich, den Vortrag *Die 10 Gebote der Köchin AJ zur Überwindung der Hindernisse beim Abnehmen* zu nennen und hielt ihn wie eine echte Predigt.

Meine zehn Gebote sind eine Reihe von Regeln, die Ihnen helfen, einen dauerhaften Gewichtsverlust zu erreichen und aufrechtzuerhalten. Ich werde sie Ihnen nun vorstellen, beginnend mit dem zehnten, damit ich mir das erste und wichtigste Gebot für den Schluss aufheben kann.

Mein zehntes Gebot lautet: **DU SOLLST EINFACH ESSEN**.

Während dies zunächst langweilig und restriktiv klingen mag, ist die Wahrheit, dass Ihnen einfache Lebensmittel immer besser schmecken werden, je schlichter Sie essen. Abwechslung mag das Gewürz des Lebens sein, aber es ist, wie Heather Goodwin, die im *ultimativen Abnehm-Programm* über 300 Pfund abgenommen hat, gerne sagt: »Abwechslung ist das Gewürz der Fettleibigkeit.« Je mehr Auswahlmöglichkeiten Sie sich bei jeder Mahlzeit erlauben, desto größer ist die Wahrscheinlichkeit, dass Sie zu viel essen.

Dr. Barbara Rolls spricht von dem Phänomen der sensorisch spezifischen Sättigung. Um Ihnen ein Beispiel dafür zu geben: Sie könnten beim Thanksgiving-Essen bis oben hin vollgestopft sein, aber Sie würden dennoch Platz für ein Stück Kürbiskuchen finden. Ich habe dies aus erster Hand bei *TrueNorth* gelernt, wo ich bei der jährlichen *Holiday Cooking Extravaganza* als Gastmoderatorin auftrat. Eine der Kochlehrerinnen hatte eine köstliche Vorspeise aus einer mit Mais und Bohnen gefüllten Kartoffel gemacht und mit Salsa und Guacamole angerichtet. Sie war sehr sättigend und befriedigend. Sie fragte dann alle in der Klasse, ob wir noch etwas möchten, und wir sagten: »Nein, wir sind zu satt.« Dann ging sie in die Küche und kam mit einem wunderbaren Karottenkuchen zurück und fragte: »Möchte jemand ein Stück?« Alle Hände in der Klasse schossen wie eine Rakete nach oben. Dies zeigt lediglich, dass Sie umso mehr essen werden, je mehr Gänge Sie sich in einer Mahlzeit gönnen. Überlegen Sie doch mal, wie viel mehr als zu Hause oder in einem »normalen Restaurant« mit »normalen Portionen« Sie in einem All-you-can-eat- oder Buffet-Restaurant essen. Deshalb nehmen die Leute auf Kreuzfahrtschiffen auch so stark zu. Wenn ich eine Mahlzeit esse, beschränke ich mich normalerweise auf nicht mehr als zwei oder drei Dinge wie Süßkartoffeln und Brokkoli zum Mittagessen und eine herzhafte Suppe, einen Eintopf oder ein Chili mit Reis zum Abendessen und manchmal frisches Obst zum Nachtisch. Wenn Sie also den im *ultimativen Abnehm*-Programm beschriebenen Grundsätzen folgen und immer noch Probleme haben, Ihre letzten Kilos loszuwerden, sollten Sie erwägen, Ihre Mahlzeiten zu vereinfachen. Sie sparen Geld und Zeit und lernen letztendlich, Ihr Essen noch mehr zu genießen.

Das neunte Gebot lautet: **DU SOLLST DEINE NAHRUNG NICHT MIT CHEMIKALIEN VERDERBEN**.

Die Chemikalien, auf die ich mich speziell beziehe, sind Zucker, Öl und Salz, von denen keine in der Natur in konzentrierter Form vorliegt. Sie täuschen die Sättigungsmechanismen Ihres Gehirns und verursachen exponentielles übermäßiges Essen. Sie sind wirklich drogenähnlicher als nahrungsähnlich und regen Ihren Appetit an, sodass Sie Heißhungerattacken bekommen und zu viel essen.

Ebenso empfehle ich auch nicht, Mehl und Alkohol in Ihren Rezepten zu verwenden, so wie ich auch nicht empfehle, Brot und Pasta zu essen oder alkoholische Getränke zu konsumieren. Ich benutze das Akronym SOFAS (sugar, oil, flour, alcohol und salt = Zucker, Öl, Mehl, Alkohol und Salz), um den Menschen zu helfen, sich daran zu erinnern, was sie vermeiden sollen, und ich sage ihnen,

dass sie sich von SOFAS fernhalten sollen, wenn sie abnehmen und gesund werden wollen.

Je mehr Sie Ihr Essen im Allgemeinen würzen, desto mehr werden Sie essen, dies gilt nicht nur für Salz. Jedes Mal, wenn Sie Gewürze zum Abschmecken Ihrer Speisen verwenden, machen Sie diese schmackhafter und erhöhen Ihre Neigung, sich daran zu überessen. Bei Lebensmitteln, bei denen Sie anfangs Probleme haben, sie zu essen, beispielsweise Gemüse, ist Würzen möglicherweise sinnvoll. Aber für Lebensmittel, von denen Sie bereits zu viel essen, funktioniert dies eher nicht zu Ihren Gunsten.

Damit will ich nicht sagen, dass Sie einfach alles ohne Gewürze essen sollen. Ich meine nur Folgendes: Sie sollten sich darüber im Klaren sein, dass Sie umso mehr essen werden, je mehr Sie Ihr Essen verfeinern. Als ich im Januar 2012 mit meiner ultimativen Gewichtsabnahme begann, verwendete ich zunächst viele Gewürze und Würzmischungen, um es mir einfacher zu machen, mein morgendliches Pfund Grünkohl herunterzuwürgen. Heute genieße und schätze ich den Geschmack von einer einfachen gedämpften Zucchini wirklich und bevorzuge es, einfachere Lebensmittel zu essen, sogar Gemüse ohne jegliche Würze. Ich kann jetzt wirklich die Aromen in ganz natürlichem Essen schmecken und ich genieße sie ungemein. Dies geschah nicht über Nacht. Es dauerte einige Zeit, bis ich mich vollständig an die subtileren Aromen von weniger anregenden

Nahrungsmitteln angepasst hatte. Ich bin der festen Überzeugung, dass Sie umso mehr Spannung in anderen Bereichen Ihres Lebens suchen und finden können, je weniger Sie sich von Ihrem Essen unterhalten lassen. Das wird dazu beitragen, dass das intensive Verlangen nach Nahrung verschwindet. Ich finde es toll, was Andrew »Spud Fit« Taylor sagt, der ein Jahr lang nichts als Kartoffeln gegessen und 120 Pfund abgenommen hat: »Halte dein Essen langweilig und mache dein Leben interessant.«

Das achte Gebot lautet: **DU SOLLST NACHTS NICHTS ESSEN**.

Wenn Sie nicht vorhaben, einen Mitternachtsmarathon zu laufen, gibt es keinen Grund, warum Sie nach dem Abendessen noch einmal etwas essen müssen. Nachts verzehrte Kalorien werden als Fett gespeichert, da Sie sie auf keinen Fall verbrennen können. Es gibt dazu ein altes Sprichwort: »Frühstücken wie ein Kaiser, mittags essen wie ein König und abends essen wie ein Bettler.« Ich habe mehrere Ärzte, einschließlich Gastroenterologen, für meine YouTube-Sendung *Healthy Living* interviewt, und alle sind sich einig, dass zwischen dem letzten Bissen Essen und dem Hinlegen mindestens drei Stunden liegen sollten. Fünf Stunden sind in der Tat sogar noch besser, besonders wenn Sie Verdauungsprobleme wie eine gastroösophageale Refluxkrankheit (GERD) haben. Einige Teilnehmer des U.-A.-Programms, die daran litten und aufhörten, nachts zu essen, haben diese Krankheit

vollständig besiegt und konnten die Einnahme ihrer Medikamente einstellen. Ihr Verdauungssystem braucht so viel Zeit, um sich auszuruhen. Wenn Sie vor dem Zubettgehen noch etwas essen, ist es so, als würden Sie versuchen, Benzin in ein Auto zu füllen, das bereits einen vollen Tank hat.

Wenn Sie aufhören, nachts zu essen, werden Sie feststellen, dass Sie auch tiefer schlafen und erfrischt aufwachen. Und als willkommene Überraschung stellen Sie möglicherweise fest, dass Sie morgens tatsächlich Hunger haben. Viele Menschen, die Schwierigkeiten haben, die letzten paar Pfunde abzunehmen, verwenden eine Technik, die als intermittierendes Fasten bezeichnet wird und bei der sie ihr Essensfenster auf etwa sechs bis acht Stunden pro Tag beschränken. Beispielsweise kann man die erste Mahlzeit des Tages um 11.00 Uhr oder um 12.00 Uhr zu sich nehmen und um 17.00 Uhr oder um 18.00 Uhr zu Abend essen, sodass 16 bis 18 Stunden des Tages mit Fasten zugebracht werden. Weitere Informationen zum intermittierenden Fasten und darüber, wie und warum es funktioniert, finden Sie auf der *TrueNorth*-Website: *www.healthpromoting.com*.

Während viele glauben, dass Gewichtsverlust nur ein Ergebnis der reduzierten Kalorienaufnahme sei, zeigt die aktuelle Forschung zu diesem Thema, dass Kalorien, die nachts aufgenommen werden, zu Gewichtszunahme führen. Oft essen die Menschen nachts, weil sie nach Anreizen suchen, um wach zu bleiben, um weiterarbeiten zu können. Sie verwechseln Müdigkeit mit Hunger und was sie wirklich brauchen, ist Schlaf, weil ihr Körper Ruhe braucht. Wenn Sie nachts essen, geschieht das nicht aus Hunger.

Warum essen dann so viele Leute nachts? Nun, das bringt uns zu meinem nächsten Gebot.

Das siebte Gebot lautet: **DU SOLLST NICHT EMOTIONAL ESSEN.**

Wenn Hunger nicht das Problem ist, dann ist Essen nicht die Lösung. Menschen essen aus so vielen anderen Gründen als aus Hunger, dass viele Menschen den Kontakt zu der Fähigkeit verloren haben, selbst festzustellen, ob sie hungrig sind oder nicht. Und wenn Sie nicht einmal erkennen können, wann Sie hungrig sind, wie werden Sie jemals erfahren, wann Sie satt sind? Menschen essen oft, weil sie wütend, ängstlich, gelangweilt, depressiv, einsam oder gestresst sind. Eine Möglichkeit, um festzustellen, ob Sie aus Hunger oder aus emotionalen Gründen essen, besteht darin, sich anzusehen, welche Art von Essen Sie sich aussuchen. Wenn Sie sich für eine Ofenkartoffel entscheiden, sind Sie vielleicht wirklich hungrig, aber wenn Sie nach den Kartoffelchips greifen, ist dies wahrscheinlich nicht der Fall. Wenn Sie Hunger auf einen Eisbecher haben, können Sie Ihren Hintern darauf verwetten, dass Sie aus emotionalen Gründen essen. Wahrer Hunger kann gestillt werden, indem man echte Lebensmittel mit Nährwert isst. Emotionaler Hunger kann nur durch den Verzehr bestimmter Lebensmittel gelindert werden, die in der Regel wenig oder gar keinen Nährwert haben. Deshalb sage ich meinen Kunden oft: »Wenn Sie nicht hungrig genug sind, um Gemüse zu essen, dann haben Sie auch keinen Hunger.« Wenn Sie erst einmal gelernt haben, mit dem umzugehen, was Sie wirklich innerlich auffrisst, wird es viel einfacher werden, das zu ändern, was Sie essen, sodass Sie endlich den ultimativen Gewichtsverlust erleben können.

Das sechste Gebot lautet: **DU SOLLST SPORT MACHEN.**

Einige Leute glauben, dass sie nicht trainieren sollten, während sie abnehmen, weil es ihre Willenskraft erschöpft. Nichts ist weiter von der Wahrheit entfernt. Dr. Doug Lisle weist darauf hin, dass Sport tatsächlich Ihre Willenskraft und damit Ihre Fähigkeit steigert, sich an einen gesunden Ernährungsplan zu halten. Ein weiterer Vorteil von Sport ist, dass er Ihr Selbstwertgefühl erhöht. Dr. Lisle merkt an, dass das Gewicht einer Frau der wichtigste Indikator für ihr Selbstwertgefühl ist.

Ich empfehle Sport nicht als primäres Mittel zur Gewichtsreduktion, da man allein durch Bewegung keine schlechte Ernährung wettmachen kann. Durch regelmäßiges Training fühlen Sie sich jedoch wohler, was wiederum dazu führt, dass Sie sich eher an das *ultimative Abnehm-Programm* halten und seltener zu viel essen. Es gibt unzählige andere gesundheitliche Vorteile, wie

z. B. eine verbesserte Gesundheit von Knochen, Gehirn und Herzkreislauf. Es ist wissenschaftlich belegt, dass Sport Angst und Depressionen verringert und Ihre Stimmung stark verbessert. Menschen, die Sport treiben, schlafen nachts besser und brauchen weniger Stimulanzien wie Koffein und Zucker, die ihre Bemühungen zur Gewichtsreduktion vereiteln können. Wenn Sie Muskeln aufbauen, werden Sie noch fitter und schlanker und verbrennen auch im Ruhemodus mehr Kalorien. Die aktuelle Forschung zeigt, dass regelmäßiges Training nicht nur gegen das Entwickeln einer Sucht helfen kann, sondern dass dadurch auch das Gehirn neu verdrahtet wird, um so eine bestehende Sucht zu überwinden.

Das fünfte Gebot lautet: **DU SOLLST KEINE ENTSCHULDIGUNGEN FINDEN ODER AUSREDEN SUCHEN.**

Ich habe einmal jemanden sagen hören, dass man sich entweder für seine Ziele oder für seine Ausreden einsetzt und dass man sich nicht für beide einsetzen kann. Ausreden sind nur eine Rechtfertigung oder eine Begründung dafür, warum Sie etwas nicht tun können, was Sie eigentlich gar nicht wollen. Ausreden erlauben es Ihnen, Ihr Gesicht zu wahren. Es gibt keine Alkoholiker, die wirklich aufhören wollen zu trinken, oder Raucher, die wirklich aufhören wollen zu rauchen – genauer gesagt, sie wollen es nicht genug, um die Qualen der Entgiftung und des Entzugs zu ertragen – man hört sie oft sagen, dass sie

»morgen« aufhören werden oder irgendwann in der Zukunft, wenn die Dinge für sie weniger stressig sind.

Menschen, die abnehmen wollen, bringen die gleichen Entschuldigungen vor, vor allem, wenn sie einen Rückfall haben. Sicher, es ist schwierig, diese positiven Ernährungsumstellungen vorzunehmen, aber es ist machbar. Es wird jedoch nur passieren, wenn Sie aufhören, sich dafür zu entschuldigen, dass es zu schwer ist, warum Sie es nicht können und warum dies nicht der richtige Zeitpunkt ist. Es wird nie eine bessere Zeit geben als jetzt. Der Weg zum Irgendwann führt immer zum Nie. So schwierig es auch ist, eine Ernährungsumstellung vorzunehmen, Sie werden feststellen, dass sie viel einfacher wird, wenn Sie aufhören, Ausreden zu finden. Oder wie man so schön sagt: »Mach es einfach.« Ob es nun darum geht, Gemüse zum Frühstück zu essen oder mit Sport zu beginnen, Sie müssen es nicht mögen, Sie müssen es nur tun. Aber wissen Sie was? Sobald Sie anfangen, Ergebnisse zu sehen und dieses ruhige stabile Gehirn und den schlanken Körper zu haben, von dem Sie immer geträumt haben, lernen Sie tatsächlich, beides zu lieben.

Ausnahmen sind etwas anderes als Ausreden, aber sie können Ihre Bemühungen zur Gewichtsabnahme ebenfalls behindern, und viele Menschen bauen Ausnahmen in ihr Gewichtsabnahme-Programm ein, bevor sie ihre Ziele erreicht haben. Dann fragen sie sich, warum es ihnen so schwerfällt, sie zu erreichen. Viele Menschen machen ihre Sache wirklich gut, wenn sie zu Hause essen, machen aber Ausnahmen, wenn sie in Restaurants gehen. Unglücklicherweise kann die Menge an Öl und Salz einer Mahlzeit in einem Restaurant Ihre Bemühungen zur Gewichtsreduktion beeinträchtigen. Ausnahmen für besondere Anlässe wie Geburtstage, Jubiläen, Ferien und Feiertage zu machen, ist die Garantie dafür, dass Sie scheitern werden.

Wir empfehlen, im Rahmen des *ultimativen Abnehm-Programms* auf alle Drogen wie Alkohol und Koffein sowie auf alle lebensmittelähnlichen Substanzen wie Mehl und Zucker in all ihren heimtückischen Formen zu verzichten. Viele Leute picken sich die Rosinen aus dem Programm heraus – sie machen Ausnahmen für die eine oder andere nahrungsmittelähnliche Substanz –‚absolvieren nur die Teile, die ihnen gefallen und fragen sich dann, warum sie nicht abnehmen. Zum Beispiel versuchen viele Leute, das Programm durchzuführen, während sie sich noch ein abendliches Glas Wein oder ihre tägliche Diät-Cola gönnen. Dann fragen sie sich, warum sie immer noch Heißhunger haben und zu viel essen und nicht abnehmen. Und dann sagen sie, dass das Programm für sie nicht funktioniert hat. Aber sie haben das Programm nie so durchgeführt, wie es geplant war. Sie haben ihre eigene lose Interpretation des Programms entwickelt. Daher rate ich Ihnen, das *ultimative Abnehm*-Programm so durchzuführen, wie es für diese mindestens einundzwanzig Tage konzipiert ist, bevor Sie Ausnahmen in Betracht ziehen. Sobald Sie beschließen, dass Suchtmittel wie Alkohol, Koffein, Diätnatron, Mehle und Zucker nicht mehr verhandelbar sind, ist es viel schwieriger, Ausnahmen zuzulassen.

Das vierte Gebot lautet: **DU SOLLST DICH NICHT MIT ERMÖGLICHERN EINLASSEN.**

Ein Ermöglicher ist eine Person, die es einem Süchtigen leichter macht, sein selbstzerstörerisches Verhalten fortzusetzen. Haben Sie jemals die TV-Serie *Mein Leben mit 300 kg* gesehen? Für die Menschen in dieser Sendung, von denen viele jahrelang bettlägerig sind, wäre es in einem anderen Umfeld sehr schwierig, ihr selbstzerstörerisches Essverhalten fortzusetzen. Einige ihrer Ermöglicher sind regelrechte Essens-Mobber. Sie sagen Dinge wie: »Aber ich habe es nur für dich gemacht« oder: »Komm schon, ein Bissen tut nicht weh.« (Wenn man nahrungsmittelsüchtig ist, *tut* ein Bissen aber weh, weil der erste Bissen der einzige ist, dem man widerstehen kann.)

Diese Essensförderer erscheinen oft harmlos und sogar Ihre geliebte, bebrillte, grauhaarige Oma kann einer davon sein. Und sie können tatsächlich großen Schaden anrichten. Besonders dann, wenn Sie sie niemals wegen ihres Verhaltens ansprechen und ihnen nicht erklären, dass ihre »Sorge« und ihre »gut gemeinten Taten« Sie tatsächlich verletzen. Diese Menschen bestehen vielleicht darauf, dass Sie eine bestimmte Speise essen und damit verletzen sie Sie, und sie können auch durch die Worte, die sie aussprechen, eine Menge Schaden anrichten. Sie sagen oft Dinge wie »Du bist sind zu dünn« oder machen sich über Ihre Ernährungsgewohnheiten lustig oder machen Sie wiederholt auf Ihre früheren Ernährungsfehler aufmerksam.

Es ist äußerst unwahrscheinlich, dass jemand einer Person, von der er weiß, dass sie trockener Alkoholiker ist, Alkohol anbietet oder darauf besteht, dass sie »nur einen Schluck« probiert. Wenn sich diese Art von Verhalten gegen jemanden richtet, der unter einer Ernährungsabhängigkeit leidet, ist das genauso schädlich. Es ist unwahrscheinlich, dass Sie in der Lage sind, diese Menschen zu verändern. Sie müssen sich entweder von ihnen lösen oder Wege finden, um zu koexistieren, ohne dass Sie ihnen erlauben, Sie in einen Rückfall zu treiben. Dies kann sehr schwierig sein, da diese Leute leider oft Ihre Freunde, Kollegen oder Angehörigen sind. Manchmal leben sie mit Ihnen in einem Haus, was es Ihnen sehr schwer machen kann, sich zu erholen. Wenn Sie abnehmen und gesund werden, kann dies für diese Menschen sehr bedrohlich wirken, insbesondere wenn sie selbst noch übergewichtig sind oder eine mit dem Lebensstil verbundene Krankheit haben. Es kann ganz einfach so sein, dass jemand es liebt, andere leiden zu sehen. Oder der Betreffende hat Angst, dass Sie ihn verlassen könnten, wenn es Ihnen besser geht und Sie abgenommen haben.

Manchmal ist die Zusammenarbeit mit einem qualifizierten Therapeuten die einzige Möglichkeit, dieses Problem zu lösen. Am wichtigsten ist, sorgfältig die Personen auszuwählen, mit denen Sie Zeit verbringen. Umgeben Sie sich mit Personen, die Sie so sehr mögen, dass sie Sie unterstützen.

Das dritte Gebot lautet: **DU SOLLST STÄRKE NICHT VOM SPEISEPLAN STREICHEN**.

Mein fettleibiger Bruder, der Arzt war, wog wahrscheinlich fast 300 Pfund, als er viel zu jung an den Komplikationen seiner Adipositas starb. Mitte der 1980er-Jahre, als ich zum ersten Mal auf die Arbeit von Dr. McDougall stieß, schickte ich meinem Bruder eine Kopie seines Buches. Er schickte es mir ungelesen zurück, mit einer Notiz, die lautete: »Ich kann keine Kohlenhydrate essen, sie machen mich fett.« Eigentlich hätte ich ihm am liebsten gesagt: »Aber du isst keine Kohlenhydrate und bist trotzdem fett«, doch das wäre sozial nicht akzeptabel gewesen. Mein Bruder war ein sehr intelligenter und gewissenhafter Mensch. Tatsächlich hatte er einen genialen IQ und war Abschiedsredner seiner Abschlussklasse an der Princeton University. Leider ist es jedoch unwahrscheinlich, dass Intelligenz allein ausreicht, um aus der »Genussfalle« herauszukriechen und draußen zu bleiben. Die meisten Ärzte sind zwar gut ausgebildet, verfügen jedoch nicht über die erforderliche Ausbildung, um zu verstehen, wie Sie gesund abnehmen können. Ernährung wird an den meisten medizinischen Fakultäten nicht gelehrt. Wenn Sie also von Ihrem Arzt erwarten, dass er etwas über Ernährung weiß, ist das so, als würden Sie von Ihrem Klempner Wissen über die Quantenphysik erwarten.

Während der Großteil Ihres Nahrungsvolumens aus natürlichen Erzeugnissen stammen kann, müssen mindestens drei Viertel Ihrer Kalorien aus Stärken wie Kartoffeln, Süßkartoffeln, Winterkürbissen, Vollkornprodukten (wie Mais, Hafer und Reis) und Hülsenfrüchten (Bohnen, Erbsen und Linsen) stammen. Wenn Sie sich auf Obst und nicht stärkehaltiges Gemüse beschränken, werden Sie hungrig sein und zu Lebensmitteln rechts von der roten Linie übergehen, was Ihre Bemühungen zur Gewichtsreduktion sabotieren wird. Dies ist nicht nur eines der Geheimnisse für ultimatives Abnehmen, sondern auch das Geheimnis der Sättigung. Gesunde unverarbeitete Stärken halten Sie sicher links von der roten Linie, während Ihr Bauch voll bleibt und Sie ein Lächeln auf Ihrem Gesicht haben.

Das zweite Gebot lautet: **DU SOLLST GEMÜSE ZUM FRÜHSTÜCK ESSEN.**

Es verhält sich so, wie ich Dr. Alan Goldhamer oft sagen hörte: »Zeigen Sie mir eine übergewichtige Person, und ich zeige Ihnen jemanden, der nicht bereit ist, genug rohe Salate und gedämpftes Gemüse zu essen.« Viele Menschen meiden Gemüse, aber ich möchte, dass Sie richtig viel Gemüse essen. Gemüse ist das Lebensmittel, das am meisten zum Abnehmen und der Gesunderhaltung

beiträgt. Wenn Ihr Gewichtsverlust ins Stocken geraten ist, überprüfen Sie die Menge der kalorienreduzierten Lebensmittel, die Sie im Verhältnis zur Menge der kalorienreichen Lebensmittel essen. Wenn Sie die durchschnittliche Kaloriendichte der Nahrung, die Sie täglich zu sich nehmen, auf 567 Kalorien pro Pfund oder weniger reduzieren und nicht zu viel essen, sollten Sie in der Lage sein, mühelos Gewicht zu verlieren. Betrachten Sie es als den Magenbypass der Natur.

Indem Sie zum Frühstück Gemüse essen, können Sie Ihren Tag kalorienreduziert beginnen und Ihren Geschmacksknospen helfen, einen Tag lang gesund zu essen.

Das erste und vielleicht wichtigste Gebot lautet: **DU SOLLST DEINE UMGEBUNG VOLLSTÄNDIG AUFRÄUMEN.**

Inzwischen können Sie es sicher schon nicht mehr hören, dass ich ständig sage, dass Ihre Umgebung der wichtigste Faktor für Ihren Erfolg beim *ultimativen Abnehm-Programm* ist. Den Spruch »Wenn Sie es im Haus haben, wandert es auch in Ihren Mund« sind Sie auch leid, ebenso wie die Aussage, dass es nicht darum geht, ob Sie es essen, sondern nur darum, wann Sie es essen.

Ich will damit nicht sagen, dass der Erfolg Ihrer Bemühungen ausbleibt, wenn Sie nicht konforme Lebensmittel in Ihrem Haushalt belassen. Aber ich habe einfach noch nicht erlebt, dass jemand ohne die Unterstützung seiner Umgebung sein Zielgewicht erreicht hätte. Um ohne die Unterstützung Ihrer Umgebung überhaupt erfolgreich zu sein, müssen Sie an allen anderen Aspekten des Programms tausendmal härter arbeiten. Ich kann ehrlich sagen, dass alle Teilnehmer des *ultimativen Abnehm-Programms*, die 100 bis 300 Pfund abgenommen haben und das Gewicht halten, makellose Umgebungen haben. Sie gestatten niemandem, aus irgendeinem Grund nicht konforme Lebensmittel in ihre Häuser zu bringen. Denken Sie daran, dass Ihre Umgebung überall dort ist, wo Sie sind, und dass wir nicht immer alle Umgebungen kontrollieren können, in denen wir Zeit verbringen. Deshalb ist es entscheidend, dass zumindest Ihr Zuhause frei von Versuchungen ist. Wenn Sie aus irgendeinem Grund nicht konformes Essen in Ihrem Haus haben, dann möchten Sie es entweder dort haben, damit Sie Ihre

Rückfälle leichter und begründbarer machen können, oder Sie lieben und respektieren sich selbst nicht genug, um sich eine die Genesung fördernde Umgebung zu schaffen. Ihre Umgebung unterstützt entweder Ihre Genesung oder Ihre Sucht. Beides geht einfach nicht.

Ich hoffe, dieses Buch ist eine willkommene Ergänzung für Ihre Umgebung. Möge es die Lösung sein, auf die Sie gewartet haben. Ich glaube ganz fest daran, dass Sie die Gesundheit und den Körper haben können, die Sie so sehr verdienen. Ich hoffe, dass die auf den vorherigen Seiten geäußerten Ideen und die auf den nächsten Seiten vorgestellten Rezepte Ihnen dabei helfen werden, beides zu erreichen.

Alles Liebe & viel Grünkohl,
Chef AJ

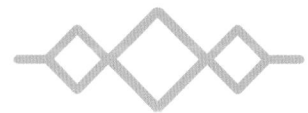

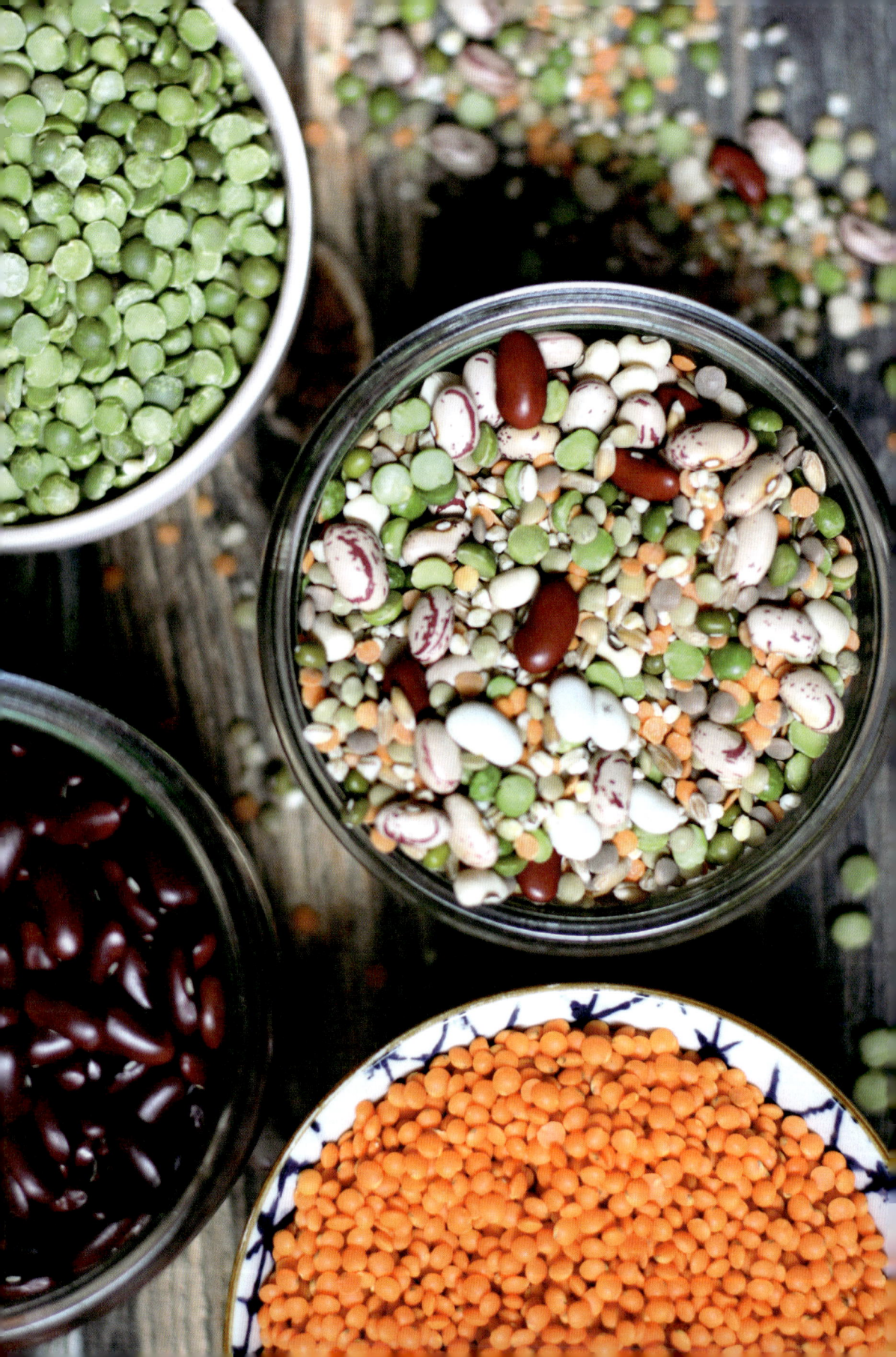

Rezepte für ultimatives Abnehmen

Alle Rezepte in diesem Abschnitt sind mit dem *ultimativen Abnehm-Programm* kompatibel und frei von Zucker, Öl, Salz, Mehl, Gluten und Nüssen. Die Rezepte, die ich erstellt habe, wurden an »normalen Personen« getestet, also an Personen, die das *ultimative Abnehm-Programm* nicht befolgten oder sich gar nicht gesundheitsfördernd ernährten, und sie waren alle sehr damit zufrieden. Wo möglich, habe ich Optionen für diejenigen bereitgestellt, die diese Rezepte für andere zubereiten, die nicht am Programm teilnehmen.

HINWEIS: Achtzehn der über hundert folgenden köstlichen Rezepte, verwenden Bohnen als Zutat. Bohnen gehören zu den gesündesten, ballaststoff- und proteinreichsten Lebensmitteln im Pflanzenreich. Sie werden in allen »Blue Zone«-Gemeinschaften auf der ganzen Welt gegessen, die mit Langlebigkeit in Verbindung gebracht werden. Wenn Sie feststellen, dass sie bei Ihnen Blähungen verursachen, stellen Sie sicher, dass Sie sie über Nacht einweichen, und kochen Sie sie dann mit einem ca. 2,5 cm großen Stück Kombu (einem Seetang), um ihre Verdaulichkeit zu verbessern. Wenn Sie es im Allgemeinen nicht gewohnt sind, ballaststoffreiche Lebensmittel zu sich zu nehmen, beginnen Sie mit einer kleinen Menge und arbeiten Sie sich nach oben. Wenn Sie die Bohnen von Grund auf kochen möchten, lassen Sie sie nach dem Einweichen entweder auf dem Herd köcheln, bis sie weich sind (dies kann zwei Stunden oder länger dauern), oder kochen Sie sie in einem Schnellkochtopf (dies dauert zehn bis zwanzig Minuten). Wenn Sie der Einfachheit halber Dosenbohnen bevorzugen, versuchen Sie, BPA-freie Dosen zu kaufen. Salzfreie Bohnen aus der Dose sind weit verbreitet, doch wenn Sie keine salzfreien finden können, spülen Sie die Bohnen vor dem Kochen gründlich aus, um so viel Salz wie möglich zu entfernen.

Sie können dieses Programm am besten absolvieren, wenn Sie ein paar Gerichte finden, die Ihnen schmecken, und diese häufig wiederholen. Denn Sie bereiten sonst ja auch keine dreißig verschiedene Frühstücke, dreißig verschiedene Mittagessen und dreißig verschiedene Abendessen pro Monat vor. Suchen Sie sich ein paar Favoriten, die Sie immer wieder essen, denn zu viel Abwechslung ist der Todeskuss für den Essensabhängigen und ermutigt zu übermäßigem Essen. Je weniger Zeit Sie in der Küche verbringen, desto mehr Zeit haben Sie zu meditieren, zu trainieren und ein Vision Board zu erstellen. Auch gesunde und schlanke Menschen, die nicht lebensmittelabhängig sind, wie Dr. John McDougall und seine Frau Mary, neigen dazu, immer wieder dieselben Mahlzeiten zu sich zu nehmen. Ich habe ihn oft sagen hören, wie sie jeden Tag dasselbe Frühstück (Haferflockenbrei mit Obst), Reste des Abendessens zum Mittagessen und ein Bohnen-, Getreide- oder Kartoffelgericht auf Stärkebasis zum Abendessen verzehren. Wenn Sie den Geschmack dieser Lebensmittel noch nicht mögen, liegt dies nicht daran, dass sie nicht lecker sind. Sie haben so viel Zucker, Fett, Salz, verarbeitete Lebensmittel oder tierische Produkte gegessen, dass Sie den neuen Geschmack noch nicht genießen können. Je länger Sie diese ungesunden Lebensmittel gegessen haben, desto länger dauert es, bis Ihnen gesundheitsfördernde Lebensmittel gut schmecken. Aber wenn Sie ihnen genug Zeit geben, wird es passieren.

Wenn Sie Abwechslung wünschen, variieren Sie das Getreide, die Bohnen und die Gemüsesorten. Wussten Sie, dass es über 18.000 verschiedene Arten von Hülsenfrüchten gibt? Verändern Sie die *gefüllten Kartoffeln auf mexikanische Art* (Rezept auf Seite 185), indem Sie die Art der verwendeten Hülsenfrüchte und die Kartoffelsorte ändern. Oder nehmen Sie anderes Getreide, andere Bohnen und anderes Gemüse. Verwenden Sie einen Essig mit einem anderen Geschmack oder die *einfach leckere Soße* (Rezept auf Seite 251). Anstatt sich Rezepte auszudenken, kochen Sie Essen. Kochen Sie Getreide und Bohnen in größeren Mengen vor und frieren diese in einzelnen Portionen ein. Dämpfen Sie etwas Gemüse und essen Sie dieses dann mit Ihrem Lieblingsgericht. Ich liebe beim Essen die Eine-Schüssel-Methode. Füllen Sie Ihre Schüssel bei jeder Mahlzeit mit nicht stärkehaltigem Gemüse, sodass sie mindestens bis zur Hälfte oder sogar zu zwei Dritteln gefüllt ist. Fügen

Sie dann eine Stärke oder eine Vielzahl von Stärken wie Mais, Bohnen, Kartoffeln, Reis oder Süßkartoffeln (oder ein Suppen- oder Chili-Rezept aus diesen Zutaten) und eine Soße hinzu, wenn Sie möchten. Nehmen Sie zum Nachtisch ein Stück Obst oder ein reines Fruchtsorbet, putzen Sie Ihre Zähne, und dann machen Sie Feierabend.

Mein Rat an Sie, insbesondere wenn Sie sich noch am Anfang Ihrer Genesung befinden, ist, nur U.-A.-Mahlzeiten für Ihre Familienmitglieder zuzubereiten, unabhängig davon, ob diese abnehmen müssen oder nicht. Stellen Sie einen Salzstreuer auf den Tisch und lassen Sie sie Salz hinzufügen, wenn sie wollen. Wenn sie Ihren Salaten oder Vorspeisen fettreichere Lebensmittel wie Avocado, Guacamole oder Nüsse hinzufügen möchten, können sie dies gerne tun. Und wenn sie unbedingt darauf bestehen, tierische Produkte oder andere nicht konforme Lebensmittel hinzuzufügen, sind sie dafür verantwortlich, sie zu beschaffen und zuzubereiten und sie verschlossen und außer Sicht zu halten, wenn sie nicht verwendet werden. Bereiten Sie keine separaten Mahlzeiten zu. Servieren Sie alles in Buffetform und lassen Sie sie die Lebensmittel auswählen, die sie wollen. Wenn Sie möchten, dass sie gesunde Nahrung essen, bieten Sie ihnen zwei Möglichkeiten: Esst das oder macht Euch selbst was.

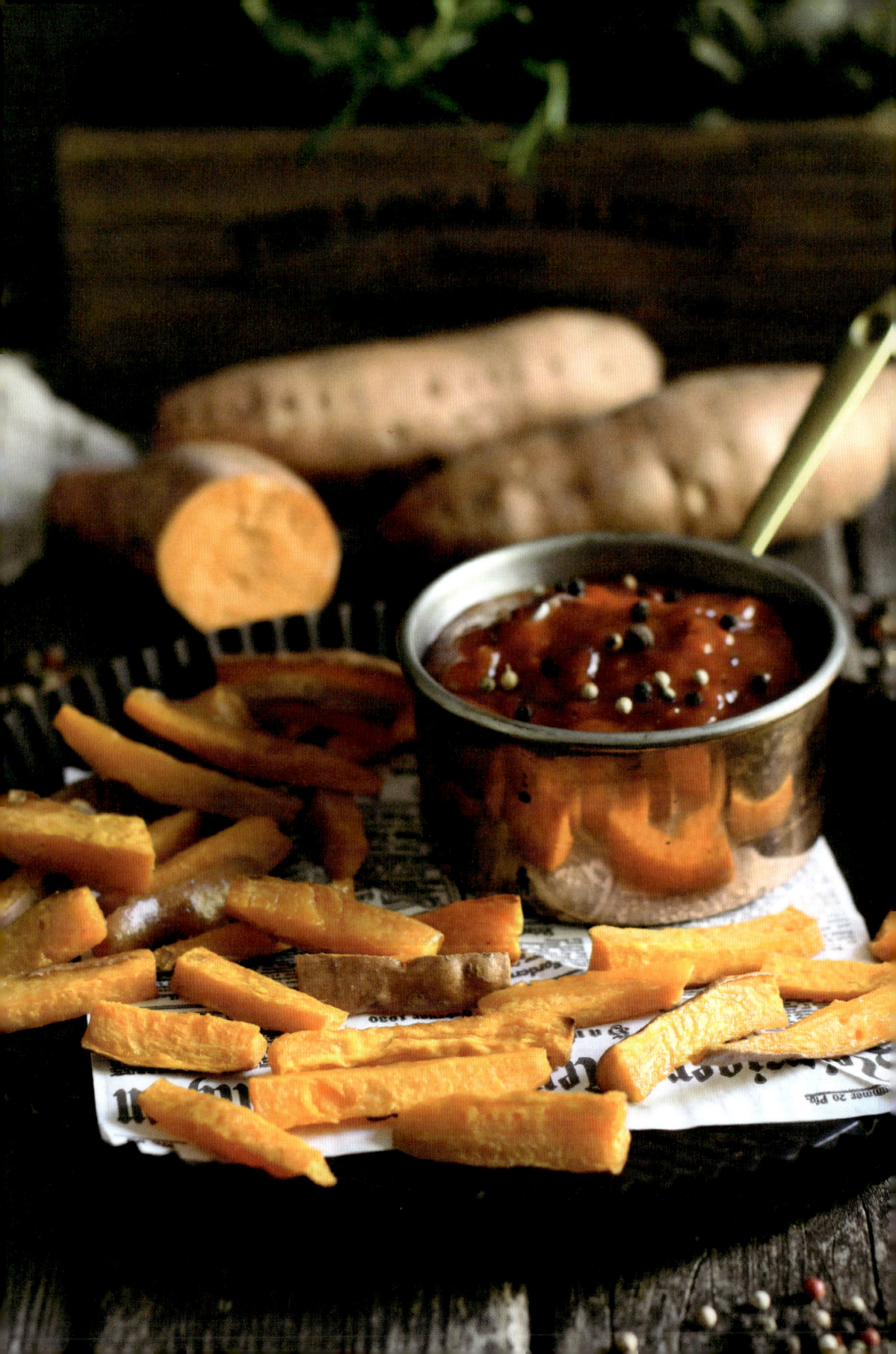

GzF –
Gemüse
zum
Frühstück

(oder zu anderen
Tageszeiten)

Dies sind meine bevorzugten nicht stärkehaltigen Gemüsegerichte. Nicht jeder kann morgens ein Pfund normales, gedämpftes Gemüse essen. Wundern Sie sich jedoch nicht, wenn Sie nach einer Weile des U.-A.-Trainings tatsächlich lernen, es zu genießen und es irgendwann anderen Gerichten vorziehen. Nach einer anstrengenden Stunde auf dem Heimtrainer schmecken meine zwei Pfund gedünsteter Sommerkürbis, die ich als mein GzF esse, einfach göttlich. Aber Sie müssen Ihr Gemüse nicht roh oder gedünstet essen, wenn Sie das nicht mögen.

Diese Rezepte sind zu jeder Tageszeit köstlich – sogar zum Frühstück. Sie können als GzF (Gemüse zum Frühstück) oder GvA (Gemüse vor dem Abendessen), als Snacks, Beilagen zu den Mahlzeiten, in Salat-Rezepte eingearbeitet und sogar kalt als Reste gegessen werden. Selbst wenn Sie jetzt Gemüse hassen, werden Sie sich absolut in dieses Gemüse verlieben, wenn Sie erst einmal gesehen haben, was es für Ihre Figur tut und wie es dafür sorgt, dass Ihre Gelüste auf Süßes gelindert werden. Irgendwann werden Sie sich fragen, wie Sie es geschafft haben, so lange ohne es zu leben. Denken Sie daran, wir entwickeln Geschmackspräferenzen für das, was wir gewöhnlich essen. Neben dem Gewichtsverlust und der Erholung von der Nahrungsmittelsucht ist eine weitere Nebenwirkung des Verzehrs vieler nicht stärkehaltiger Gemüsesorten eine schöne, strahlende Haut. Ich habe das Privileg, Vorlesungen in Fünf-Sterne-Resorts zu halten. Die Gäste sagen mir oft, dass ich schöne Haut habe. Ich bin fast sechzig Jahre alt und verwende kaum Hautpflegeprodukte. Der einzige Grund, wie ich diese Verbesserung meines Teints so spät im Leben erklären kann, ist die hohe Aufnahme von Antioxidantien aus dem ganzen Gemüse in meiner Ernährung. Ich esse mindestens vier Pfund pro Tag, daher halte ich es für angemessen, Sie zu bitten, mindestens die Hälfte, also zwei Pfund pro Tag zu essen. Tun Sie das und sehen Sie zu, wie Sie von innen heraus wirklich schöner werden.

Wenn Sie immer noch vegetarisches Essen hassen, beginnen Sie damit, Salate zu essen, oder essen Sie das Gemüse, das Sie am wenigsten hassen. Das nicht stärkehaltige Gemüse, das botanisch als Obst eingestuft wird, wie Tomaten, Paprika und Gurken, ist roh oder in Salaten köstlich und ist anfangs oft schmackhafter als das Kreuzblütlergemüse oder das bittere grüne Blattgemüse. Denken Sie daran, dass Sie eine Ernährung gewohnt sind, die praktisch frei von Ballaststoffen ist, falls Sie bisher den größten Teil Ihrer Kalorien aus tierischen Produkten, verarbeiteten Lebensmitteln oder beidem zu sich genommen haben. Wenn Sie also morgens als Erstes ein Pfund Gemüse essen, bekommen Sie möglicherweise Blähungen. Vielleicht müssen Sie sich auch wirklich anstrengen, um eine so große Menge Gemüse zu essen. Fangen Sie also langsam an und kauen Sie Ihr gesamtes Essen sehr gut durch. Oder, wie Dr. Michael Klaper sagt: »Kauen Sie es zu einem Brei.« Die verschiedenen Gemüsesorten unterscheiden sich auch dadurch, wie stark sie Blähungen hervorrufen. Wenn Sie also nach dem Verzehr einer bestimmten Sorte immer entsprechende Geräusche aus Ihrem Darm vernehmen, essen Sie zunächst nur die Sorten, die keine Blähungen verursachen. Sie können googeln, welches Gemüse am ehesten und welches am wenigsten Blähungen hervorruft.

Das Geheimnis, Gemüse lecker zu machen, ist das Rösten. Das Rösten bringt die natürliche Süße zum Vorschein und macht das Essen so viel geschmackvoller. Glauben Sie mir nicht? Dann geben Sie einfach eine Süßkartoffel in die Mikrowelle, braten eine andere, setzen eine Augenbinde auf, probieren beide und sehen, welche Sie bevorzugen. Das erste Rezept zeigt Ihnen, wie ich am liebsten Gemüse brate. Denken Sie daran, Ihre Augenbinde vor dem Kochen abzunehmen.

Rosenkohl in Balsamico-Senf

Ich habe Rosenkohl immer gehasst, bis ich dieses Rezept von meinem eigenen vegetarischen Arzt Dr. Roy Artal (*www.drartal.com*) probiert habe. Das Lustige ist, dass ich Senf nie gemocht habe, aber ihn in diesem Rezept absolut liebe! Dieses Rezept ist ein echter Wendepunkt, wenn es darum geht, Menschen dazu zu bringen, ihr nicht stärkehaltiges Gemüse zu essen. Der Geschmack hängt davon ab, welche Senf- und Essigmarken Sie verwenden. Verwenden Sie also Marken, die Sie lieben, und kaufen Sie immer das Beste, das Sie sich leisten können. Die Marinade schmeckt auch hervorragend zu anderem Gemüse. Bisher habe ich sie für Brokkoli, Blumenkohl und weiße Rüben verwendet, aber der Rosenkohl ist bei Weitem mein Favorit. Stellen Sie sicher, dass Sie so viele Bleche zubereiten, wie in Ihren Ofen passen, denn zwei Pfund Gemüse ergeben nur etwa vier Tassen des fertigen Produkts. Da dieser Rosenkohl wie Süßigkeiten schmeckt, werden Sie kein Problem damit haben, ihn komplett allein aufzuessen. Diese leckere Köstlichkeit ist nicht nur direkt aus dem Ofen himmlisch, sondern auch bei Raumtemperatur und sogar kalt zu einem Salat. Die Marinade schmeckt auch hervorragend zu stärkehaltigem Gemüse wie Süßkartoffelwürfeln oder Butternusskürbis. Denken Sie immer daran, beim Braten von Gemüse mit unterschiedlichem Wassergehalt vorsichtig zu sein. Gemüse mit höherem Wassergehalt ist schneller gar und kann verbrennen, wenn Sie es im Ofen belassen, bis das dichtere Gemüse gar ist. Ich empfehle, Gemüsesorten mit unterschiedlichem Wassergehalt separat oder zumindest auf verschiedenen Blechen zu braten.

Sie können Dr. Artal bei der Vorbereitung dieses Rezepts in Episode 7 meiner Fernsehsendung *Healthy Living with Chef AJ*, die Sie auf *Foody* TV und jetzt auch auf *YouTube* finden, zusehen.

ZUTATEN

1 kg Rosenkohl (oder sonstiges Gemüse)

4 EL salzfreier Senf (oder Ihr Lieblings-Dijonsenf mit
niedrigem Natriumgehalt)

4 EL Ihres Lieblings-Balsamicoessigs

ZUBEREITUNG

1. Den Backofen auf 200 °C vorheizen.

2. Schneiden Sie an den Rosenkohl-Köpfen jeweils die Enden
ab und schneiden Sie diese in zwei Hälften oder vierteln Sie sie
(je nachdem, wie groß sie sind). Das Wichtigste beim Braten
von Gemüse ist, dass jedes Stück ungefähr die gleiche Größe
hat. Je kleiner Sie es schneiden, desto schneller gart es.

3. Geben Sie das Gemüse in eine große Schüssel und geben
Sie jeweils 4 EL Ihres Lieblingssenfs und Balsamicoessigs hinzu.
Gut mischen, bis das Gemüse vollständig überzogen ist.

4. Auf einem großen Backblech, das mit einer Antihaft-
Silikon-Backmatte bedeckt ist, mindestens 30 Minuten braten,
dabei alle 10–15 Minuten umrühren.

5. Wenn Ihre Rosenkohl-Köpfe ziemlich groß sind oder Sie
sie knuspriger oder dunkler bevorzugen, braten Sie sie bis
zu 30 Minuten länger oder bis sie so gegart sind, wie Sie sie
mögen. Je mehr Gemüse Sie auf dem Blech haben, desto
länger dauert das Braten. Wenn Sie mehr als ein Blech gleichzeitig braten, was ich von ganzem Herzen empfehle, tauschen
Sie die Bleche alle 15 bis 30 Minuten um. Vergessen Sie nicht,
das Gemüse alle 10–15 Minuten umzurühren.

Chef AJs Tipp

o *Sie sollten bevorzugt
einen dickflüssigen und
sirupartig reduzierten
Balsamicoessig ver-
wenden, der nur 4 % Säure
anstelle von 6 % enthält.*

o *Ich benutze salzfreien
Senf.*

o *Sie können die Garzeit
von geröstetem Gemüse
verkürzen, indem Sie es in
einer Heißluftfritteuse zubereiten.*

Chili-Pommes-frites

Diese Pommes werden oft an der mittäglichen Salatbar im *Rancho La Puerta* serviert, wo ich schon häufig die Ehre hatte, etwas vorführen zu dürfen. Sie können sie nach Belieben aromatisieren. Dies ist meine Lieblings-würze.

ZUTATEN

Yambohne

Limettensaft

Salzfreies Chilipulver* (ich bevorzuge eine milde Mischung)
Paprikapulver, geräuchert (nicht das normale Paprikapulver)

ZUBEREITUNG

1. Schneiden Sie die Yambohne in Pommes-frites-Form. Dafür kann man wunderbar einen Wellenschneider verwenden. Oder kaufen Sie eine bereits in Scheiben geschnittene Yambohne.
2. Beträufeln Sie die Yambohne mit Limettensaft und be-streuen Sie sie zu gleichen Teilen mit salzfreiem Chilipulver und geräuchertem Paprikapulver. Wenn Sie es besonders scharf mögen, können Sie noch eine Prise Chipotle-Pulver dazugeben.

* Stellen Sie bei der Verwendung von Gewürzmischungen, die mehr als ein Gewürz enthalten, sicher, dass Sie die Mischung, die Sie für dieses Rezept verwenden, wirklich mögen. Gewürz-mischungen wie Chilipulver variieren stark in ihrer Schärfe und Intensität. Wenn Ihre Mischung also besonders stark ist, müs-sen Sie möglicherweise weniger verwenden. Wenn Sie andere Gewürzmischungen wie Apfelkuchengewürz, Currypulver, Ge-flügelgewürz (das ist tatsächlich der unglückliche Name einer ve-ganen Gewürzmischung) oder Kürbiskuchengewürz verwenden, die in den Rezepten in diesem Buch beschrieben sind, probieren Sie sie bitte vor dem Kochen, um sicher zu sein, dass Sie sie mögen. Keine Marke gleicht der anderen.

◇◇◇◇◇◇◇◇◇◇◇◇◇◇◇◇◇◇◇◇◇◇◇◇◇◇◇

Chef AJs Tipp

○ Ich habe auf einer Konferenz einmal meinen superschnellen Apfel-Milchreis (Rezept auf Seite 152) gemacht. Das Apfelkuchen-Gewürz stammte von einer lokalen Firma, von der ich noch nie gehört hatte. Es enthielt ein Gewürz namens Bockshornklee, das überhaupt nicht in diese Süßspeise passte. Ich muss wohl nicht erwähnen, dass es das Rezept ruiniert hat und niemand den Milchreis gegessen hat! Lektion gelernt. Probieren Sie Ihre Gewürzmischungen immer, bevor Sie sie in Rezepten verwenden.

○ Bitte denken Sie daran, dass der Geschmack einzelner Gewürze wie Zimt, geräucherter Paprika und Chipotle-Pulver, um nur einige zu nennen, auch stark von der Marke abhängt. Verwenden Sie also unbedingt ein Produkt, das Ihnen wirklich zusagt. Alle meine Rezepte, die geräuchertes Paprikapulver erfordern, schmecken ganz anders als bei der Verwendung von gewöhnlichem Paprika. Denken Sie also bitte daran, besonders, wenn Sie salzfreie Rezepte zubereiten. Stellen Sie immer sicher, dass Ihre Gewürze frisch sind.

Köstlicher Parmesanersatz

Chef AJs Tipp

○ Sie können viele ver-
schiedene und köstliche
Sorten dieses Toppings
herstellen, indem Sie
Zutaten wie Chipotle-
Pulver, Jalapeño-Pulver,
geräucherten Paprika oder
Pulver aus sonnengetrock-
neten Tomaten hinzu-
fügen.

○ Viele meiner Rezepte aus
meinem Buch Unpro-
cessed können fettärmer
hergestellt werden, wenn
Sie einen Teil der Nüsse
oder die gesamten Nüsse
durch Bohnen oder Körner
ersetzen.

Wenn Sie Probleme damit haben, zum Frühstück Gemüse zu essen, probieren Sie dieses leckere Topping. Es schmeckt wirklich köstlich über gedünstetem Gemüse. Ich esse es besonders gerne über Brokkoli oder Blumenkohl. Der Parmesanersatz aus meinem Buch *Unprocessed* wurde aus 120 g Walnüssen hergestellt und war zwar sehr schmackhaft, aber auch sehr fettreich. Wenn Sie Haferflocken anstelle von Nüssen verwenden, wird dieser köstliche Belag nicht nur fettarm, sondern auch preiswert. Sie sollten unbedingt etwas von diesem Topping auf Vorrat halten, um es über Suppen und Chilis streuen zu können.

ZUTATEN

100 g glutenfreie Haferflocken

60 g Nährhefe

1 EL Kochsalzersatz, z. B. *Benson's Table Tasty*

ZUBEREITUNG

1. Alle Zutaten in einen Mixer oder eine Küchenmaschine mit Messereinsatz geben und zu Pulver verarbeiten. Im Kühlschrank aufbewahren.

2. In Episode 11 von *Healthy Living with Chef AJ* zeige ich Ihnen, wie der Parmesanersatz hergestellt wird.

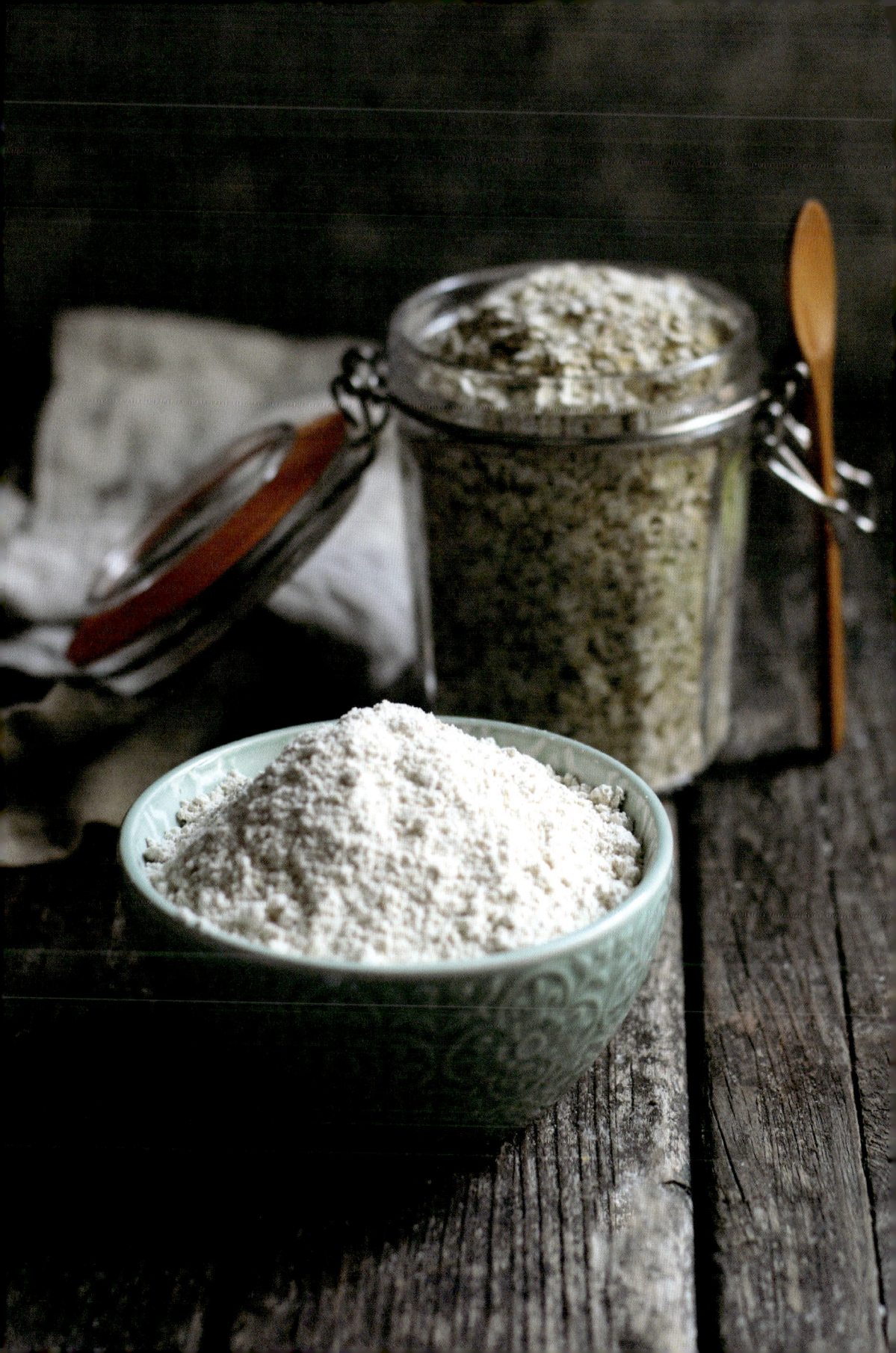

Unglaublich leckerer Grünkohl

Jemand, der mit meinem *ultimativen Abnehm-Programm* eindeutig nicht vertraut ist, sagte einmal, ich würde die Menschen zwingen, zum Frühstück gedämpften Grünkohl zu essen und das Kochwasser zu trinken. Ich empfehle zwar, das Kochwasser von gedämpftem Gemüse aufzubewahren, um Brühe zuzubereiten und es zu trinken, falls Sie es mögen (im amerikanischen Süden nennt man das Pot Liquor, und es ist wirklich sehr lecker), aber Sie müssen kein einfaches gedämpftes Gemüse ohne alles essen, es sei denn, Sie mögen es so. Dr. Esselstyn empfiehlt seinen Herzpatienten, sechsmal täglich grünes Gemüse zu essen, und dieses Gericht könnte Sie noch zu einem Kohlliebhaber machen!

ZUTATEN

285 g Zwiebeln, gehackt

4 Knoblauchzehen, gehackt oder durch eine Knoblauchpresse gegeben (oder mehr, wenn gewünscht)

285 g Pilze, in Scheiben geschnitten

285 g Palmkohl (toskanischer Grünkohl), zerkleinert oder in mundgerechte Stücke geschnitten

ZUBEREITUNG

1. In einer großen Bratpfanne die Zwiebeln mit Wasser oder trocken anbraten (abhängig von der Pfanne), bis sie durchscheinend und schön gebräunt sind. Ich nehme mir lieber Zeit, damit die Zwiebeln karamellisieren und sehr süß werden.

2. Den Knoblauch und dann die Pilze hinzufügen und alles zusammen kochen, bis die Pilze etwas eingefallen und schön gebräunt sind und das gesamte Wasser verdunstet ist. Abhängig vom Kochgeschirr müssen Sie möglicherweise immer wieder einen Esslöffel Flüssigkeit (Wasser oder natriumfreie Gemüsebrühe) hinzufügen, damit die Zutaten nicht an der Pfanne haften bleiben. Sie sollten bitte häufig umrühren.

3. Den Palmkohl dazugeben und kochen, bis der gewünschte Gargrad erreicht ist. Ich bevorzuge ihn nicht so stark gekocht, damit er etwas von seiner Knusprigkeit und seiner hellgrünen Farbe behält.

4. Wenn Ihre Bratpfanne einen Deckel hat, können Sie ihn auflegen, nachdem Sie den Grünkohl hinzugefügt haben, und dann alles abgedeckt garen lassen. Sofort genießen.

◇◇◇◇◇◇◇◇◇◇◇◇◇◇◇◇◇◇◇◇◇◇◇◇◇◇◇◇◇◇◇◇◇

Chef AJs Tipps

- Dieses Gericht ist durch die Zwiebeln und den Knoblauch so aromatisch, dass es meiner Meinung nach keine weiteren Gewürze braucht. Sie können jedoch jedes Gericht nach Belieben und Geschmack würzen. Ein Spritzer frischer Zitronen- oder Limettensaft ist immer eine wunderbare Art, ein Gericht mit grünem Gemüse zu verfeinern, ebenso wie ein Spritzer eines qualitativ hochwertigen reduzierten Balsamicoessigs. Ich bevorzuge es, Limettensaft und Balsamicoessig zu gleichen Mengen zu mischen. Getrockneter Oregano, über dieses Gericht gestreut, schmeckt sehr gut, und für diejenigen unter Ihnen, die scharfes Essen mögen, sind einige zerkleinerte rote Paprikaflocken eine schöne Ergänzung.
- Dieses Gericht eignet sich auch gut als köstliche Füllung für die gefüllten Kartoffeln auf mexikanische Art (Rezept auf Seite 185).

Ratatouille aus dem Ofen

Wenn Sie die Präsentation (auf *YouTube* verfügbar) *From Fat Vegan to Skinny Bitch* gesehen haben, die ich am McDougall Advanced Study Weekend vorgeführt habe, erinnern Sie sich vielleicht daran, dass ich bei meiner Tante aufgewachsen bin, deren Mutter eine Königin des *Cordon Bleu* war. Sie machte oft Ratatouille, und ich mochte den Geschmack zwar sehr gerne, aber die Konsistenz überhaupt nicht. Dieses Rezept fängt alle Aromen des traditionellen französischen Gerichts mit einer Textur ein, die für meinen Gaumen angenehmer und außerdem sehr vielseitig ist. *Ratatouille* ist nicht nur mein Lieblings-Animationsfilm, sondern jetzt auch mein Lieblingsfrühstück!

ZUTATEN

375 g Zucchini

375 g gelber Sommerkürbis (Crookneck)

250 g Auberginen, wenn möglich die chinesischen

1 rote Paprika, grob gewürfelt

250 g Kirschtomaten, halbiert

1 rote Zwiebel, grob gewürfelt

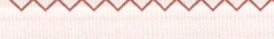

Chef AJs Tipp

In Episode 8 von Healthy Living with Chef AJ *zeige ich Ihnen, wie das Ratatouille zubereitet wird.*

ZUBEREITUNG

1. Den Backofen auf 200 °C vorheizen.

2. Die Zucchini, den Kürbis und die Aubergine gleichmäßig in etwa 1 cm dicke Scheiben schneiden. Auf einem großen Backblech verteilen, das mit einer Antihaft-Silikon-Backmatte ausgelegt ist. Mit Paprika, Tomaten und Zwiebeln bestreuen. Eine Stunde oder bis der gewünschte Gargrad erreicht ist rösten, dabei alle 10 – 15 Minuten umrühren.

3. Nach Belieben vor dem Braten mit Ihren Lieblingskräutern bestreuen. Italienische Gewürze und Kräuter der Provence passen ausgezeichnet dazu, aber dieses Rezept ist so unglaublich lecker, dass es nicht einmal mehr gewürzt werden muss. Wenn Sie frische Kräuter verwenden, geben Sie diese erst nach dem Garen mit dem Gemüse in eine Schüssel. Klein geschnittenes frisches Basilikum oder fein gehackte Blattpetersilie sind meine persönlichen Favoriten. Das Ratatouille schmeckt auch toll mit einem Spritzer Balsamicoessig.

4. Dieses Rezept eignet sich nicht nur hervorragend als eigenständiges Gericht, sondern passt auch wunderbar zu Zoodles (spiralisierten Zucchininudeln), Vollkorn- oder Wildreis und abgekühlt zu einem Salat.

Salat-Smoothie

So merkwürdig dieses Gericht auch klingt, es schmeckt fantastisch. Seien wir mal ehrlich, nicht jeder hat morgens zum Frühstück immer Zeit, einen Salat zu essen. Und obwohl wir Frucht-Smoothies zur Gewichtsreduktion und zur Sättigung nicht empfehlen, sind Smoothies, die nur aus nicht stärkehaltigem Gemüse hergestellt werden, eine großartige Möglichkeit, das erforderliche Gemüse ohne viel zu kauen zu sich zu nehmen. Besonders praktisch, wenn Sie gerade eine Zahnarzt-Behandlung hinter sich haben!

ZUTATEN

1 kg rohes, nicht stärkehaltiges Salatgemüse (ich mische gerne 250 g Spinat, 250 g Tomaten, 250 g Zucchini und 250 g Gurke)

2 EL Limettensaft (oder Ihr Lieblingsdressing)

ZUBEREITUNG

Alle Zutaten in einen leistungsstarken Mixer geben und glatt rühren. Wenn gewünscht, nicht ganz glatt pürieren und etwas Textur belassen.

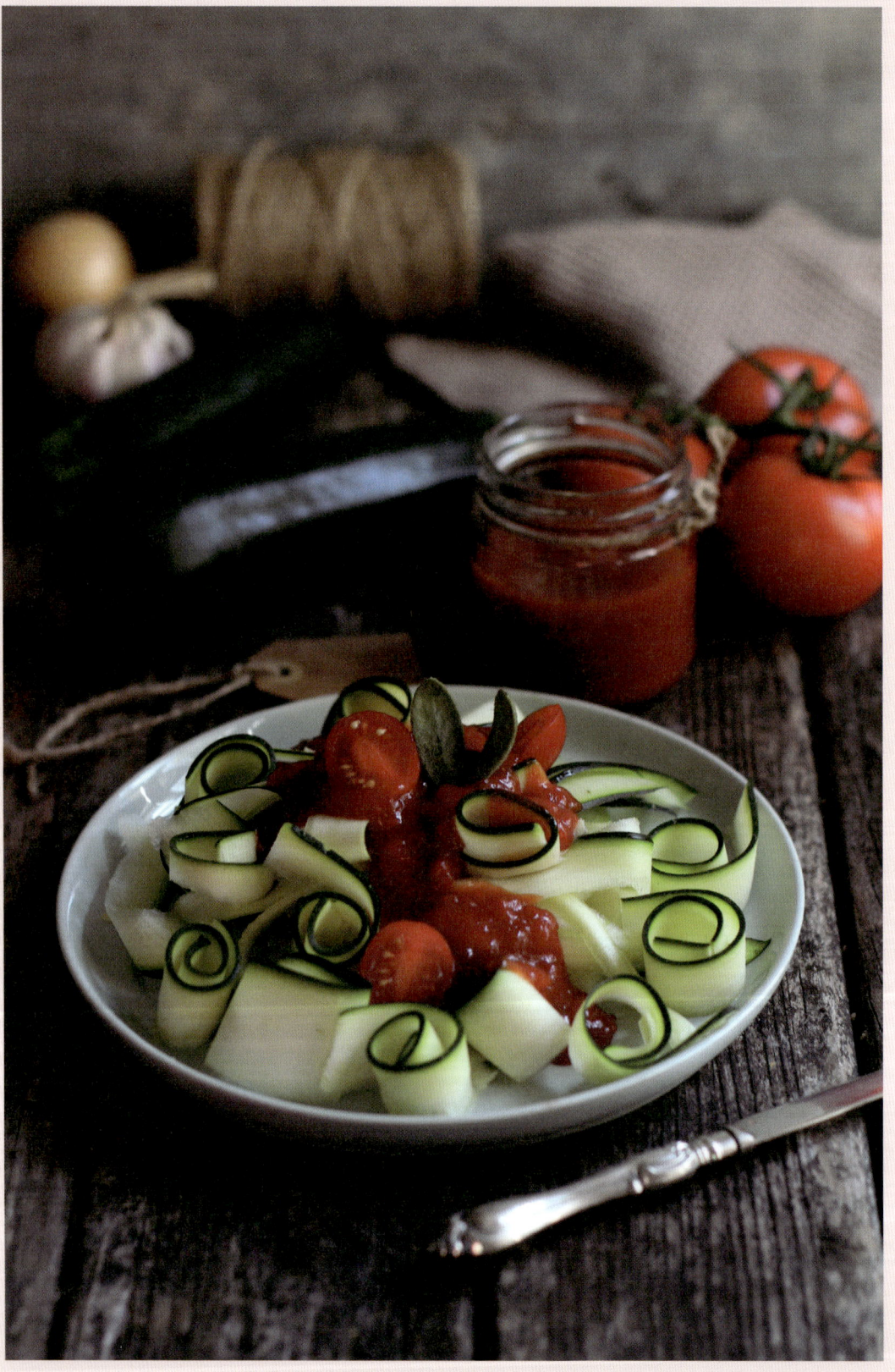

Zoodles mit einer schnellen Soße aus sonnengetrockneten Tomaten

Wussten Sie, dass 120 ml Pastasoße aus dem Glas mehr Zucker enthalten als zwei Schoko-Kekse? Bitte kaufen Sie keine handelsübliche Nudelsoße (oder andere verarbeitete Lebensmittel), denn es ist so einfach, diese Soße selbst zuzubereiten. Es dauert nur wenige Minuten, bis diese Soße so schmeckt, als hätte sie stundenlang langsam vor sich hin geköchelt, und man muss dafür noch nicht einmal viel schnippeln oder später Töpfe schrubben! So sehr ich gebratenes Gemüse liebe, so habe ich trotzdem an Tagen, an denen im San Fernando Valley 38 Grad herrschen, einfach keine Lust, den Ofen einzuschalten.

ZUBEREITUNG

1. Zoodles (Zucchininudeln) können Sie ganz einfach herstellen, indem Sie mit einem preiswerten Gemüseschäler oder einem speziellen Spiralschneider Spiralen herstellen.

2. Die sonnengetrockneten Tomaten vollständig mit Wasser bedecken und einweichen lassen. In einem Mixer alle Zutaten, inklusive des Einweichwassers, glatt rühren. Wenn Sie mit einem leistungsstarken Mixer arbeiten, wird die Soße direkt beim Mixen erwärmt. Andernfalls können Sie sie bei schwacher Hitze auf dem Herd erhitzen, wenn Sie die Soße lieber sehr warm essen. Dieses Gericht schmeckt jedoch auch kalt oder bei Raumtemperatur köstlich. Falls Sie eine dickere Konsistenz bevorzugen, verwenden Sie eine Küchenmaschine mit Messereinsatz und verarbeiten alle Zutaten, bis die gewünschte Konsistenz erreicht ist.

3. Servieren Sie die Soße über den Zoodles.

ZUTATEN

500 g Zucchini

85 g sonnengetrocknete Tomaten (öl- und salzfrei), in Wasser eingeweicht, vollständig bedeckt

3–4 frische Roma-Tomaten (ungefähr 350 g)

1 rote Paprikaschote, entkernt (ungefähr 225 g)

1–2 Knoblauchzehen, geschält (oder mehr, wenn gewünscht)

1 Schalotte oder rote Zwiebel (ungefähr 30 g)

6–8 frische Basilikumblätter (oder mehr, wenn gewünscht)

¼–½ TL rote Paprikaflocken (optional)

Fortsetzung nächste Seite

◇◇

Chef AJs Tipps

○ *Wenn ich meinen Gästen dieses Gericht serviere, schäle ich die Zucchini immer vorher, sodass sie eher wie echte Pasta aussieht. Mache ich es für mich selbst, lasse ich die Schale dran, da sie reichlich Ballaststoffe enthält. Wenn die Soße erhitzt wird, weichen die Zucchini darin auf, aber Sie können die Zucchini auch blanchieren, wenn Sie möchten.*

○ *In meinem ursprünglichen Rezept für diese Soße habe ich 3–4 Deglet-Nour-Datteln oder 1–2 Medjool-Datteln (ungefähr 30 g Datteln) verwendet. Die Datteln sollen den Säuregehalt der Tomaten ausgleichen. Sie können auch ein Stück Apfel, Rote Bete oder Karotte verwenden. Viele Teilnehmer des ultimativen Abnehm-Programms bereiten die Soße ohne die Datteln zu und finden sie so sehr schmackhaft. Falls Datteln ein Suchtauslöser für Sie sind und Sie sie am besten gar nicht im Haus haben sollten, verwenden Sie sie bitte nicht in diesem oder einem anderen Rezept. Wenn Sie dieses Rezept für andere Personen zubereiten, die nicht am ultimativen Abnehm-Programm teilnehmen, können Sie ein paar Datteln kaufen und sie einmalig für dieses Rezept verwenden. (Mixen Sie sie einfach mit in die Soße.) Da jeder Mensch anders auf Nahrungsmittelabhängigkeiten reagiert, können manche ein paar Datteln in einem herzhaften Rezept verwenden, ohne Heißhungerattacken zu verspüren, andere dagegen nicht. Sie sollten daher Ihre persönlichen Auslöser kennen und grundsätzlich vermeiden.*

○ *Dieses Gericht passt perfekt zu dem Ratatouille aus dem Ofen (Rezept auf Seite 144) und schmeckt hervorragend mit köstlichem Parmesanersatz bestreut (Rezept auf Seite 140).*

○ *In Episode 11 von Healthy Living with Chef AJ können Sie mir bei der Zubereitung dieses Gerichts zusehen.*

Zweites Frühstück

Erinnern Sie sich, dass die Hobbits immer ein zweites Frühstück gegessen haben? Nun, im U.-A.-Programm können Sie das auch! Wenn Sie nur Gemüse zum Frühstück essen, werden Sie mit Sicherheit sehr bald danach hungrig sein. Ich kann einfach nicht ausdrücken, wie wichtig es ist, dass Sie reichlich Stärke essen, weil Sie sich ansonsten mit dieser Ernährung niemals wohlfühlen werden. Optisch gesehen sollte Ihr Teller mindestens ½ bis ⅔ Gemüse enthalten, der Großteil Ihrer Kalorien muss jedoch aus unraffinierten komplexen Kohlenhydraten wie Kartoffeln, Reis und Bohnen stammen. Viele Leute essen gerne Haferbrei nach ihrem Gemüse, aber ich esse lieber eine geröstete japanische Süßkartoffel. Wenn Sie gerne Haferbrei essen, verwenden Sie statt der zarten Haferflocken (gut), besser Hafergrütze bzw. Steel Cut-Haferflocken (besser) oder Haferschrot (am besten). Nun folgen ein paar Optionen fürs zweite Frühstück, die Sie sicher genießen werden.

Haferbrei mit Apfel

Zweites Frühstück

Wenn ich auf Reisen bin, was fast jede Woche der Fall ist, nehme ich die Zutaten für dieses Gericht immer mit. Füllen Sie einfach einen kleinen Gefrierbeutel mit Hafer und Zimt und nehmen Sie eine einzelne Packung ungesüßte Pflanzenmilch mit. Abhängig davon, wohin und wie Sie reisen, können Sie nicht immer Obst mitnehmen, aber Sie können sicher Obst an Ihrem Zielort kaufen. Ich packe für jeden Tag, an dem ich weg bin, eine Portion ein, und das hat mich viele Male vor dem Hunger bewahrt.

ZUTATEN

50 g glutenfreie Haferflocken

120 ml ungesüßte Pflanzenmilch

1 großer Apfel, gerieben

½ TL Zimt (oder mehr, wenn gewünscht)

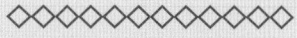

Chef AJs Tipp

Eventuelle Reste des Haferbreis können Sie zu Apfelcrackern verarbeiten (Rezept auf Seite 154).

ZUBEREITUNG

1. Alle Zutaten in einer großen Schüssel vermischen. Sofort genießen oder im Kühlschrank aufbewahren und am nächsten Tag genießen. Der Haferbrei hält sich bis zu 24 Stunden.

2. Sie können den Apfel auch durch eine andere Frucht ersetzen, z. B. durch eine Banane, einen Pfirsich, eine Birne oder Granatapfelkerne.

3. Wenn Sie sich darum sorgen, ob Sie ausreichend Omega-3-Fettsäuren zu sich zu nehmen, fügen Sie einen Esslöffel gemahlene Leinsamen oder Chiasamen hinzu. Diejenigen, die dem *U.-A.*-Programm nicht folgen, können 2 Esslöffel Johannisbeeren hinzufügen. Wenn der Brei für Sie nicht süß genug ist, können Sie einen Teil oder die gesamte Pflanzenmilch durch ungesüßten Apfelsaft ersetzen.

Superschneller Apfel-Milchreis

Ich liebe selbst gemachten Milchreis, aber es kann bis zu einer Stunde dauern, bis der Reis gar ist. Mit dem Schnellkochtopf und Reisresten dauert es nur fünf Minuten!

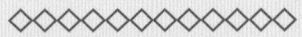

Chef AJs Tipp

Dieses Gericht schmeckt heiß, warm oder kalt köstlich und ist ein wunderbarer Ersatz für die sonst üblichen Haferflocken-Frühstücksgerichte. Wenn Sie den Milchreis für Menschen zubereiten, die nicht am U.-A.-Programm teilnehmen, oder wenn Sie Ihr Zielgewicht erreicht haben und Trockenfrüchte für Sie kein Auslöser sind, fügen Sie 150 g goldene Rosinen hinzu.

ZUTATEN

800 g übrig gebliebener gekochter Reis (ich nehme am liebsten braunen Bioreis)

480 g Äpfel, fein gehackt, 3–4 je nach Größe (ich bevorzuge Envy oder Gala)

720 ml ungesüßte Pflanzenmilch

1 EL Apfelkuchengewürz* (oder 2,5 TL Zimt plus ½ TL Muskatnuss)

½ TL Vanillepulver

¼ TL Kardamom, gemahlen

ZUBEREITUNG

1. Alle Zutaten in den Schnellkochtopf geben und 5 Minuten unter hohem Druck garen, dann den Druck ablassen. Genießen Sie den Milchreis heiß oder lassen Sie ihn abkühlen, damit er eine festere Textur erhält.

2. Wenn Sie keinen Schnellkochtopf haben, bringen Sie die Pflanzenmilch mit den Gewürzen zum Kochen. Achten Sie darauf, dass die Milch nicht überkocht. Die restlichen Zutaten hinzufügen und erneut zum Kochen bringen, dann die Hitze reduzieren und den Topf mit einem Deckel verschließen. Etwa 10 Minuten köcheln lassen oder so lange, bis der größte Teil der Flüssigkeit absorbiert ist.

* Mehr zu den Gewürzmischungen finden Sie im Hinweis beim Rezept Chili-Pommes-frites auf S. 138.

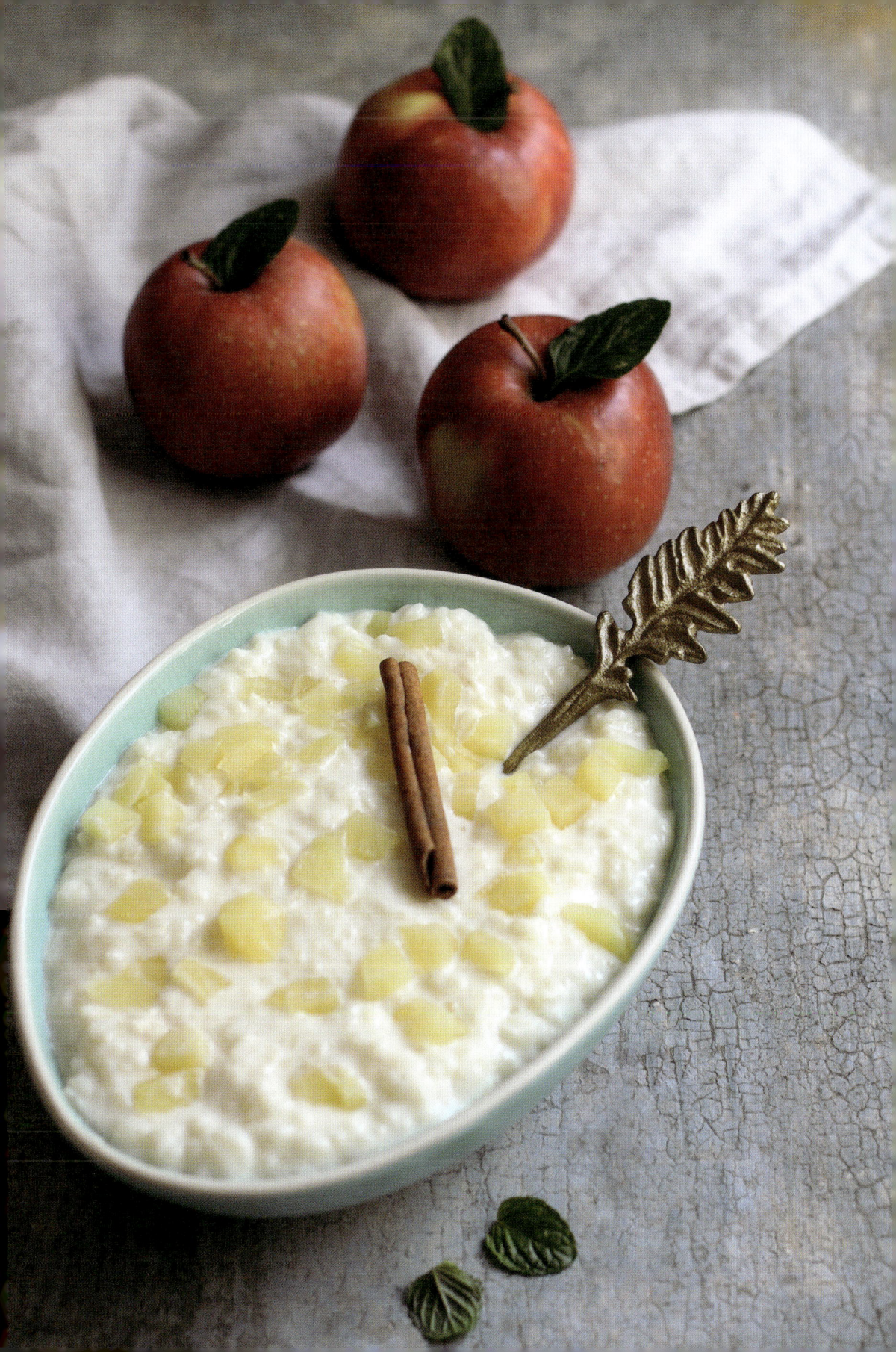

Apfelecken

Sie können diese Apfelecken in 8 Quadrate oder 16 Dreiecke schneiden. Dazu passt eine Tasse Kräutertee sehr gut. Das Gericht macht sich auch sehr gut als Dessert mit etwas *Apfelkuchen-»Eis«* (Rezept auf Seite 275). Kaum zu glauben, dass das im Programm erlaubt ist!

Chef AJs Tipps

- Wenn Sie keine gemahlene Hirse verwenden möchten, können Sie stattdessen noch 50 g Haferflocken zusätzlich verwenden.
- Wenn Sie dieses Gericht für Menschen zubereiten, die nicht am U.-A.-Programm teilnehmen, oder wenn Sie Ihr Zielgewicht erreicht haben und Trockenobst kein Suchtauslöser für Sie ist, fügen Sie 50–60 g in kleine Stücke geschnittene getrocknete Äpfel hinzu.
- In Episode 11 von Healthy Living with Chef AJ zeige ich Ihnen, wie dieses Gericht zubereitet wird.

ZUTATEN

480 g Äpfel, gehackt (2–4 je nach Größe; verwenden Sie eine süße Sorte)

375 g ungesüßtes Apfelmus

6 EL Leinsamen, gemahlen

½ TL Vanillepulver

1 EL Apfelkuchengewürz* (oder 2,5 TL Zimt plus ½ TL Muskatnuss)

200 g glutenfreie Haferflocken

100 g Hirse, gemahlen

ZUBEREITUNG

1. Den Backofen auf 180 °C vorheizen.

2. Mischen Sie alle Zutaten miteinander und gießen Sie den Teig in eine ca. 22 cm große Silikon-Auflaufform. 30–35 Minuten backen. Vor dem Schneiden etwas abkühlen lassen, danach im Kühlschrank ganz durchkühlen lassen, um die ideale Textur zu erhalten.

* Mehr zu den Gewürzmischungen finden Sie im Hinweis beim Rezept Chili-Pommes-frites auf S. 138.

Heidelbeer-Haferflocken-Hirse-Muffins

Diese Muffins sind so sättigend, dass sie für sich selbst eine Mahlzeit sein können. Ich nehme sie immer mit, wenn ich auf Reisen gehe, da sie sich gut gekühlt aufbewahren lassen und man sie auch gut einfrieren kann. Ich empfehle Ihnen dringend, bei diesem Rezept Silikon-Muffinförmchen zu verwenden.

ZUTATEN

500 g japanische Süßkartoffeln, gebacken und püriert

2 große SEHR REIFE Bananen

400 g glutenfreie Haferflocken, kernig

200 g Hirse, gemahlen

½ TL Vanillepulver

2 TL Zimt

½ TL Muskat

¼ TL Kardamom

450 g wilde Heidelbeeren, gefroren (die kleinen)

ZUBEREITUNG

1. Alle Zutaten bis auf gefrorenen Heidelbeeren gut miteinander vermischen. Dann die Heidelbeeren vorsichtig unterheben.

2. Den Teig gleichmäßig auf 12 Silikon-Muffinförmchen verteilen. 40–45 Minuten backen.

3. Lassen Sie Muffins vollständig abkühlen, bevor Sie sie aus den Muffinförmchen nehmen.

Chef AJs Tipps

○ Ich bevorzuge für dieses Gericht die japanischen Süßkartoffeln wegen ihrer Farbe, ihres unverwechselbaren Geschmacks und ihrer dichteren, stärkeren Textur. Ich finde die orangefarbenen Süßkartoffeln zu feucht. Sie können die Heidelbeeren in Teilen oder komplett durch gefrorene Kirschen, Mangos oder Ananas ersetzen. Weil Kirschen so viel größer sind als Heidelbeeren, schneide ich sie mit meinem Ulu-Messer klein. Ich LIEBE es, diese Muffins halb mit Ananas und halb mit Kirsche zuzubereiten.

○ Wenn Sie keine gemahlene Hirse verwenden möchten, können Sie stattdessen noch 100 g Haferflocken zusätzlich verwenden.

Clafoutis

Eines meiner Mottos lautet: Wer keinen dicken Hintern bekommen möchte, sollte statt Donuts lieber *Clafoutis* essen!

◇◇◇◇◇◇◇◇◇◇◇◇◇

Chef AJs Tipps

- Wenn Familienmitglieder, die nicht am U.-A.-Programm teilnehmen, dieses Gericht nicht süß genug finden, können Sie statt der Pflanzenmilch ungesüßten Apfelsaft verwenden.
- In Episode 5 von Healthy Living with Chef AJ können Sie mir bei der Zubereitung dieses Gerichts zusehen.

ZUTATEN

500 g Erdbeeren

500 g reife Bananen (ungefähr 3)

280 g Obstmarmelade ohne Zuckerzusatz (z. B. die *Chia-Marmelade* aus dem Rezept auf Seite 225)

200 g glutenfreie Haferflocken

1 TL natriumfreies Backpulver

120 g ungesüßtes Apfelmus

240 ml ungesüßte Pflanzenmilch

ZUBEREITUNG

1. Den Backofen auf 180 °C vorheizen.

2. Das Obst in Scheiben schneiden und gut mit der Marmelade vermischen. Die Masse in eine 20 x 20 cm große Silikonform geben.

3. Die restlichen Zutaten in einer Schüssel miteinander verrühren und gleichmäßig über die Früchte geben.

4. 45–50 Minuten goldbraun backen.

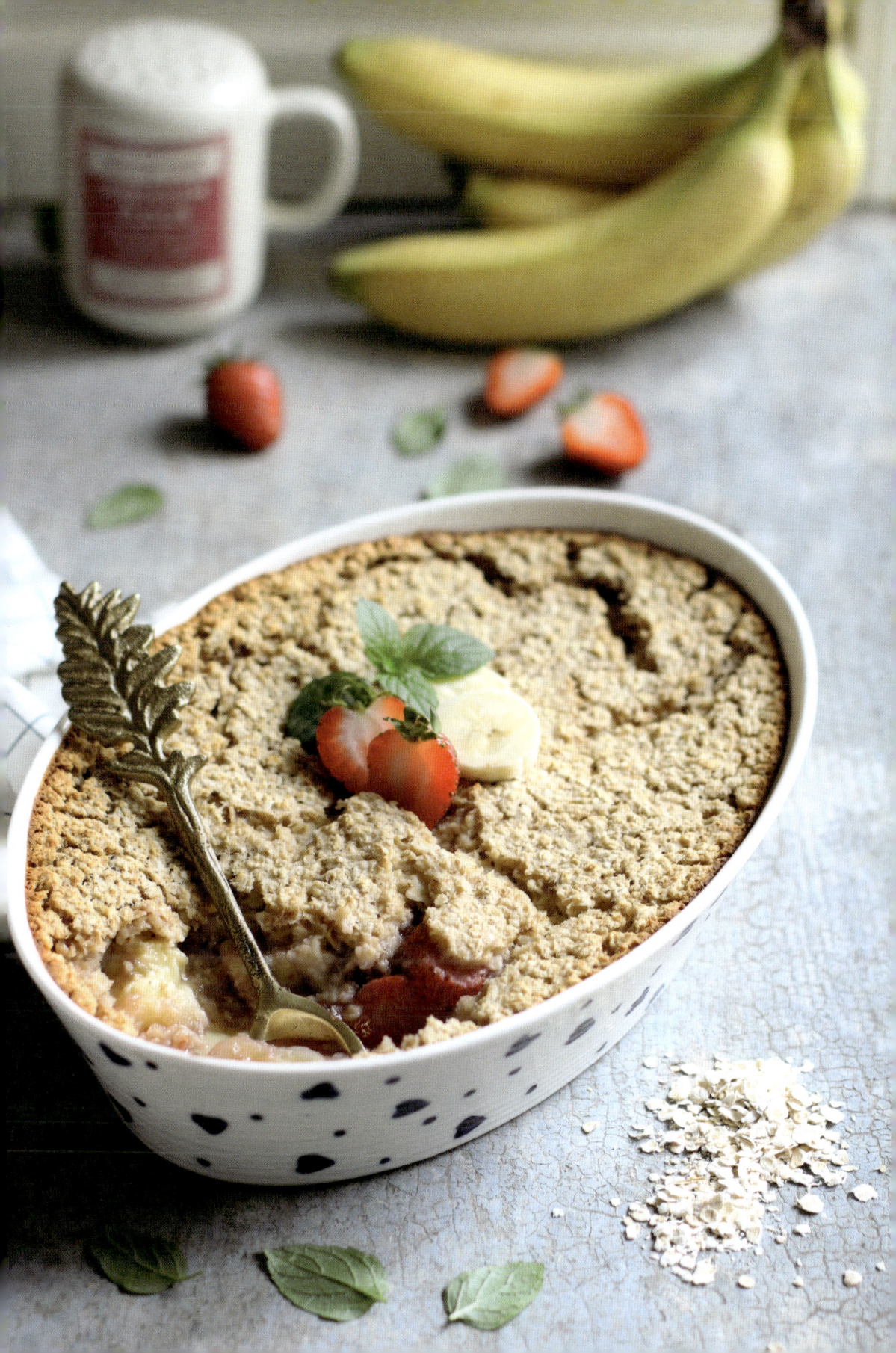

Karotten-Apfel-Muffins

Diese Muffins sind eine Hommage an einen lieben Freund und einen der klügsten Menschen, die ich kenne, Dr. Doug Lisle, der mir zusammen mit Dr. Goldhamer und Dr. McDougall beigebracht hat, wie man schlank wird! Auf der *LIVE Vegas Ultimate Weight Loss*-Konferenz in Las Vegas, die er *Cram Circuit* nannte, präsentierte er einige bahnbrechende Informationen zu Binge Eating und dem nächtlichen Essen. Da die Teilnehmer abends etwas essen würden, wollte ich etwas zubereiten, das sättigend ist, aber ihre Bemühungen zur Gewichtsreduktion nicht beeinträchtigt. Und weil sein Lieblingsdessert Karottenkuchen ist, dachte ich, dass diese Muffins perfekt geeignet seien, um den Süßhunger zu stillen, ohne sich schuldig fühlen zu müssen. Cram steht im Amerikanischen auch für Carrot, Raisin, Apple und Millet, also Karotten, Apfel, Rosinen und Hirse.

ZUTATEN

360 g Bananenpüree (hergestellt aus 4–5 SEHR REIFEN Bananen, abhängig von ihrer Größe)

½ EL aluminium- und natriumfreies Backpulver

½ EL natriumfreies Natron

1 EL Apfelessig

1 TL Vanillepulver (optional)

150 g glutenfreie Haferflocken

240 g ungesüßtes Apfelmus

100 g Hirse, gemahlen

225 g rohe, zerkleinerte Karotten

480 g Äpfel, fein gehackt (ca. 2–4 Äpfel; verwenden Sie eine süße Sorte)

1 EL Apfelkuchen- oder Kürbiskuchengewürz*
(oder 2,5 TL Zimt und ½ TL Muskatnuss, gemahlen)

75 g Rosinen oder getrocknete Johannisbeeren (optional)

ZUBEREITUNG

1. Den Backofen auf 180 °C vorheizen.

2. In einer Küchenmaschine mit Messereinsatz die reifen Bananen pürieren. Backpulver, Natron, Apfelessig und Vanillepulver (wenn verwendet) hinzufügen.

3. Dann die Bananenmasse in eine große Schüssel geben und die restlichen Zutaten unterrühren. Gut mischen, bis alles vollständig eingearbeitet ist.

4. Den Teig gleichmäßig auf 24 Silikon-Muffinförmchen verteilen und 40–45 Minuten backen, bis die Muffins gut gebräunt sind. Schalten Sie den Ofen aus und öffnen Sie die Tür, damit die Muffins im Ofen vollständig abkühlen können.

* Mehr zu den Gewürzmischungen finden Sie im Hinweis beim Rezept Chili-Pommes-frites auf S. 138.

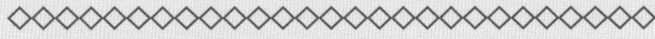

Chef AJs Tipps

○ *Wenn Sie keine Hirse verwenden möchten, können Sie stattdessen noch 50 g Haferflocken zusätzlich verwenden*

○ *Ich bevorzuge getrocknete Johannisbeeren gegenüber Rosinen, da sie kleiner sind und sich besser verteilen. Jeder Muffin enthält nur ungefähr einen Teelöffel Rosinen. Wenn getrocknete Früchte aber ein Suchtauslöser für Sie sind, kaufen Sie sie bitte nicht und verwenden Sie sie bitte auch nicht in diesen Muffins.*

○ *Da dieses Rezept keine Datteln enthält, hängt die Süße Ihrer Muffins davon ab, wie reif Ihre Bananen sind und welche Apfelsorte Sie verwenden. Ich verwende immer die süßeste verfügbare Apfelsorte und schneide sie mit der Küchenmaschine mit dem Messeraufsatz sehr fein.*

Knusprige Frühstücks-kartoffeln

Ein Grillkorb für den Backofen macht diese Kartoffeln super knusprig, und das ganz ohne Öl und ohne sie umrühren zu müssen. Wir lieben dieses Gericht so sehr, dass wir es uns manchmal zum Abendessen machen.

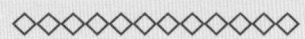

Chef AJs Tipps

- *Servieren Sie diese Kartoffeln als Bestandteil einer Grünkohl-Bowl mit gedünstetem Grünkohl, geröstetem Mais, Bohnen und Salsa.*
- *Reichen Sie dazu den diätgeeigneten Ketchup (Rezept auf Seite 227) oder den einfachen Ketchup (Rezept auf Seite 248).*

ZUTATEN

Ihre Lieblingskartoffeln

1 rote Zwiebel

Ihre Lieblingsgewürze (wie *Benson's Table Tasty*, getrocknete Petersilie oder gar keine Gewürze)

ZUBEREITUNG

1. Den Backofen auf 220 °C vorheizen.

2. Schneiden Sie die Kartoffeln so klein wie möglich und die Zwiebel 3- bis 4-mal so groß wie die Kartoffeln, weil sie schneller garen und sonst verbrennen. Dann alles mit Gewürzen bestreuen und auf einem Grillkorb oder einem Backblech, das mit einer Antihaft-Silikon-Backmatte ausgelegt ist, mindestens 30 Minuten lang oder so lange braten, bis die Kartoffeln und Zwiebeln so knusprig sind, wie Sie möchten.

Früchteauflauf

Dessert zum Frühstück? Warum nicht, wenn es nur aus Obst und Haferflocken besteht? Aber bitte erst nach Ihrem Gemüse.

ZUTATEN

200 g glutenfreie Haferflocken (ich bevorzuge hier Großblatt)

2 TL Zimt

¼ TL Muskatnuss

⅛ TL Kardamom

250 g Bananenpüree (hergestellt aus sehr reifen Bananen)

1 kg gefrorenes Obst (ich verwende gerne Mangos oder Süß-kirschen oder eine Kombination aus beiden)

ZUBEREITUNG

1. Den Backofen auf 180 °C vorheizen.

2. Die Haferflocken mit den Gewürzen in einer kleinen Schüssel mischen. Anschließend die Bananen in einem Mixer pürieren und zu den Haferflocken geben. Alles gut miteinander verrühren, bis die Bananen vollständig eingearbeitet sind.

3. Die gefrorenen Früchte in eine 22 cm-Silikon-Backform geben. Mit dem Belag bedecken und 40–45 Minuten backen.

4. Sie können das Gericht auch für 4–6 Stunden im Dörr-apparat trocknen lassen.

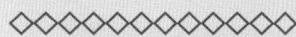

Chef AJs Tipps

○ *Dieses Gericht schmeckt heiß (direkt aus dem Ofen) besonders köstlich, dazu passt ganz wunderbar die himmlische Soße (Rezept auf Seite 221).*

○ *Ein ganz unglaubliches Dessert wird daraus, wenn es warm mit Bananen-»Softeis« serviert wird.*

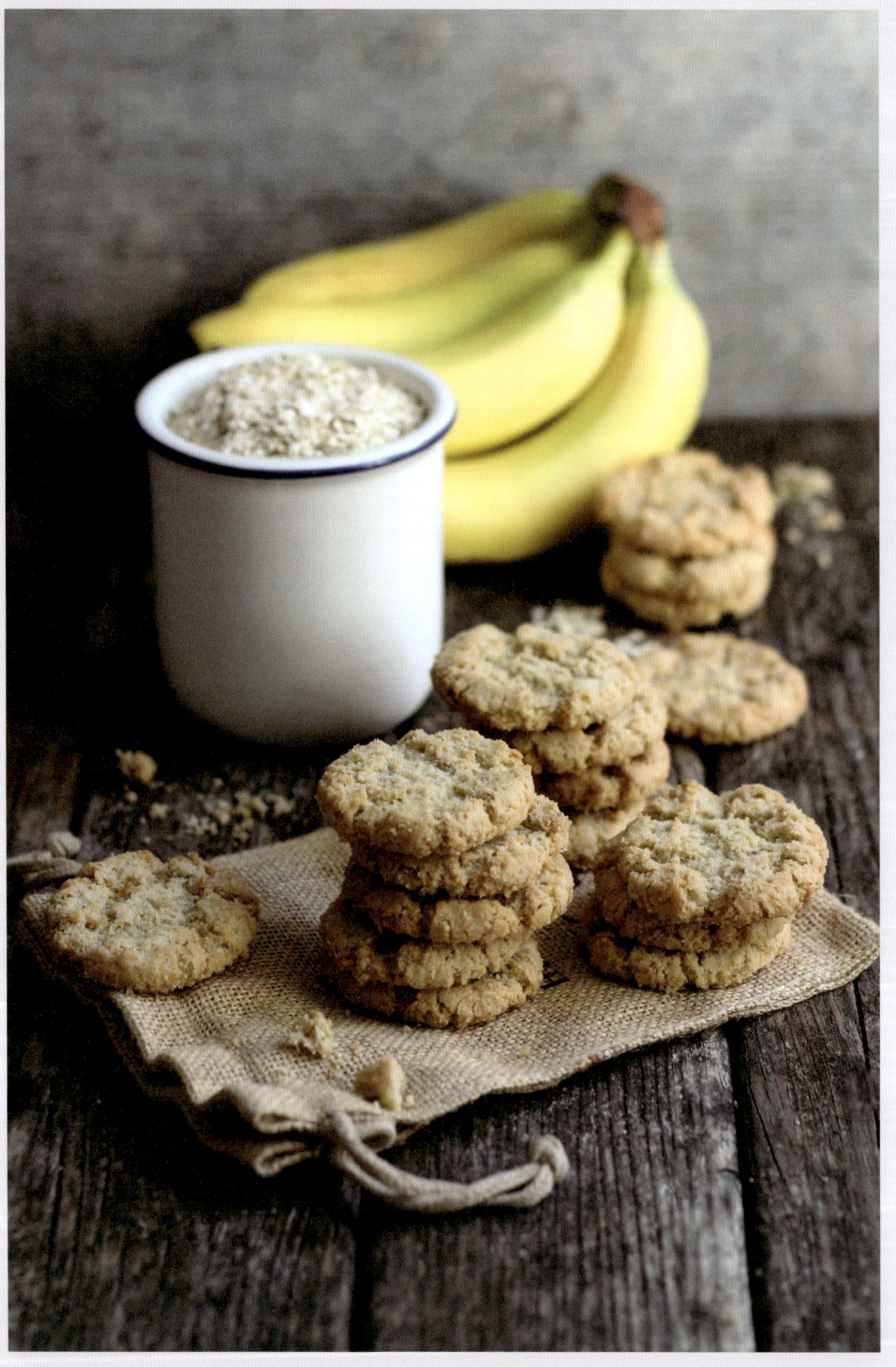

Haferflocken-Kekse

Kekse zum Frühstück? Mit solchen Zutaten auf jeden Fall!

ZUTATEN

8 sehr reife Bananen

350 g glutenfreie Haferflocken

1 EL Zimt

½ TL Vanillepulver

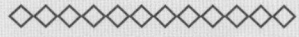

Chef AJs Tipp

Wenn Sie diese Kekse für Familienmitglieder zubereiten, die nicht am U.-A.-Programm teilnehmen, oder wenn Sie Ihr Zielgewicht erreicht haben und Trockenfrüchte für Sie kein Suchtauslöser sind, fügen Sie 150 g Rosinen hinzu.

ZUBEREITUNG

1. Die Bananen pürieren, dann die restlichen Zutaten unterrühren. Portionieren Sie den Teig mit einem Eisportionierer (oder einem Messbecher für ¼ Tasse) und setzen die Teigportionen auf ein mit einer Silikon-Backmatte ausgelegtes Backblech.

2. Im vorgeheizten Backofen bei 180 °C ungefähr 30 Minuten backen oder so lange, bis die Kekse nicht mehr klebrig sind. Vorsichtig umdrehen und weitere 10 Minuten backen. Abkühlen lassen.

2. Ergibt 24 Kekse, wobei 3 Kekse 1 Banane und noch keine 50 g Haferflocken enthalten!

2. Sie können die Kekse auch in einem Dörrgerät zubereiten.

Bananen-Muffins

Bananen, nichts als Bananen!

Chef AJs Tipps

○ Sie können das Rezept zu Heidelbeer-Bananen-Muffins abwandeln, indem Sie 200 g wilde Heidelbeeren vorsichtig unterheben.

○ Wenn die Muffins für Familienmitglieder, die nicht am U.-A.-Programm teilnehmen, nicht süß genug sind, ersetzen Sie die Pflanzenmilch durch 240 ml ungesüßten Apfelsaft.

ZUTATEN

8 sehr reife Bananen

240 ml ungesüßte Pflanzenmilch

250 g ungesüßtes Apfelmus

400 g Haferflocken

2 TL Zimt, gemahlen

½ TL Vanillepulver

1 EL Apfelessig

1 EL aluminium- und natriumfreies Backpulver

1 TL natriumfreies Natron

ZUBEREITUNG

1. Den Backofen auf 180 °C vorheizen.

2. Alle trockenen Zutaten in eine große Schüssel geben. Die Bananen in einer Küchenmaschine mit Messereinsatz pürieren, bis sie glatt sind. Milch und Apfelmus dazugeben und erneut verarbeiten, bis alles gut vermischt ist. Zu den trockenen Zutaten geben und vermischen, bis alles gerade so miteinander verbunden ist. Nicht übermischen.

3. Den Teig gleichmäßig auf 12 Silikon-Muffinförmchen verteilen.

4. 40–45 Minuten backen oder so lange, bis der Holzstab beim Stäbchentest sauber herauskommt.

Hafer-Risotto

Bei meiner Teilnahme an einem *Iron-Chef*-Wettbewerb, bekam ich Hafergrütze und Champignons als zwei der geheimen Zutaten und entwickelte daraus dieses schmackhafte Hafergericht, das die Textur eines Reisrisottos hat, aber in einem Bruchteil der Zeit zubereitet werden kann. Wenn Sie versuchen, eine Zuckersucht zu überwinden, ist es am besten, Ihren Tag immer mit einem herzhaften Frühstück zu beginnen.

ZUTATEN

200 g Hafergrütze

950 ml natriumfreie Gemüsebrühe oder Wasser

1 große Knoblauchzehe, gepresst (oder mehr, wenn gewünscht)

85 g sonnengetrocknete Tomaten (öl- und salzfrei), in kleine Stücke geschnitten

30 g getrocknete Pilze, in kleine Stücke gehackt

30 g frisches Basilikum, in lange, dünne Streifen geschnitten

30 g Rotalgen mit ganzen Blättern (optional)

ZUBEREITUNG

1. Alle Zutaten bis auf das Basilikum in einen mittelgroßen Topf geben und zum Kochen bringen.

2. Die Hitze reduzieren, sodass das Gericht nur noch simmert, abdecken und ca. 10 Minuten simmern lassen, bis die gesamte Flüssigkeit absorbiert und der Hafer gegart ist.

3. Frisches Basilikum und Rotalgen (wenn verwendet) unterheben und genießen!

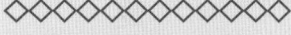

Chef AJs Tipp

○ Sie können dieses Gericht zu köstlichen, knusprigen herzhaften Crackern (Rezept Seite 294) dehydrieren, die ideal für die Reise sind.

○ Wenn Sie sich strikt salzfrei ernähren, ist es sinnvoll, einige Male pro Woche Meeresgemüse, das viel Jod enthält, in kleinen Mengen in Ihre Ernährung aufzunehmen.

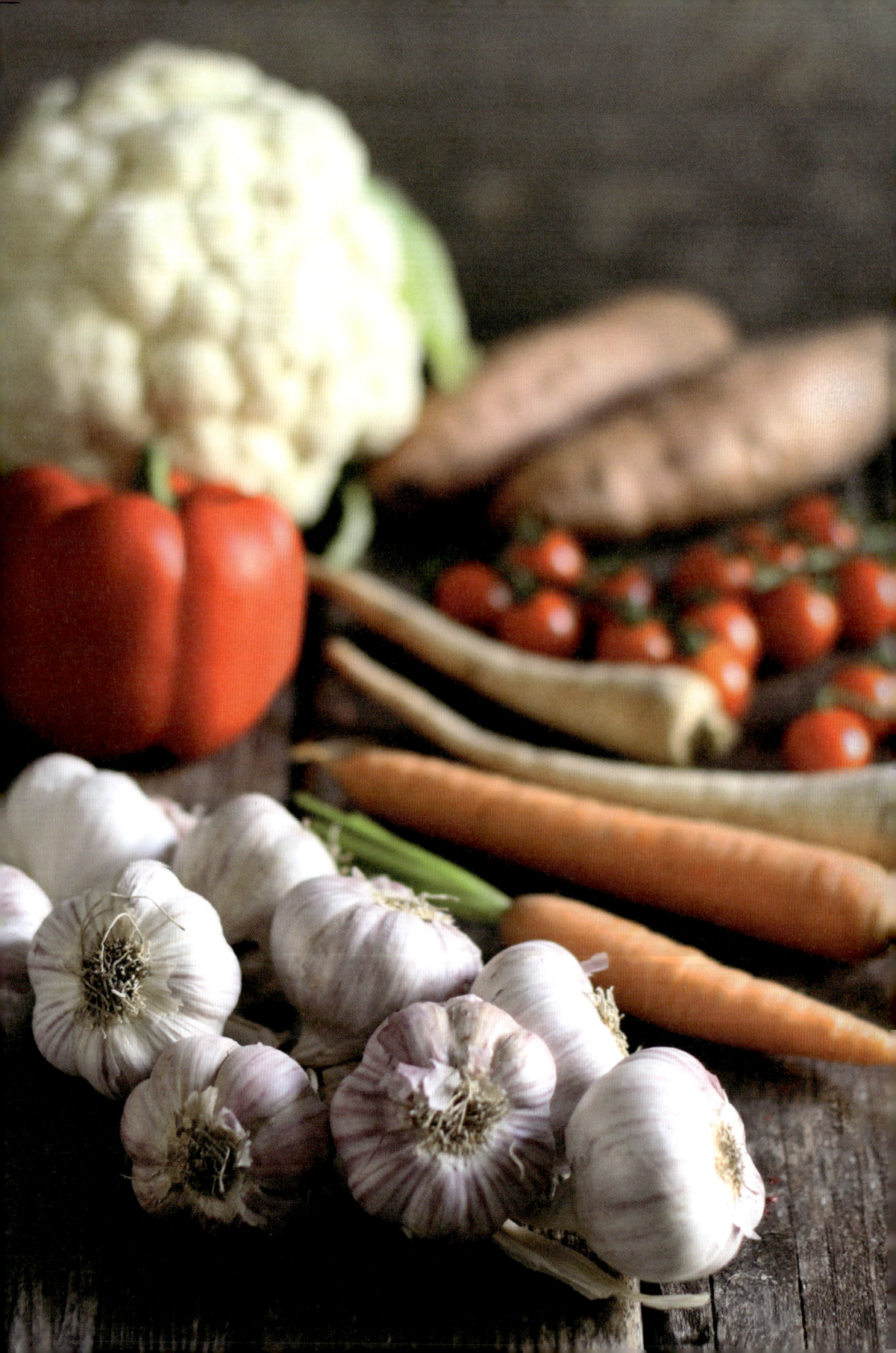

Unwider-
stehliche
Vorspeisen

Eichelkürbis mit Wildreisfüllung

Dieses Gericht ist grundsätzlich Bestandteil meines Thanksgiving-Essens und erntet immer sehr viel Lob.

ZUTATEN

4 Eichelkürbisse

Wildreisfüllung mit Äpfeln (Rezept auf S. 172)

ZUBEREITUNG

1. Kochen Sie die Eichelkürbisse nach Ihrer bevorzugten Methode. Ich koche sie einzeln im Schnellkochtopf bzw. im Schnellkochtopf, indem ich sie auf die Dampfablage lege, bis zum Rand des Einsatzes Wasser einfülle und sie 10 Minuten lang unter hohem Druck gare. Danach entlasse ich den Druck innerhalb von 10 Minuten langsam. Dann halbieren und entkernen Sie die Kürbisse und stellen sie beiseite.

2. Sie können die Kürbisse auch halbieren, die Kerne entfernen, mit der geschnitten Seite nach unten auf eine Antihaft-Silikon-Backmatte legen und in einem auf 200 °C vorgeheizten Backofen etwa eine Stunde lang garen.

3. Füllen Sie jeden Kürbis mit der *Wildreisfüllung mit Äpfeln*, sodass die Füllung auf dem Kürbis gut gehäuft ist. Im auf 200 °C vorgeheizten Backofen 30 Minuten lang backen, bis der Reis leicht knusprig geworden ist. Wenn noch Füllung übrig ist, geben Sie diese in eine Auflaufform und backen Sie sie gleichzeitig mit dem Kürbis. Die Kürbisse aus dem Ofen nehmen und mit einer Balsamico-Creme beträufeln.

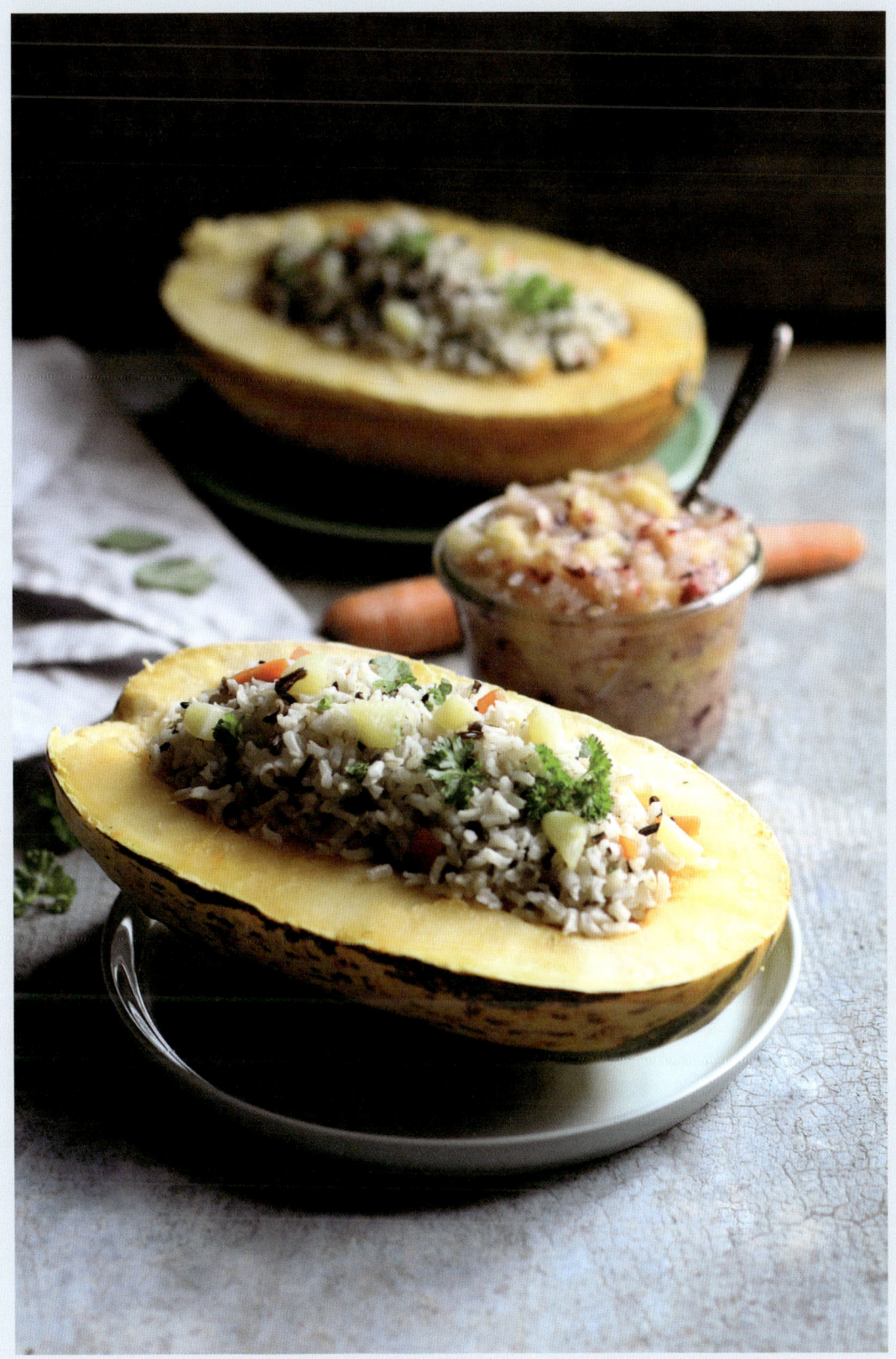

Veggie-Tostadas

Dieses Gericht wird nur aus Gemüse hergestellt, schmeckt aber nach Chorizo! Garantiert ein Fest in Ihrem Mund. Ergibt gut 1,8 kg Füllung.

ZUTATEN

285 g Zwiebeln, gehackt

285 g Champignons, in Scheiben geschnitten

450 g Blumenkohlreis**

6 Knoblauchzehen, gehackt oder in einer Knoblauchpresse gepresst (oder mehr, wenn gewünscht)

800 g gegrillte Tomaten, salzfrei

2 EL Tomatenmark

2 EL salzfreies Chilipulver*

½ EL Paprikapulver, geräuchert (nicht das normale Paprikapulver)

½ EL Kreuzkümmel, gemahlen

1 TL Oregano, getrocknet

½ TL Chipotle-Pulver

¼ TL rote Pfefferflocken, zerkleinert

ZUBEREITUNG

1. In einer großen Bratpfanne die Zwiebeln mit Wasser oder trocken anbraten (abhängig von der Pfanne), bis sie durchscheinend und schön gebräunt sind. Ich nehme mir lieber Zeit, damit die Zwiebeln karamellisieren und sehr süß werden.

2. Den Knoblauch und dann die Pilze hinzufügen und alles zusammen kochen, bis die Pilze etwas eingefallen und schön gebräunt sind und das gesamte Wasser verdunstet ist. Abhängig vom Kochgeschirr müssen Sie möglicherweise immer wieder einen Esslöffel Flüssigkeit (Wasser oder natriumfreie Gemüsebrühe) hinzufügen, damit die Zutaten nicht an der Pfanne haften bleiben. Sie sollten bitte häufig umrühren.

3. Brechen Sie die Pilze mit Ihrem Holzlöffel in kleinere Stücke.

4. Die restlichen Zutaten dazugeben und zum Kochen bringen. Dann die Hitze reduzieren und bei mittlerer Hitze kochen, bis der Blumenkohl weich ist. Dies dauert ca. 10–15 Minuten, je nachdem, wie heiß Sie den Herd gestellt haben.

ANRICHTEN

Diese gesunde »chorizoartige« Füllung kann man auf verschiedenste Arten einsetzen. Sie kann die Basis für Tostadas, Tacos, Taquitos oder Burritos sein oder als Topping eines Salats gegessen werden. Sie ist auch eine köstliche Füllung für Ofenkartoffeln. Wir servieren sie gerne bei Gemeinschaftsessen, wo alles auf dem Tisch steht, sodass sich jeder sein Gericht selbst zusammenstellen kann. Zusätzlich zu den Tacoschalen und der Tortillafüllung biete ich dann in unserer »Tostada-Bar« auch den *schnellen Mexiko-Reis* (Rezept auf Seite 254), *Chili-Limetten-Krautsalat* (Rezept auf Seite 186) und die *einfache Chipotle-Maissalsa* (Rezept auf Seite 231) sowie die *Erbsen-Guacamole* (aus *Unprocessed*) und in Scheiben geschnittene Jalapeño-Schoten an. Muy sabroso, amigos!

* Mehr zu den Gewürzmischungen finden Sie im Hinweis beim Rezept Chili-Pommes-frites auf S. 138.
** Blumenkohlreis wird in vielen Geschäften im Kühl- oder Gefrierfach angeboten. Wenn Sie ihn nicht finden, stellen Sie den Blumenkohlreis einfach selbst her, indem Sie den Blumenkohl in der Küchenmaschine oder einem Multizerkleinerer häckseln.

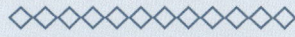

Chef AJs Tipps

- *Wenn Sie hervorragende Taquitos zubereiten möchten, geben Sie 2 Esslöffel des schnellen Mexiko-Reises und 2 Esslöffel dieser »chorizoartigen« Füllung auf eine Maistortilla. Rollen Sie die Tortilla auf und legen Sie sie mit der Naht nach unten in einen Grillkorb für den Backofen. Dann ca. 15–20 Minuten bei 200 Grad knusprig backen.*

- *Sie können gebackene ölfreie Tostada-Schalen nach meinem Rezept in Unprocessed herstellen. Bei Amazon finden Sie Formen, mit denen Sie dekorative Tostada-Schalen oder Taco-Schalen herstellen können.*

Wildreisfüllung mit Äpfeln

Diese Füllung kann man ganz wunderbar zu Thanks-giving verwenden, selbst wenn man keinen Kürbis serviert.

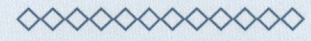

Chef AJs Tipp

Mein ursprüngliches Rezept sah zusätzlich 130 g getrock-nete dunkle Süßkirschen vor, ungesüßt und ungeschwefelt (halbiert, wenn sie zu groß sind). Wenn die gelegentliche Verwendung von Trocken-früchten für Sie kein Sucht-auslöser ist oder Sie dieses Rezept für »die anderen« zu-bereiten, können Sie die Kir-schen hinzufügen. Sollten Sie Ihr Zielgewicht noch nicht erreicht haben, denken Sie bitte daran, dass Trocken-obst sehr kalorienreich ist und etwa 1.300 Kalorien pro Pfund hat, im Gegensatz zu frischem Obst, das nur 300 Kalorien pro Pfund hat.

ZUTATEN

150 g Zwiebeln, fein gehackt

100 g Sellerie, fein gehackt

100 g Karotten, fein gehackt

6 Knoblauchzehen, fein gehackt

350 g geriebener Apfel (ich bevorzuge *Gala* oder *Envy*)

1 TL Geflügelgewürz*

60 g glatte Petersilie, fein gehackt

800 g gekochter *Einfacher Wildreis* (Rezept auf Seite 255)

ZUBEREITUNG

1. Die Zwiebeln, den Sellerie, die Karotten und den Knoblauch in Wasser andünsten, bis die Zwiebeln durchscheinend und die Karotten weich sind. Je nachdem, wie klein Sie sie hacken, kann dies 15–20 Minuten dauern. Rühren Sie den geriebenen Apfel und das Geflügelgewürz ein und kochen Sie alles ein bis zwei Minuten lang weiter. Dann die Petersilie und den gekochten Wildreis dazugeben und gut umrühren.

2. Mit *Cranberry-Birnen-Relish* servieren (Rezept auf Seite 228).

* Mehr zu den Gewürzmischungen finden Sie im Hinweis beim Rezept *Chili-Pommes-frites* auf S. 138.

Chili aus schwarzen Bohnen und Pilzen

Nach einem Rezept von Jocelyn Graef aus *Low-Fat Herbivore*.

ZUTATEN

285 g Zwiebeln, gehackt

8 Knoblauchzehen, gehackt oder durch eine Knoblauchpresse gepresst

1 kg Champignons, in Scheiben geschnitten

800 g gegrillte Tomaten, salzfrei

3 Dosen à 425 g salzfreie schwarze Bohnen aus der Dose (oder die gleiche Menge gekochte Bohnen)

1 EL Kreuzkümmel, gemahlen

1 EL Oregano, getrocknet

½ EL Paprikapulver, geräuchert (nicht das normale Paprikapulver)

½ TL Chipotle-Pulver

500 g TK-Mais, aufgetaut

ZUBEREITUNG

1. Geben Sie alle Zutaten außer dem Mais in einen elektrischen Schnellkochtopf und kochen Sie sie 6 Minuten unter hohem Druck. Dann den Druck ablassen und den Mais einrühren. Wenn Sie den 8-Liter-Schnellkochtopf haben, können Sie alle Zutaten auf einmal einfüllen.

2. Wenn Sie möchten, können Sie beim Schnellkochtopf die Sauté-Funktion verwenden und zuerst Zwiebeln, Knoblauch und Champignons anbraten.

3. Mit *köstlichem Parmesanersatz* bestreuen (Rezept Seite 140).

Chef AJs Tipps

○ *Eine Dose Bohnen entspricht ungefähr 1 ½ Tassen trockenen Bohnen. Wenn Sie gekochte Bohnen anstelle von Bohnen aus der Dose verwenden, müssen Sie zu den trockenen Bohnen 2 Tassen Wasser hinzufügen.*

○ *Das Chili schmeckt hervorragend zu einer gebackenen Yukon-Gold-Kartoffel oder zu Naturreis.*

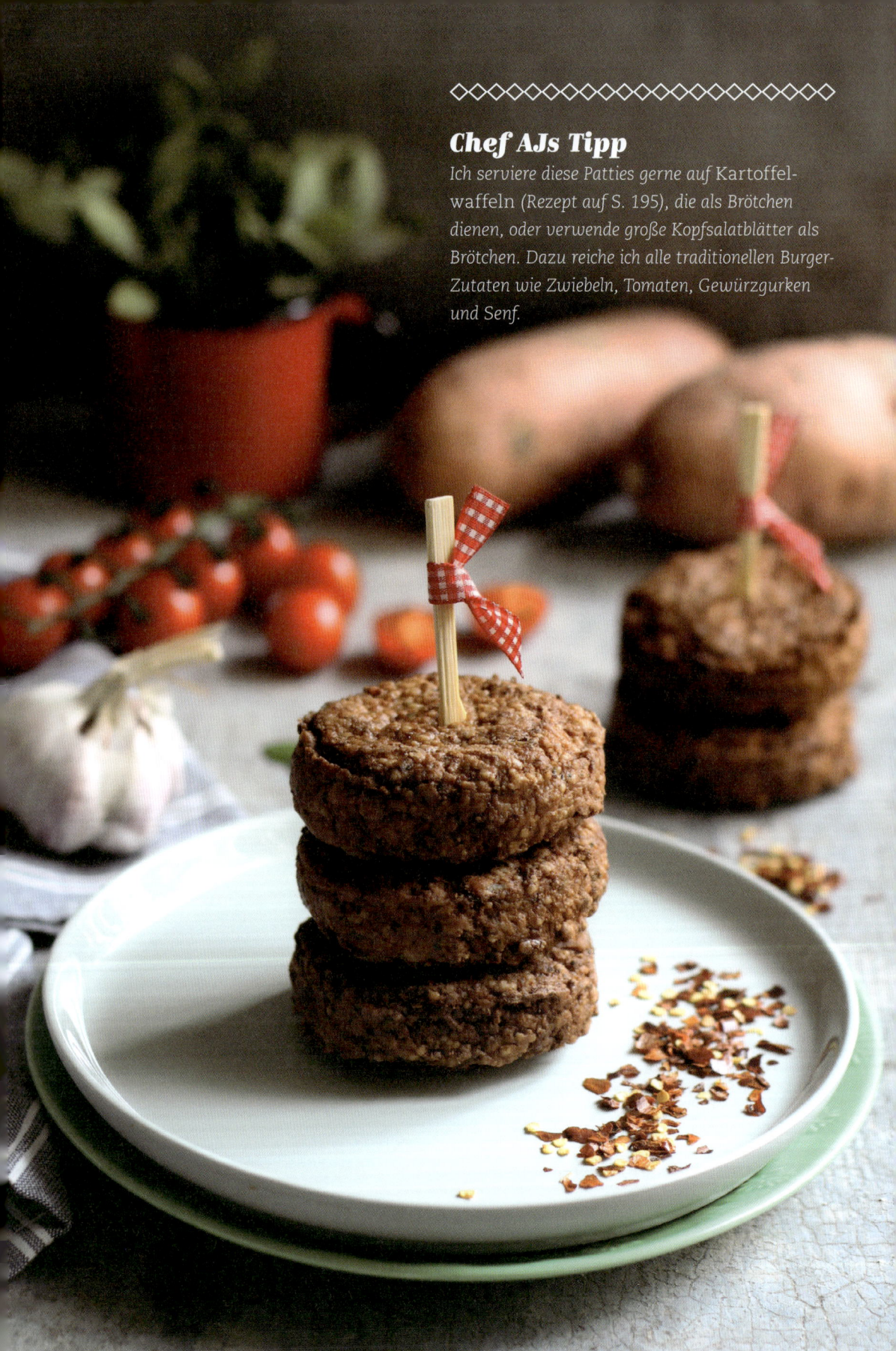

Chef AJs Tipp

Ich serviere diese Patties gerne auf Kartoffelwaffeln (Rezept auf S. 195), die als Brötchen
dienen, oder verwende große Kopfsalatblätter als
Brötchen. Dazu reiche ich alle traditionellen Burger-
Zutaten wie Zwiebeln, Tomaten, Gewürzgurken
und Senf.

Die besten Bohnen-burger »ohne Bohnen«

Ich habe einen lieben Freund, der allergisch gegen Hülsenfrüchte ist, aber wirklich gerne ein gutes Bohnenburger-Rezept haben wollte. Ausgehend von meinem Rezept für den *Chipotle-Bohnen-Burger* (Seite 178) habe ich mir diese neuen Burger aus-gedacht. Sie sehen fast genauso aus wie die Version mit Bohnen und schmecken praktisch gleich. Vielleicht mögen auch Sie diese Variante noch lieber.

ZUBEREITUNG

1. Die Tomaten aus der Dose abtropfen lassen und die Zwie-beln in der Flüssigkeit der Tomaten so lange köcheln, bis sie weich sind. Die Tomaten können Sie in einer Küchenmaschine mit dem Messereinsatz pürieren oder ganz belassen. Fügen Sie die gehackte Karotte, die Paprika und den Knoblauch hinzu und sautieren Sie das Gemüse, bis es gar und angenehm weich gekocht ist, ungefähr 10–15 Minuten. Dann das Gemüse zu-sammen mit allen anderen Zutaten in eine große Schüssel geben und miteinander vermischen. Ich ziehe dazu latexfreie Einweghandschuhe an. Die Masse mehrere Stunden oder über Nacht kalt stellen.

2. Heizen Sie den Backofen auf 200 °C vor.

3. Aus je gut 100–120 g der Mischung einzelne Patties for-men. Legen Sie die Patties auf ein Backblech mit einer antihaft-beschichteten Silikon-Backmatte und backen Sie sie 30–45 Mi-nuten lang, bis sie sich leicht umdrehen lassen, ohne zu kleben. Nach dem Umdrehen weitere 20–30 Minuten backen.

4. Ergibt 12–16 Burgerpatties. Man kann diese sehr gut ein-frieren.

* Mehr zu den Gewürzmischungen finden Sie im Hinweis beim Rezept Chili-Pommes-frites *auf S. 138.*

ZUTATEN

400 g gegrillte Tomaten, salzfrei

160 g rote Zwiebeln, gehackt

1 große Karotte, fein gehackt (ungefähr 100 g)

1 rote Paprikaschote, fein gehackt (ungefähr 175 g)

8 Knoblauchzehen, fein gehackt

800 g schwarzer Reis, gekocht

1 kg Süßkartoffeln, gekocht und püriert (am besten eine Süßkartoffel-sorte verwenden, die recht festkochend ist, z. B. Hannah)

1 Bund Koriander, fein gehackt

12 EL Nährhefe

4 EL Chilipulver ohne Salzzusatz*

1 EL Kreuzkümmel, gemahlen

1 EL Paprikapulver, geräuchert (nicht das nor-male Paprikapulver)

1 TL Chipotle-Pulver

Bravo Burger

Mein Freund, Chef Ramses Bravo, Küchenchef im
TrueNorth Health Center und Autor von *BRAVO!*, hat
diese Burger während des *Iron Chef*-Wettbewerbs
beim *Healthy Taste of LA 5* kreiert. Da er Bohnen und
gekochte Süßkartoffeln als die geheimen Zutaten
bekommen hatte, entwickelte er damit diese Köstlichkeit.

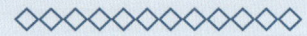

Chef AJs Tipps

○ *Genießen Sie diese Burger
pur, mit Ihrer Lieblings-
soße oder in Salatblättern
mit allen gewünschten
Burger-Zutaten.*

○ *Dieses Burger-Rezept können Sie als Grundlage verwenden und dann so wür-
zen, wie es Ihnen gefällt
und dadurch Ihre ganz
eigenen Burger kreieren.
Ich gebe am liebsten ge-
räuchertes Paprikapulver
hinzu.*

ZUTATEN

1 große Süßkartoffel, am besten die Sorte Hannah (die hell-
gelben, nicht die orangefarbenen)

1 Schalotte

1 Bund glatte Blattpetersilie, Stiele entfernt

425 g salzfreie Cannellini-Bohnen aus der Dose (oder die
gleiche Menge gekochte Bohnen)

ZUBEREITUNG

1. Den Backofen auf 200 °C vorheizen.

2. Die Süßkartoffel nach Ihrer bevorzugten Methode garen.
Abkühlen lassen und die Haut entfernen. Die Schalotte und die
Petersilie in einer Küchenmaschine mit Messereinsatz oder von
Hand fein hacken.

3. Alle Zutaten in einer großen Schüssel mit den Händen
mischen, bis alles vollständig miteinander verbunden ist und
etwas Textur von den Bohnen verbleibt.

4. Gleichmäßig zu 4 Patties formen und 30 Minuten lang auf
einer Antihaft-Silikon-Backmatte backen. Dann die Burger wenden und weitere 20 Minuten goldbraun backen.

Italienische Burger

Wenn Sie keine Burger nach mexikanischer Art mögen,
werden Sie zu diesem Rezept sicher *Grazie* sagen.

ZUTATEN

160 g rote Zwiebeln, gehackt

175 g rote Paprika, fein gehackt

8 Knoblauchzehen, gehackt

800 g gekochter schwarzer Reis

1 kg gekochte und zerdrückte Süßkartoffeln (die fester
kochende Sorte Hannah ist hier besser als die weiche
orangefarbene)

350 g Artischockenherzen, gehackt

60 g Nährhefe

1 EL italienisches Gewürz, getrocknet

85 g sonnengetrocknete Tomaten (öl- und salzfrei)

15 g frisches Basilikum, in lange, dünne Streifen geschnitten

ZUBEREITUNG

1. Ein Backblech mit einer Antihaft-Silikon-Backmatte auslegen. Die Zwiebel mit Wasser anbraten, bis sie weich und ka-
ramellisiert ist. Die rote Paprika und den gehackten Knoblauch
dazugeben und weiter andünsten, bis sie weich sind. Dann
zusammen mit allen weiteren Zutaten in einer großen Schüssel
vermischen und alles gut miteinander verrühren. Die Mischung
dann kühlen.

2. Den Backofen auf 200 °C vorheizen.

3. Aus der Mischung 12 Pattles formen und diese auf das
Backblech legen und 30–45 Minuten lang backen oder bis sie
sich wenden lassen, ohne auseinanderzufallen. Dann wenden
und weitere 20–30 Minuten backen. Ergibt 12 Burger.

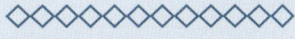

Chef AJs Tipps

○ *Sie können diese Mischung
vor dem Backen auch zu
»Fleischbällchen« rollen
und mit den Zoodles mit
einer schnellen Soße
aus sonnengetrockneten
Tomaten (Rezept auf
Seite 147) servieren.*

○ *Wenn Sie Artischocken-
herzen aus der Dose ver-
wenden, weichen Sie diese
zuerst ein, um das Salz zu
entfernen.*

Chipotle-Bohnen-Burger

ZUTATEN

400 g gegrillte Tomaten, salzfrei, aus der Dose

150 g rote Zwiebeln, gehackt

1 große Karotte, fein gehackt

1 rote Paprika, fein gehackt

8 Knoblauchzehen, gehackt oder durch eine Knoblauchpresse gepresst

4 Dosen salzfreie schwarze Bohnen, gespült und abgetropft (oder 6 Tassen gekochte Bohnen)

800 g gekochter Naturreis

1 kg gekochte und zer-drückte Süßkartoffeln (die fester kochende Sorte Han-nah ist hier besser als die weiche orangefarbene)

1 Bund Koriander, fein gehackt

12 EL Nährhefe

4 EL salzfreies Chilipulver*

1 EL Paprikapulver, geräuchert (nicht das normale Paprikapulver)

1 EL Kreuzkümmel, gemahlen

1 TL Chipotle-Pulver

Mehr zu den Gewürz-mischungen finden Sie im Hinweis beim Rezept Chili-Pommes-frites auf S. 138.

Angelehnt an und inspiriert durch ein Rezept der *Whole Foods Market*-Website. Alle, die diese Burger probieren, auch hartgesottene Fleischesser, sagen, dass dies die besten Bohnenburger sind, die sie je probiert haben. Ich bin sicher, dass Sie sie in Ihren wöchentlichen Speise-plan einbauen werden.

ZUBEREITUNG

1. Die Tomaten aus der Dose abtropfen lassen und die Zwie-beln in der Flüssigkeit aus der Tomatenkonserve weich an-braten. Sie können die Tomaten in einer Küchenmaschine mit Messereinsatz pürieren oder ganz belassen. Fügen Sie die ge-hackte Karotte, Paprika und den Knoblauch hinzu und sautieren Sie diese, bis sie weich gekocht sind, ungefähr 10–15 Minuten.

2. Dann zusammen mit allen anderen Zutaten in einer großen Schüssel vermischen und umrühren. Ich ziehe dazu immer latexfreie Einweg-Handschuhe an. Die Masse mehrere Stunden oder über Nacht kalt stellen.

3. Den Backofen auf 200 °C vorheizen.

4. Aus der Mischung 24 Patties formen. Legen Sie die Patties auf ein Backblech und backen Sie sie 30–45 Minuten lang, bis Sie sich leicht umdrehen lassen, ohne dass sie kleben. Nach dem Wenden weitere 20–30 Minuten backen.

5. Ergibt 24 Patties für Burger. Die Patties lassen sich sehr gut einfrieren.

Chef AJs Tipps

- *Servieren Sie diese würzigen, sättigenden Burger mit allen gewünschten Zutaten wie geschnittenen Tomaten und Zwiebeln sowie salzfreien Gewürzen, und verwenden Sie große Salatblätter oder Kartoffelwaffeln (Rezept Seite 195) als »Brötchen«.*
- *Sie können die Patties auch zerbröckelt über einem Salat servie-ren oder als köstliche Füllung für eine Ofenkartoffel verwenden.*
- *In Episode 6 von Healthy Living with Chef AJ zeige ich Ihnen, wie dieses Gericht zubereitet wird.*

Geschichtete Enchiladas

Es gibt wirklich kein Gericht, das nicht durch die Zugabe von Grünkohl verbessert werden könnte, denn dadurch wird es nicht nur nahrhafter, sondern auch noch köstlicher. Wenn Sie keinen gefrorenen Grünkohl bekommen, können Sie diesen durch gefrorenen Spinat ersetzen. Wir servieren dieses Gericht oft zum Abschluss des *ultimativen Abnehm-Programms LIVE* und geben die *Nacho-Käse-Soße* (Rezept auf Seite 238) darüber. Dieses Rezept ergibt eine große Menge Auflauf, lässt sich aber gut einfrieren.

Für die Soße

ZUTATEN

1 rote Zwiebel, gehackt (ungefähr 300 g)

2 Knoblauchzehen, zerdrückt

360 ml Wasser

800 g gegrillte Tomaten, salzfrei

2 EL salzfreies Chilipulver*

1 TL Kreuzkümmel, gemahlen

3 EL Pfeilwurzelstärke (optional und wenn sie kein Suchtauslöser ist)

ZUBEREITUNG

1. Zwiebel und Knoblauch zusammen mit dem Wasser in einen Topf geben und 8–10 Minuten weich kochen. Tomaten und Gewürze unterrühren und bei schwacher Hitze 15 Minuten garen.

2. Die Pfeilwurzelstärke, sofern sie verwendet wird, in einer kleinen Menge kaltem Wasser auflösen, dann zur Soße hinzufügen und umrühren, bis die Soße eingedickt ist.

Fortsetzung nächste Seite

Chef AJs Tipps

○ Wenn Sie gefrorenen gerösteten Bio-Mais bekommen, gibt dieser dem Gericht einen ganz besonders schönen Geschmack. Verwenden Sie ein Passiertuch, um die gesamte Flüssigkeit aus Ihrem aufgetauten TK-Gemüse herauszudrücken.

○ Ich empfehle Ihnen, keine einzelnen Maistortillas zu essen, wenn Sie versuchen abzunehmen oder wenn Tortillas ein Auslöser für Heißhungerattacken bei Ihnen sind. Sie haben eine Kaloriendichte von etwa 1.000 Kalorien pro Pfund, was doppelt so viel ist wie bei Vollkorn-Tortillas. In diesem Rezept gehen die Tortillas mehr oder weniger unter, und Sie nehmen ungefähr eine Tortilla zu sich. Wenn man Tortillas einzeln isst, kann es dazu führen, dass man nicht mehr mit dem Essen aufhören kann.

○ *Anstelle der Tortillas
können Sie Kartoffeln
verwenden, die sorgfältig
mit einem Gemüsehobel
in hauchdünne Scheiben
geschnitten und dann ge-
kocht werden. (Achten Sie
darauf, dass Sie immer die
Schutzvorrichtung nutzen
und einen Handschuh
tragen, wenn Sie einen
Gemüsehobel verwenden.)
Dies macht das Gericht
noch herzhafter und
genauso lecker.*

Für die Füllung

ZUTATEN

750 g Süßkartoffeln

960 ml *Chef AJs Grilltomaten-Salsa* (Rezept auf S. 218)

500 g TK-Mais, aufgetaut

850 g salzfreie schwarze Bohnen aus der Dose, gespült und abgetropft (oder die gleiche Menge gekochte Bohnen)

900 g TK-Grünkohl, aufgetaut, wobei die gesamte Flüssigkeit herausgedrückt wurde

12 Maistortillas, ölfrei (nur aus Mais oder Mais und Limette hergestellt)

Frühlingszwiebeln, gehackt, zum Garnieren

Erbsen-Guacamole aus *Unprocessed*

ZUBEREITUNG

Süßkartoffeln schälen und kochen oder dünsten, bis sie weich sind. In einer Küchenmaschine mit dem Messereinsatz zu einer glatten, cremigen Textur verarbeiten. In eine große Schüssel geben und Salsa, Mais, Bohnen und Grünkohl unterrühren. Gut miteinander vermischen. Ich empfehle, Handschuhe anzu-ziehen und die Masse mit den Händen zu verarbeiten, damit sich alles gut miteinander verbindet.

SCHICHTEN

1. Den Backofen auf 180 °C vorheizen.
2. Den Boden einer großen Auflaufform (25x35 cm oder 30x40 cm) mit der Hälfte der Enchilada-Soße bedecken. Geben Sie 6 Tortillas auf die Enchilada-Soße und verteilen Sie die Süßkartoffelmischung vorsichtig und gleichmäßig auf den Tortillas. Die restlichen 6 Tortillas darauf legen und mit der restlichen Soße übergießen. 30 Minuten backen. Mit Frühlings-zwiebeln bestreuen und mit der *Erbsen-Guacamole* aus *Unpro-cessed* servieren.

* *Mehr zu den Gewürzmischungen finden Sie im Hinweis beim Rezept Chili-Pommes-frites auf S. 138.*

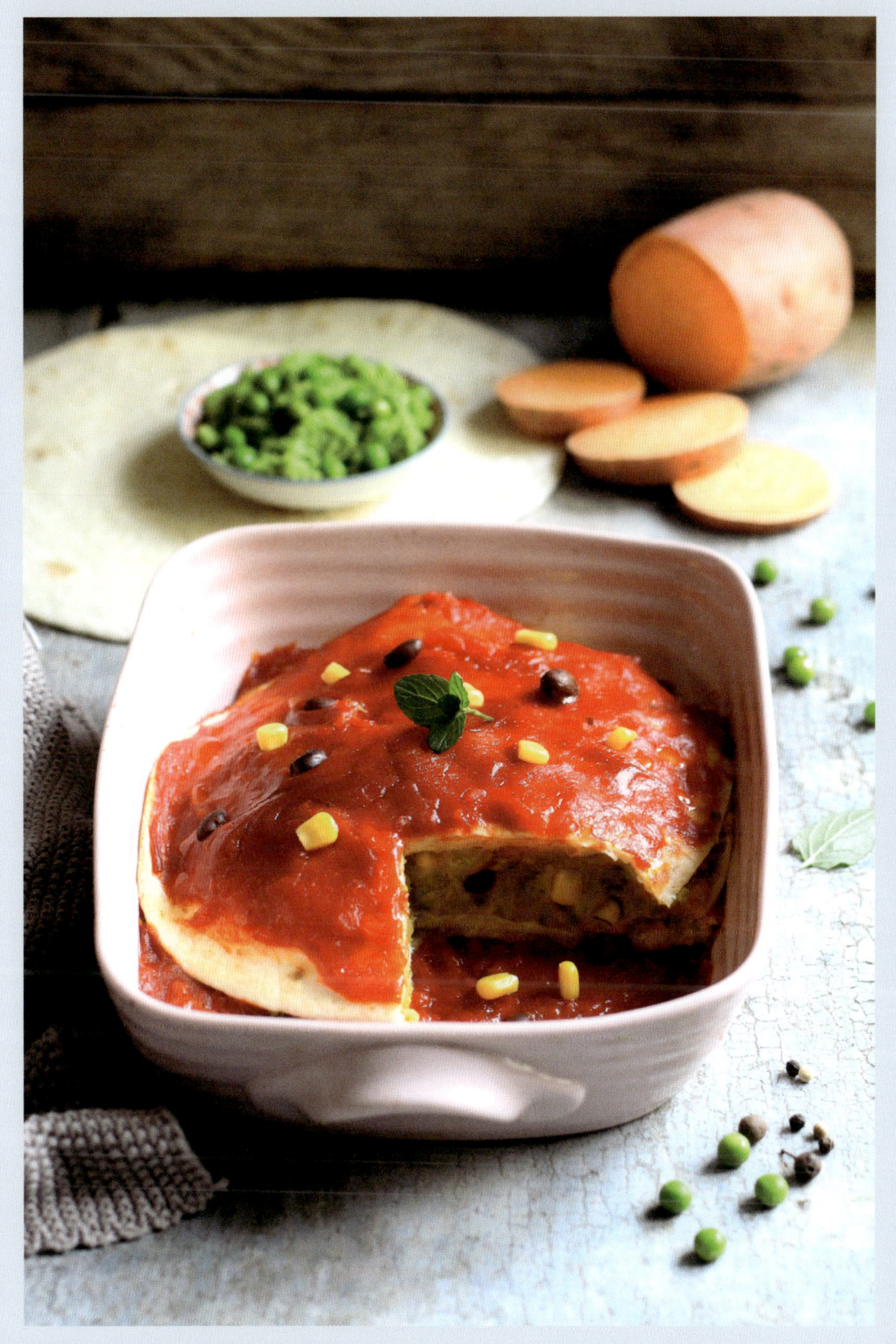

Portobello Stroganoff

Ich habe dieses klassische Rezept aus *Unprocessed* für dieses Buch etwas abgewandelt, indem ich den fettreichen Tofu und Tahini gegen Bohnen getauscht und die Tamari-Soße weggelassen habe. Dieses Gericht schmeckt köstlich als Beilage zu einer Ofenkartoffel.

Für die Soße

ZUTATEN

425 g salzfreie Cannellinibohnen* aus der Dose (oder die gleiche Menge gekochte Bohnen)

120 ml Wasser

4 EL frischer Zitronensaft (inklusive Zitronenschale)

2 Knoblauchzehen

1 Stück frischer Ingwer, ca. 2,5 cm – etwa 15 g (oder mehr oder weniger, nach Geschmack)

ZUBEREITUNG

Geben Sie alle Zutaten in einen Mixer und pürieren Sie sie so lange, bis eine glatte Mischung entsteht.

Für die Füllung

ZUTATEN

1 rote Zwiebel, gehackt

500 g Portobello-Pilze, in Scheiben geschnitten

1 TL Oregano getrocknet

Blattpetersilie, gehackt, zum Garnieren

ZUBEREITUNG

1. Die Zwiebeln in etwas Wasser glasig dünsten.

2. Die Pilze dazugeben und anbraten, bis sie etwas eingefallen sind und die Feuchtigkeit verdunstet ist. Den Oregano unterrühren.

3. Die Soße über das Gemüse gießen und gut vermischen. Mit frischer Petersilie garnieren.

* Für eine Variante ohne Hülsenfrüchte ersetzen Sie die Bohnen durch 450 g aufgetauten gefrorenen Blumenkohl oder 340 g gekochten Blumenkohl und 30–110 g gekochte Yukon-Gold-Kartoffeln. Dies ist eine großartige Möglichkeit, um noch mehr Gemüse zu essen.

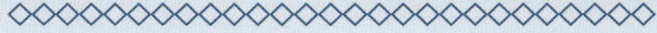

Chef AJs Tipps

○ Dieses Gericht schmeckt hervorragend zu gedünstetem Gemüse oder braunem Reis oder beidem. Es ist auch eine köstliche Füllung für die gefüllten Kartoffeln auf mexikanische Art (Rezept auf Seite 185). Kochen Sie immer etwas
Reis zu viel, damit Sie ihn für andere Gerichte zur Hand
haben. Sie können gekochten Reis in individuellen Portionsgrößen einfrieren. Wenn Sie die Bohnenburger machen, können Sie beispielsweise die doppelte Menge Reis kochen und die
Hälfte einfrieren.

○ Mein ursprüngliches Rezept sah vor, etwa 20 g Datteln (ungefähr 3 Deglet Nour) zu der Soße zu geben, bevor sie püriert
wird. Wenn Sie dieses Gericht für Personen kochen, die nicht
am U.-A.-Programm teilnehmen, oder wenn Sie Ihr Zielgewicht erreicht haben und Datteln für Sie kein Suchtauslöser
sind, können Sie sie auch hier verwenden. Sie können sie für
dieses Rezept einzeln in der Obstabteilung kaufen.

Schnelles Ratatouille

Dieses Gericht hat all die wunderbaren Aromen des *Ratatouille aus dem Ofen* (Rezept auf S. 144), doch den Ofen können Sie ausgeschaltet lassen!

◇◇◇◇◇◇◇◇◇◇◇◇

Chef AJs Tipps

○ *Wenn Sie keinen 8-Liter-Schnellkochtopf haben, teilen Sie das Rezept in zwei Hälften.*

○ *Weil ich gerne mehrere verschiedene Stärken zusammen esse, serviere ich dieses Gericht bevorzugt mit Naturreis, weil dieser dann noch etwas von der Flüssigkeit aufnimmt.*

ZUTATEN

120 ml Wasser

225 g gelber Sommerkürbis (Crookneck)

225 g grüne Zucchini

340 g chinesische oder japanische Auberginen

1 rote Zwiebel

1 orange Paprika (ca. 225 g)

2–3 Portobello-Pilze (ca. 170 g)

680 g Yukon-Gold-Kartoffeln

800 g gegrillte Tomaten, salzfrei

15 g frisches Basilikum, fein gehackt, in Streifen geschnitten

---

ZUBEREITUNG

1. Schneiden Sie das gesamte Gemüse in mundgerechte Stücke und geben Sie alle Zutaten mit Ausnahme des frischen Basilikums in einen 8-Liter-Schnellkochtopf und lassen Sie es 10 Minuten lang unter hohem Druck kochen. Dann den Druck ablassen und das Basilikum einrühren.

2. Auf Wunsch mit Reis servieren. (Ich gebe gerne 2–3 Tassen gekochten Reis vor dem Servieren in den Eintopf.)

3. Mit *köstlichem Parmesanersatz* (Rezept auf Seite 140) bestreut servieren.

Gefüllte Kartoffeln auf mexikanische Art

Dieses Rezept ist so einfach, dass sogar mein Mann Charles es machen kann. Gleichzeitig ist es sein Lieblingsessen, das er immer an seinem Geburtstag haben möchte. Ja, er feiert seinen Geburtstag mit einer Kartoffel!

ZUTATEN

2 Kartoffeln (egal welcher Art, ich bevorzuge große Bratkartoffeln)

425 g salzfreie Pinto-Bohnen aus der Dose (oder die gleiche Menge Ihrer Lieblingsbohnen)

225 g TK-Mais, aufgetaut (ich bevorzuge gerösteten Bio-Mais)

Salsa in einer Minute (Rezept auf Seite 243) oder *Pico de Gallo* (Rezept in meinem Buch *Unprocessed*)

ZUBEREITUNG

1. Die Kartoffeln so kochen, wie Sie es normalerweise machen (backen, dämpfen, Schnellkochtopf, Mikrowelle). Den Mais und die Bohnen erhitzen und die Kartoffel damit befüllen. Dann die Salsa darüber geben.

2. Fügen Sie Jalapeños und Koriander hinzu, wenn gewünscht.

3. Dazu passt die *Erbsen-Guacamole* aus *Unprocessed*.

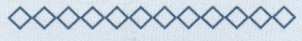

Chef AJs Tipp

Diejenigen von Ihnen, die nicht am U.-A.-Programm teilnehmen, können noch klein geschnittene Oliven, Avocado oder Guacamole hinzugeben.

Linsen-Tacos mit Chili-Limetten-Krautsalat

Köstlich als Topping für einen kalten Salat oder eine heiße Ofenkartoffel.

ZUTATEN

Maistortillas (aus reinem Mais oder Mais und Limette hergestellt)

Für das Linsen-»Fleisch«

ZUTATEN

500 g getrocknete Linsen (grün oder schwarz, nicht rot)

960 ml Wasser

285 g Champignons, in Scheiben geschnitten

285 g gehackte Zwiebeln

4 TL Kreuzkümmel

1 EL Oregano

2 EL salzfreies Chilipulver*

2 EL Kochsalzersatz, z. B. *Benson's Table Tasty*

6 Knoblauchzehen, gepresst

Gehackte Frühlingszwiebeln oder gehackter Koriander zum Garnieren (optional)

ZUBEREITUNG

Alle Zutaten in den Schnellkochtopf geben und 8 Minuten kochen lassen. Alternativ alle Zutaten in einen Slow Cooker geben und 6–8 Stunden auf niedriger Stufe garen.

Für den Chili-Limetten-Krautsalat

ZUTATEN

120 ml Wasser

120 ml Limettensaft

½ TL rote Paprikaflocken, zerkleinert (mehr oder weniger, je nach Geschmack)

225 g Weißkohl, fein gehackt

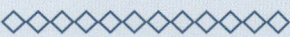

Chef AJs Tipp

In Episode 4 von Healthy Living with Chef AJ zeige ich Ihnen, wie dieses Gericht hergestellt wird.

ZUBEREITUNG

1. Wasser, Limettensaft und Paprikaflocken miteinander mischen und über den zerkleinerten Kohl gießen. Mindestens 15 Minuten marinieren lassen und erst dann servieren.

2. Gießen Sie überschüssige Flüssigkeit ab, bevor Sie die Tortillas damit füllen.

ANRICHTEN

Nehmen Sie eine Tortilla, geben Sie etwas Linsen-»Fleisch« darauf und dann etwas von dem Chili-Limetten-Krautsalat. Wenn Sie möchten, fügen Sie noch die *Erbsen-Guacamole* aus *Unprocessed* hinzu. Nach Belieben mit gehacktem Koriander oder gehackten Frühlingszwiebeln garnieren.

* Mehr zu den Gewürzmischungen finden Sie im Hinweis beim Rezept Chili-Pommes-frites auf S. 138.

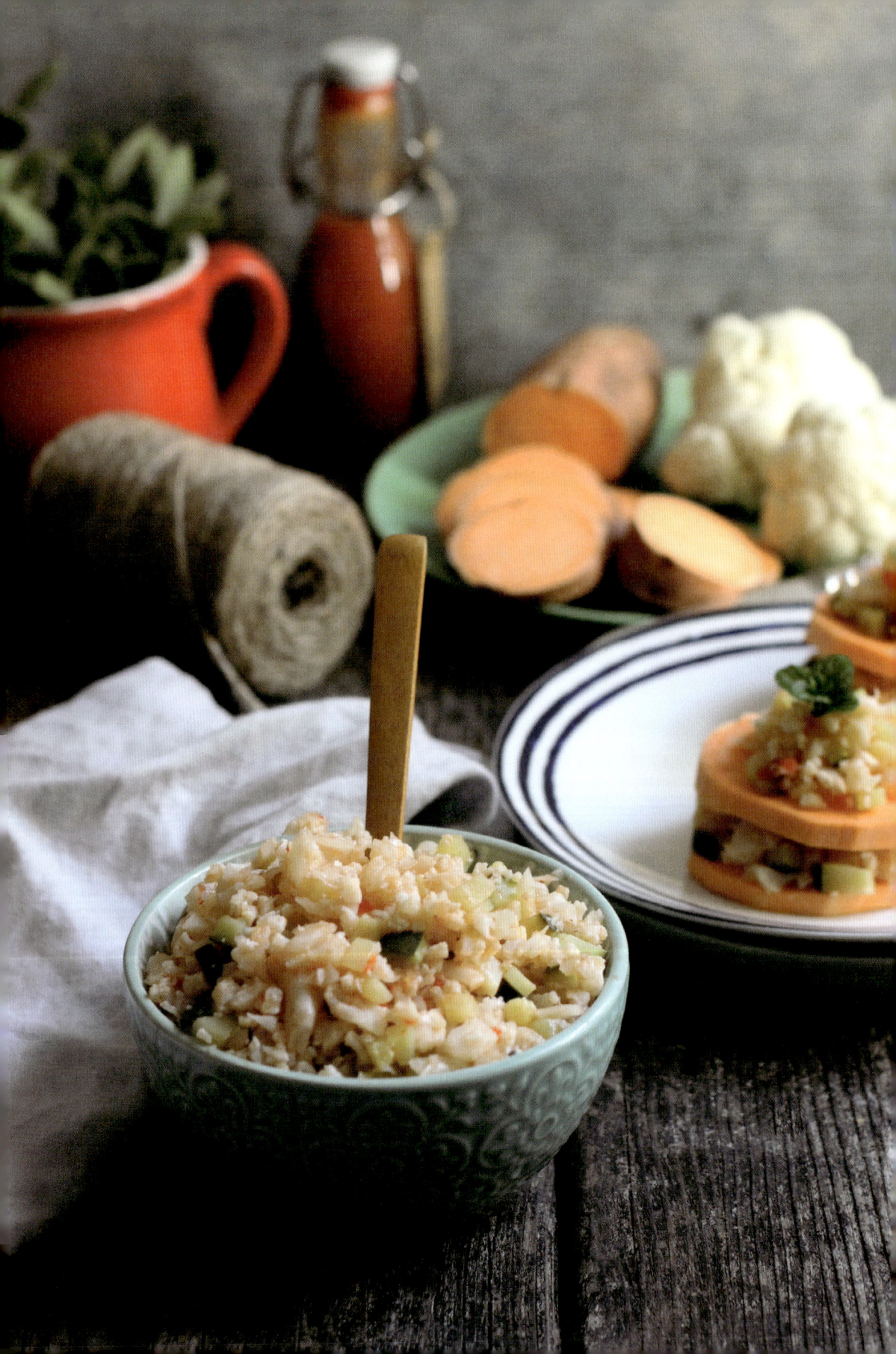

Blumenkohl-Risotto mit Süßkartoffel nach McDougall / Goldhamer

Während der letzten sieben Jahre hatte ich das Privileg, als Gastköchin und Moderatorin bei der jährlichen stattfindenden *Holiday Extravaganza* des *TrueNorth Health Centers* zu arbeiten. In den letzten drei Jahren habe ich an einem Koch-Wettbewerb – mit dem Motto ohne Salz, Fett und Zucker – gegen ihren Chefkoch Ramses Bravo teilgenommen. Jedes Jahr gewinnt er im Bereich der herzhaften Gerichte und ich gewinne die Dessertrunde. Aber letztes Jahr haben wir die Rollen getauscht, was mir wieder Vertrauen in meine Kochkünste gab, als ich ihn tatsächlich bei den herzhaften Gerichten besiegte. Die drei geheimen Zutaten auf pflanzlicher Basis wurden von den drei prominenten Richtern ausgewählt: Mary McDougall (die Süßkartoffeln auswählte), Dr. Alan Goldhamer (der Blumenkohl wählte) und Cathy Fisher (die rote Paprika aussuchte). Daher der Name dieses hervorragenden Gerichts. Diese Variante ist fettarm und für das *ultimative Abnehm-Programm* zugelassen.

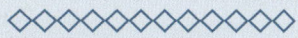

Chef AJs Tipp

Für eine noch spektakulärere Präsentation können Sie das Gericht mithilfe von eckigen Speiseringen anrichten.

ZUTATEN

2 große Garnet-Süßkartoffeln (orangefarbenes Fleisch, wird beim Kochen recht weich), gebraten und gekühlt

2 große Hannah-Süßkartoffeln (gelb- bis cremefarbenes Fleisch, eher festkochend), gebraten und gekühlt

Fortsetzung nächste Seite

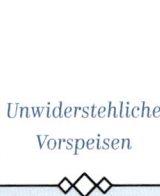
Risotto-Füllung

ZUTATEN

1 Schalotte, fein gehackt

340 g Blumenkohlreis*

225 g Zucchini, fein gewürfelt

1 TL Kochsalzersatz, z. B. *Benson's Table Tasty* (oder mehr, wenn gewünscht)

225 g fein gewürfelte Palmherzen oder Wasserkastanien, eingeweicht in Wasser, um das Salz zu entfernen (optional) oder weitere 225 g Zucchini, fein gewürfelt, wenn die Palmherzen oder Wasserkastanien nicht verwendet werden

ZUBEREITUNG

1. Die Schalotte mit etwas Wasser glasig dünsten.

2. Den Blumenkohlreis dazugeben und so lange sautieren, bis er weich ist. Während des Garvorgangs Wasser hinzufügen, wenn die Pfanne zu trocken wird.

3. Zucchini, Palmherzen oder Wasserkastanien (wenn verwendet) dazugeben und kurz kochen lassen.

4. Die rote Paprikasoße (Rezept folgt) und den Kochsalzersatz unterrühren und so lange kochen, bis alles gut erhitzt ist.

Rote Paprikasoße

ZUTATEN

1 große rote Paprikaschote (ungefähr 225–280 g)

3 Knoblauchzehen

115 g Blumenkohlreis*

85 g sonnengetrocknete Tomaten (öl- und salzfrei)

120 ml ungesüßte Pflanzenmilch

1 TL Paprikapulver, geräuchert (nicht das normale Paprikapulver)

½ TL Chipotle-Pulver

ZUBEREITUNG

Alle Zutaten in einen Mixer geben und so lange pürieren, bis eine glatte Soße entsteht.

ANRICHTEN

1. Auf einem hübschen weißen Teller die Zutaten wie folgt anrichten: Legen Sie direkt auf den Teller eine dicke Scheibe (ungefähr 2,5 cm) der orangefarbenen (geschälten) Süßkartoffel. Darauf einen Löffel Risotto-Füllung geben. Auf diese legen Sie eine dicke Scheibe der Hannah-Süßkartoffel (die helle) und geben einen weiteren Löffel der Risotto-Füllung darauf.

2. Falls gewünscht, gießen Sie noch etwas ungesüßte Pflanzenmilch in den Mixer, um die Soße zu verdünnen, und füllen Sie diese in eine Quetschflasche, um damit den Teller zu dekorieren.

* Blumenkohlreis wird in vielen Geschäften im Kühl- oder Gefrierfach angeboten. Wenn Sie ihn nicht finden, stellen Sie den Blumenkohlreis einfach selbst her, indem Sie den Blumenkohl in der Küchenmaschine oder einem Multizerkleinerer häckseln.

Orange is the new black – Süßkartoffeln mit Bohnenfüllung

Wenn Sie die Fernsehsendung mögen, werden Sie dieses Rezept lieben!

ZUTATEN

2 große orangefarbene Süßkartoffeln

225 g gedämpfter Brokkoli oder Grünkohl (oder *Unglaublich leckerer Grünkohl*, Rezept auf Seite 142)

425 g salzfreie schwarze Bohnen aus der Dose (oder die gleiche Menge Ihrer Lieblingsbohnen)

ZUBEREITUNG

1. Kochen Sie die Süßkartoffeln, wie Sie es normalerweise machen (backen, dämpfen, Schnellkochtopf, Mikrowelle). Dämpfen Sie das Gemüse Ihrer Wahl und erhitzen Sie die Bohnen. Die Kartoffeln dann mit den Bohnen und dem Gemüse füllen.

2. Reichen Sie Ihre Lieblings-Toppings dazu, beispielsweise *die Salsa in einer Minute* (Rezept auf Seite 243), öl- und tahinifreien Hummus oder die *einfach leckere Soße* (Rezept auf Seite 251).

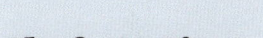

Chef AJs Tipps

o *Wenn Sie Kartoffeln backen, backen Sie nicht nur eine oder zwei. Backen Sie mehrere, damit Sie welche übrig haben, um solche schnellen Gerichte wie dieses oder Snacks zuzubereiten.*

o *Errichten Sie zu Hause eine Kartoffelbar und lassen Sie jeden seine eigenen Kartoffeln füllen. Sogar Menschen, die sich normalerweise nicht gesund ernähren, haben diese Art des Essens geliebt. Wir essen dieses Gericht ein paarmal pro Woche und variieren die Art der Kartoffeln, Bohnen, Gemüse und Soße. Die Möglichkeiten sind endlos.*

Kartoffel-Taquitos

Dieses Rezept wurde von meiner Freundin und Sous-Köchin Rebecca Martinez-Rocha beigesteuert, die mit dem *ultimativen Abnehm-Programm* über 150 Pfund abgenommen hat. Es ist eine viel gesündere Version der frittierten Taquitos ihrer Schwiegermutter.

Für die Füllung

ZUTATEN

1 große Kartoffel, gekocht

⅛ TL Pfeffer

½ TL Knoblauchpulver

½ TL salzfreie Würzmischung

½ TL Zwiebelpulver

1 EL Wasser (oder mehr, falls erforderlich)

55 g gekochter und gehackter Grünkohl oder Spinat

ZUBEREITUNG

In einer großen Schüssel die Kartoffel zerdrücken, die Gewürze und das Gemüse hinzufügen und alles gut miteinander mischen. Zur Seite stellen.

Für die Taquitos

ZUTATEN

12 Maistortillas, ölfrei (nur aus Mais oder Mais und Limette hergestellt)

Tortillas erhitzen und beiseitestellen (warm halten).

ZUBEREITUNG

1. Den Backofen auf 180 °C vorheizen.

2. Die Füllung auf den Tortillas verteilen, diese zusammenrollen und mit einem Zahnstocher verschließen. Legen Sie die Taquitos auf ein großes Backblech, auf das Sie vorher eine Antihaft-Silikon-Backmatte oder ein Grillblech gelegt haben, und backen Sie die Taquitos 20 Minuten lang. Wenden, weitere 20 Minuten backen oder bis sie knusprig sind (achten Sie darauf, dass sie nicht beginnen, braun zu werden).

3. Mit der *Erbsen-Guacamole* aus *Unprocessed* servieren.

4. Wenn Sie die Taquitos auf einem Grillblech zubereiten, müssen Sie sie nicht umdrehen.

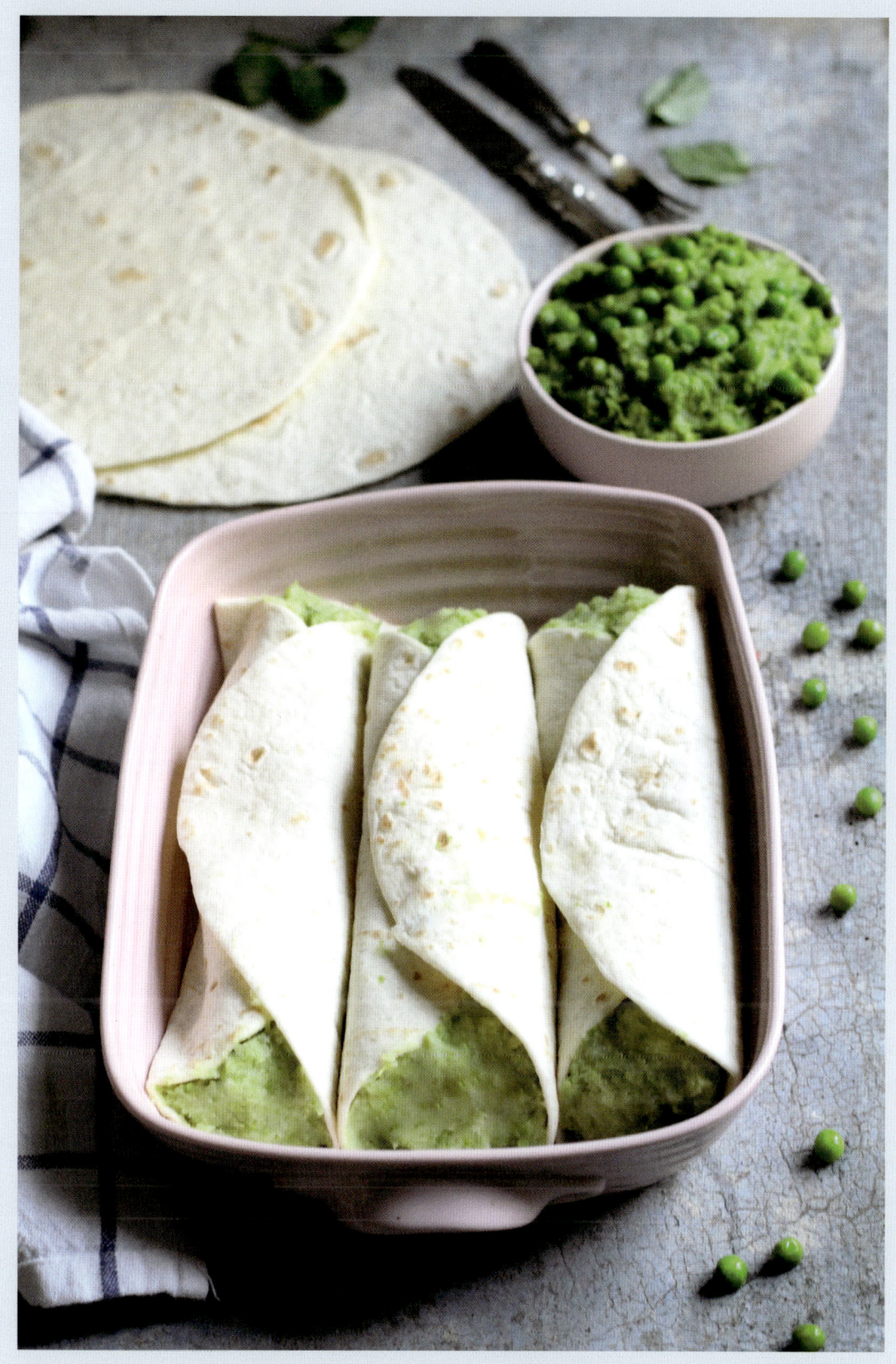

Kartoffelpizza

Pizza für alle! So, wie Sie sie lieben. Lecker und unglaublich knusprig!

◇◇◇◇◇◇◇◇◇◇◇◇

Chef AJs Tipps

○ Sie können das Rezept Schnelle Soße aus sonnengetrockneten Tomaten (*Rezept auf Seite 147*) für die Soße verwenden und vor dem Backen den köstlichen Parmesanersatz (*Rezept auf Seite 140*) auf Ihre individuellen Pizzen streuen. Die Beläge, die ich gerne benutze, sind Artischockenherzen, gehackter Brokkoli, Pilze und rote Zwiebeln. Sie müssen sie alle fein hacken, damit sie passen. Diese Pizzen sind tolle Party-Vorspeisen, Ihre Gäste werden sie verschlingen!

○ Eine köstliche Variation anstelle der Marinara-Soße ist Hummus nach Pizza-Art (*Rezept auf Seite 265*).

ZUTATEN

Süßkartoffeln mit orangenem Fleisch, Yukon-Gold-Kartoffeln oder beides

Ihre Lieblings-Marinara-Soße ohne Salz, Öl und Zucker

Ihre Lieblings-Pizzabeläge

ZUBEREITUNG

1. Den Backofen auf 200 °C vorheizen.

2. Schneiden Sie die Kartoffeln mit der Hand oder vorsichtig mit einem Gemüsehobel (zum Schutz einen Handschuh anziehen) in etwa 1 cm dicke Scheiben. Auf einem großen Backblech, das mit einer Antihaft-Silikon-Backmatte ausgelegt ist oder in einem Grillkorb ca. 30 Minuten backen. Wenn Sie den Grillkorb nicht verwenden, drehen Sie die Kartoffelscheiben nach 15 Minuten um. Dies sind Ihre Pizzaböden.

3. Belegen Sie die Pizza mit Ihrer Lieblings-Marinara-Soße ohne Salz, Öl und Zucker und Ihren Lieblingsbelägen und backen Sie sie für weitere 15 Minuten im Ofen.

Kartoffelwaffeln

Dieses geniale Rezept stammt von der Bloggerin Sandy
Plüss von *www.VegansEatYummyFoodToo.com*.

ZUTATEN

Kleine Yukon-Gold-Kartoffeln (85–115 g schwere Kartoffeln
sind am besten), im Ganzen, nicht geschält

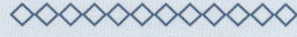

ZUBEREITUNG

1. Die Kartoffeln backen oder in die Mikrowelle geben, bis sie
weich sind. Ich empfehle keine Nasskochmethoden wie Dämpfen oder Schnellkochen für dieses Rezept.

2. Drücken Sie jeweils eine Kartoffel in ein vorgewärmtes anti-
haftbeschichtetes Waffeleisen und backen Sie sie dort 10–12 Minuten goldbraun. Wenn sich das Waffeleisen nicht leicht öffnen
lässt, ohne dass die Kartoffeln daran kleben, schließen Sie es
wieder und garen Sie die Kartoffeln einige Minuten länger.

Chef AJs Tipps

○ Ich esse diese Waffeln
gerne mit einfachem
Apfelmus (Rezept auf
Seite 230) und gehackten
roten Zwiebeln. Wenn es
so zubereitet ist, erinnert
es mich an die Kartoffel-
Latkes, die bei uns immer
an Chanukka serviert
wurden – aber diese sind
ohne Öl und damit schuld-
frei zu genießen.

○ Ich empfehle, für die-
ses Rezept keine Süß-
kartoffeln zu verwenden,
da diese eigentlich immer
im Waffeleisen kleben
bleiben.

Linsen-Chili

Für dieses Rezept bekomme ich mehr Dankes-E-Mails als für so ziemlich jedes andere.

ZUTATEN

800 g gegrillte Tomaten, salzfrei

500 g rote Paprika (ungefähr 2 große)

8 Knoblauchzehen, fein gehackt

500 g rote Linsen

2 l Wasser

170 g salzfreies Tomatenmark

285 g Zwiebel, gehackt

4 EL Apfelessig

1,5 EL Petersilienflocken

1,5 EL Oregano, getrocknet

1,5 EL salzfreies Chilipulver*

2 TL Paprikapulver, geräuchert (nicht das normale Paprikapulver)

½ TL Chipotle-Pulver (mehr oder weniger nach Geschmack)

¼ TL zerkleinerte rote Pfefferflocken (mehr oder weniger nach Geschmack)

ZUBEREITUNG

1. Tomaten, rote Paprika, Knoblauch und Datteln (s. u., falls verwendet) in einem Mixer glatt pürieren. Zusammen mit den restlichen Zutaten in einen Schnellkochtopf geben und 10 Minuten auf hoher Stufe garen. Alternativ können Sie alle Zutaten in einen Slow Cooker geben und 6–8 Stunden auf niedriger Stufe garen.

2. Vor dem Servieren mit *köstlichem Parmesanersatz* (Rezept Seite 140) und fein gehackten Schalotten bestreuen.

3. Mein ursprüngliches Rezept sah 85 g Deglet-Nour-Datteln (ca. 12 Datteln) vor, um den Säuregehalt der Tomaten und des Apfelessigs auszugleichen und dem Chili einen milden süß-sauren Geschmack zu verleihen. Viele *U.-A.*-Teilnehmer machen es ohne die Datteln und berichten, dass es auch so sehr gut schmeckt. Wenn Sie Ihr Zielgewicht erreicht haben und Datteln für Sie kein Suchtauslöser sind oder wenn Sie dieses Gericht für Personen zubereiten, die nicht am *U.-A.*-Programm teilnehmen, können Sie die Datteln verwenden. Sie können sie für dieses Rezept einzeln in der Obstabteilung kaufen.

* Mehr zu den Gewürzmischungen finden Sie im Hinweis beim Rezept Chili-Pommes-frites auf S. 138.

Chef AJs Tipps

○ *Dieses Chili passt wunderbar zu einer gebackenen Yukon-Gold-Kartoffel oder braunem oder wildem Reis. Das Rezept kann halbiert werden, aber warum – das wollen Sie sicher nicht, oder?*

○ *In Episode 3 von Healthy Living with Chef AJ zeige ich Ihnen, wie dieses Gericht zubereitet wird.*

Gefüllte Portobello-Champignons

Shayda Soleymani, die mit dem *ultimativen Abnehm-Programm* über 100 Pfund abgenommen hat und dieses Gewicht jetzt seit über fünf Jahren hält, hat dieses hervorragende Rezept beigesteuert.

ZUBEREITUNG

1. Den Backofen auf 180 °C vorheizen.

2. Die gehackten Kartoffeln in einen großen Topf geben, mit kaltem Wasser bedecken und zum Kochen bringen. Wenn sie kochen, die Hitze reduzieren und köcheln lassen, bis die Kartoffeln weich sind, ungefähr 10–15 Minuten. Das Kochwasser abgießen. Die gekochten Kartoffeln in einer großen Schüssel zerdrücken.

3. Gehackte Zwiebeln, Tomaten, Grünkohl, Hefe, Jalapeños, Knoblauch und Pfeffer hinzufügen. Alles vermischen.

4. Entfernen Sie vorsichtig die Lamellen der Pilze. Füllen Sie die Pilze mit der Kartoffelmischung. Optional können Sie etwas zusätzliche Nährhefe darüberstreuen.

5. Die gefüllten Pilze unbedeckt 20–30 Minuten backen oder so lange, bis sie weich sind. Sobald Sie die Champignons aus dem Ofen genommen haben, beträufeln Sie diese mit Ihrem bevorzugten reduzierten Balsamicoessig.

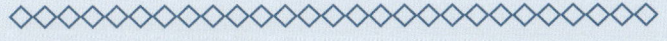

Chef AJs Tipp

Sie können die Pilze auch in der Heißluftfritteuse zubereiten.

ZUTATEN

4–5 mittelgroße Yukon-Gold-Kartoffeln, geschält und gehackt (Sie können auch Süßkartoffeln verwenden)

1 mittelgroße rote Zwiebel, gewürfelt

2 mittelgroße Tomaten oder Paprika, gewürfelt

100 g Baby-Spinat oder Grünkohl (oder ein beliebiges grünes Gemüse, das Sie mögen), gehackt

30 g Nährhefe (optional)

1 Jalapeño-Schote, entkernt

2–3 Knoblauchzehen fein gehackt

1 TL schwarzer Pfeffer (optional)

4–5 Portobello-Pilzköpfe, (7–10 cm groß), Lamellen entfernt

Süßkartoffelchili mit Grünkohl

Es gibt kein Gericht, das durch die Zugabe von Grünkohl nicht verbessert werden kann!

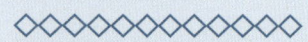

Chef AJs Tipp

In Episode 1 von Healthy Living with Chef AJ zeige ich Ihnen, wie dieses Gericht zubereitet wird.

ZUTATEN

500 g Süßkartoffeln, gewürfelt (Bio-Kartoffeln nicht schälen)

1 große rote Zwiebel (ungefähr 285 g), fein gehackt

850 g Kidneybohnen aus der Dose (oder die gleiche Menge gekochte Bohnen)

2 rote Paprikaschoten, entkernt und fein gewürfelt

800 g gegrillte Tomaten, salzfrei

1 EL salzfreies Chilipulver

2 TL Paprikapulver, geräuchert (nicht das normale Paprikapulver)

¼ TL Chipotle-Pulver (oder mehr, wenn gewünscht)

720 ml Orangensaft

225 g Palmkohl (Grünkohl-Sorte), so fein zerkleinert wie Kohl für Krautsalat

ZUBEREITUNG

1. Alle Zutaten mit Ausnahme des Grünkohls in den Schnellkochtopf geben und 7 Minuten unter hohem Druck kochen.
2. Dann den Druck ablassen und den Grünkohl einrühren. Alternativ können Sie alle Zutaten in einen Slow Cooker geben und 6–8 Stunden auf niedriger Stufe garen.

* Mehr zu den Gewürzmischungen finden Sie im Hinweis beim Rezept Chili-Pommes-frites auf S. 138.

Sättigende Suppen

Brokkolicremesuppe

Diese Suppe ist inspiriert von einem Rezept von Mary McDougall, die unter *www.drmcdougall.com* tausende gesunde, köstliche und fettarme Rezepte kreiert hat.

◇◇◇◇◇◇◇◇◇◇◇◇

Chef AJs Tipps

○ Diese Suppe passt wunderbar zu braunem Reis. Ich habe schon einmal Blumenkohl anstelle des Brokkolis verwendet, was auch exzellent geschmeckt hat!

○ In Episode 11 von Healthy Living with Chef AJ zeige ich Ihnen, wie diese Suppe gekocht wird.

ZUTATEN

750 g Brokkoli

750 g Yukon-Gold-Kartoffeln

1,5 l natriumfreie Gemüsebrühe oder Wasser

1 große Zwiebel

8 Knoblauchzehen

2 EL getrockneter Dill

2 EL Kochsalzersatz, z. B. *Benson's Table Tasty*

720–960 ml ungesüßte Pflanzenmilch (je nachdem, wie dick Sie die Suppe mögen)

4 EL salzfreier Mühlensenf (oder Ihr Lieblings-Dijonsenf mit niedrigem Natriumgehalt)

4 EL Nährhefe, optional

ZUBEREITUNG

1. Geben Sie alle Zutaten außer der Milch, dem Senf und der Nährhefe in einen Schnellkochtopfund garen Sie sie 6 Minuten lang unter hohem Druck.

2. Lassen Sie den Druck ab und geben Sie die Milch und den Senf (und, falls verwendet, die Nährhefe) hinzu und rühren Sie diese mit einem Stabmixer oder Mixer ein.

Cremige Kürbis-Curry-Suppe

Ich hatte das Vergnügen, diese Suppe den Autoren von *The Pleasure Trap*, Dr. Doug Lisle und Dr. Alan Goldhamer, servieren zu dürfen, beide waren begeistert! Wenn Sie noch nie Kabocha-Kürbis verarbeitet haben, müssen Sie es einfach mal probieren.

ZUBEREITUNG

1. Kochen Sie den Kürbis nach Ihrer bevorzugten Methode. Der einfachste Weg ist, den ganzen Kürbis auf das Gestell in dem mit Wasser gefüllten Schnellkochtopf zu legen und 10 Minuten lang unter hohem Druck zu kochen. Vorsichtig herausnehmen, wenn er ausreichend abgekühlt ist. Den Kürbis halbieren und die Kerne entfernen. Spülen Sie den Schnellkochtopfeinsatz aus, um ihn weiter verwenden zu können.

2. Nun den gekochten Kürbis und alle übrigen Zutaten, mit Ausnahme der Pflanzenmilch, wieder in den Topf geben und 5 Minuten lang unter hohem Druck kochen. Lassen Sie den Druck ab und geben Sie die Pflanzenmilch hinzu. Mit einem Stabmixer die Pflanzenmilch unterrühren und die Suppe so direkt im Topf pürieren. Alternativ können Sie den Inhalt vorsichtig in einem Standmixer pürieren.

3. Diese Suppe wird beim Abkühlen dicker und kann am nächsten Tag mit Wasser oder zusätzlicher Pflanzenmilch verdünnt werden.

ZUTATEN

1,5 kg gekochter Kabocha-Kürbis

1 l Wasser

25 g glutenfreie Haferflocken

285 g Zwiebeln, gehackt

4–6 Knoblauchzehen

1 El Kochsalzersatz, z. B. *Benson's Table Tasty*

2 TL Paprikapulver, geräuchert (nicht das normale Paprikapulver)

1 TL mildes Currypulver

¼ TL Ingwer, gemahlen

¼ TL Kurkuma, gemahlen

1 l ungesüßte Pflanzenmilch

Chef AJs Tipps

○ *Wenn Sie Zeit haben, verwenden Sie die Sauté-Funktion des Schnellkochtopfs und bräunen Sie die Zwiebeln an, bevor Sie die restlichen Zutaten hinzufügen.*

○ *Diese köstliche Suppe kann gut über schwarzem, rotem, braunem oder wildem Reis serviert werden.*

○ *Am besten mit frisch gehacktem Schnittlauch garnieren und vor dem Servieren mit geräuchertem Paprikapulver bestreuen.*

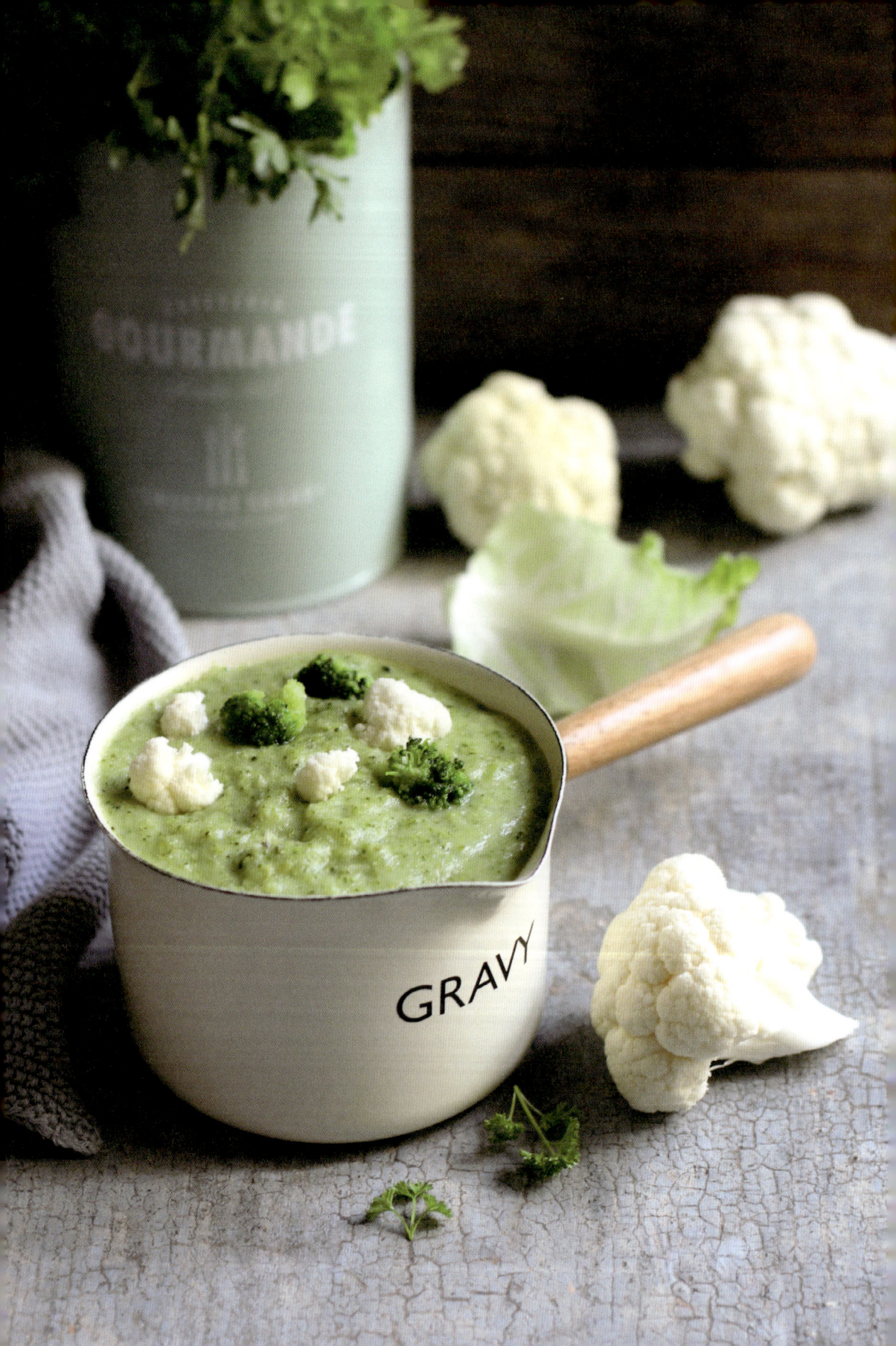

Brokkoli-Blumenkohl-Suppe

Wenn mir Leute sagen, dass sie aufgegeben haben und einfach nicht abnehmen können, verweise ich sie zur Inspiration auf den YouTube-Kanal von Heather Goodwin, der den Titel *The Butterfly Effect – Plant Based Weight Loss* trägt. Dieser *ultimative Abnehm*-Superstar hat dank köstlicher Rezepte wie diesem, das sie kreiert hat, mittlerweile erstaunliche 300 Pfund verloren.

ZUBEREITUNG

1. Geben Sie alle Zutaten in den Schnellkochtopf bzw. Schnellkochtopf (außer der Pflanzenmilch, dem Zitronensaft und der Nährhefe) und kochen Sie diese 6 Minuten lang auf hoher Stufe.

2. Lassen Sie den Druck ab und geben Sie die Pflanzenmilch, den Zitronensaft und die Nährhefe hinzu.

3. Mixen Sie die Suppe mit einem Stabmixer direkt im Topf oder pürieren Sie sie vorsichtig in einem Standmixer. Mixen Sie so lange, bis eine cremige Textur entsteht, aber noch ein paar Stücke übrig sind.

ZUTATEN

1 Blumenkohl, Strunk entfernt

960 ml Gemüsebrühe, natriumarm

700 g Brokkoli, in Röschen zerteilt

3 große Karotten, gerieben

1 mittelgroße, mehligkochende Kartoffel, geschält und in Stücke geschnitten, bevorzugt von der Sorte Yukon Gold

50 g Sellerie, gehackt

½ kleine gelbe Zwiebel

1 TL Knoblauchpulver

1 EL Kochsalzersatz, z. B. *Benson's Table Tasty*

⅛ TL schwarzer Pfeffer, gemahlen

120 ml ungesüßte Pflanzenmilch

Saft von 1 Zitrone

30 g Nährhefe

Traumhaft gute Tomatensuppe

Das Originalrezept aus meinem Buch *Unprocessed* war zwar köstlich, aber sehr fettreich, weil es Hanfsamen enthielt. Mit dieser aktualisierten Version erhalten Sie den unglaublich guten Geschmack – und das ganz ohne Fett.

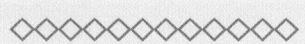

Chef AJs Tipp

Zu dieser Suppe können Sie gut Naturreis oder eine Ofenkartoffel reichen.

ZUTATEN

500 g Roma-Tomaten

2 rote Paprikaschoten, entkernt

425 g salzfreie Cannellinibohnen* aus der Dose (oder die gleiche Menge gekochte Bohnen)

1 Knoblauchzehe

6–8 große Basilikumblätter

Saft einer Zitrone

85 g sonnengetrocknete Tomaten (öl- und salzfrei)

¼ TL Chipotle-Pulver (oder mehr, wenn gewünscht)

ZUBEREITUNG

Geben Sie alle Zutaten in einen leistungsstarken Mixer und rühren Sie diese darin glatt. Durch das Pürieren in einem leistungsstarken Mixer wird die Suppe warm, ohne dass sie erhitzt werden muss. Mit gehackten Schalotten bestreuen.

* Für eine Variante ohne Hülsenfrüchte können Sie die Bohnen durch 450 g aufgetauten Blumenkohl oder 340 g gekochten Blumenkohl plus 30–110 g gekochte Yukon-Gold-Kartoffel ersetzen. So essen Sie automatisch noch mehr Gemüse.

Natriumfreie Gemüsebrühe

Vielen Dank an JL Fields, Autorin von *Vegan Pressure Cooking*, für die Erlaubnis, dieses spektakulär einfache, Zeit und Geld sparende Rezept mit mir zu teilen. Was für ein brillanter Einsatz von Resten!

ZUTATEN

ein 4 l-Gefrierbeutel voller Gemüsereste

2 l Wasser

1 Lorbeerblatt

½ TL Basilikum

½ TL Oregano

½ TL Rosmarin

½ TL Thymian

ZUBEREITUNG

1. Alle Zutaten in den Schnellkochtopf geben, 15 Minuten unter hohem Druck kochen und dann langsam abkühlen lassen.

2. Die Brühe durch ein feinmaschiges Sieb oder ein Passiertuch passieren.

3. In einem luftdichten Glas oder Behälter lässt sie sich 3–5 Tage lagern. In guten Gefrierbeuteln kann man sie 3–6 Monate einfrieren.

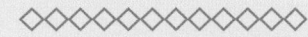

Chef AJs Tipps

○ Als ich JL in meinem Telekolleg interviewte, sagte sie, dass fast alles in den Restebeutel gesteckt werden kann, sogar die Kerne von Äpfeln und Birnen. Was an dieser Brühe Spaß macht, ist, dass sie bei jeder Zubereitung köstlich und anders schmeckt. Und selbst wenn Sie mal eine Variante machen, die Ihnen nicht so gut schmeckt, war sie im Grunde kostenlos.

○ Die gekauften Brühen enthalten normalerweise Salz oder Öl und sind recht teuer.

○ Sie können diese hausgemachte Gemüsebrühe zum Braten oder in einem der herzhaften Rezepte verwenden, die Wasser erfordern.

○ Wenn Sie kein feinmaschiges Sieb oder Passiertuch haben, funktioniert auch ein preiswerter, sauberer Beutel zum Abseihen von Farbe hervorragend.

Suppe von der grünen Spalterbse mit Tomaten & Champignons

ZUTATEN

500 g grüne Spalterbsen

1 große Zwiebel, gehackt

500 g Karotten, in Scheiben geschnitten

1 Sellerieherz, geschnitten

2 große Kartoffeln, gewürfelt

2 l kochendes Wasser

170 g gehackte sonnen-getrocknete Tomaten (öl- und salzfrei)

1 kleines Päckchen getrocknete Champignons (ungefähr 30 g)

6–8 Knoblauchzehen, gepresst

4 TL Petersilie, getrocknet

2 EL Kochsalzersatz, z. B. *Benson's Table Tasty*

1 TL Basilikum, getrocknet

1 TL Rosmarin, getrocknet

1 TL Oregano, getrocknet

1 TL Selleriesamen

1 TL Paprikapulver, geräuchert (nicht das nor-male Paprikapulver)

1 Lorbeerblatt

Die sonnengetrockneten Tomaten und die getrockneten Champignons machen diese herzhafte Suppe noch schmackhafter und verleihen ihr wirklich Pepp!

ZUBEREITUNG

Alle Zutaten in einen elektrischen Schnellkochtopf geben und 10 Minuten auf hoher Stufe kochen lassen. Alternativ alle Zutaten in einen Slow Cooker geben und 6–8 Stunden auf niedriger Stufe garen.

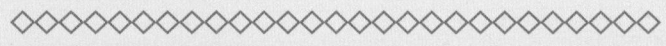

Chef AJs Tipps

- *Servieren Sie diese Suppe mit Naturreis und/oder rohem oder gekochtem Spinat oder anderem grünen Gemüse. Sie können auch direkt nach dem Ablassen des Drucks etwas grünes Gemüse einrühren.*
- *In Episode 13 von Healthy Living with Chef AJ können Sie mir bei der Zubereitung dieses Gerichts zusehen.*

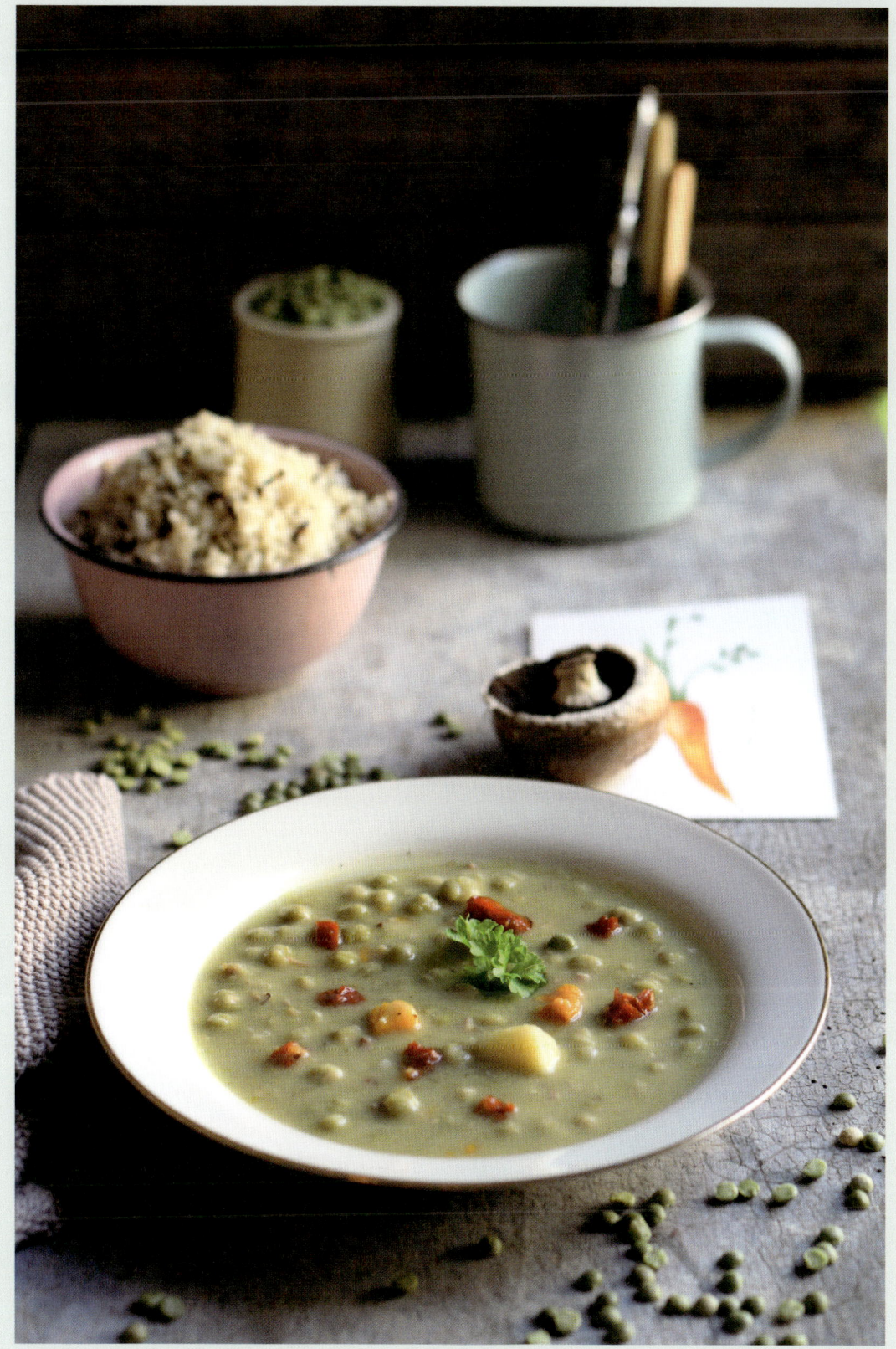

Schnelle schwarze Bohnensuppe

ZUTATEN

1,5 l natriumfreie Gemüsebrühe oder Wasser

3 Dosen à 425 g salzfreie schwarze Bohnen aus der Dose (oder die gleiche Menge gekochte Bohnen)

1 rote Zwiebel, geschält

4 Knoblauchzehen

225 g Pilze

1 große Süßkartoffel, geschält (außer bei Bio-Kartoffeln), (ca. 500 g)

450 g TK-Mais

85 g sonnengetrocknete Tomaten (öl- und salzfrei)

1 EL Kreuzkümmel, gemahlen

1 EL Oregano, getrocknet

½ EL Paprikapulver, geräuchert (nicht das normale Paprikapulver)

½ TL Chipotle-Pulver (oder mehr, wenn gewünscht)

4 EL Limettensaft plus die abgeriebene Schale

500 g TK-Spinat oder Grünkohl, aufgetaut, Flüssigkeit herausgepresst

Das Originalrezept aus meinem Buch *Unprocessed* ist immer noch eines meiner beliebtesten Rezepte. Da es jedoch 7,5 Liter Suppe ergibt, kann man es nicht in einem Schnellkochtopf zubereiten. Hier ist deshalb die verkleinerte Version.

ZUBEREITUNG

1. Alle Zutaten bis auf den aufgetauten TK-Spinat oder Grünkohl in den Schnellkochtopf geben und 8 Minuten lang unter hohem Druck kochen.

2. Den Druck ablassen und das Gemüse einrühren.

3. Mixen Sie die Suppe mit einem Stabmixer direkt im Topf oder pürieren Sie sie vorsichtig in einem Standmixer. Wenn Sie ein wenig Textur in der Suppe haben möchten, nehmen Sie einen Teil Mais und Bohnen heraus und rühren diese nach dem Pürieren der Suppe wieder ein.

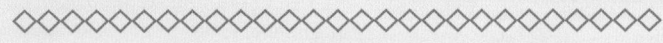

Chef AJs Tipps

o Mit *gehackten Frühlingszwiebeln oder* Pico de Gallo *(aus* Unprocessed*) garnieren. Die Suppe schmeckt hervorragend mit Naturreis.*

o *In Episode 12 von* Healthy Living with Chef AJ *zeige ich Ihnen, wie diese Suppe hergestellt wird.*

Cremige Butternuss-kürbis-Suppe

Ich gebe nicht gerne Bewertungen für meine Rezepte ab, aber dies könnte mein Lieblingsrezept für Suppen sein. Es ist so einfach zuzubereiten und so lecker. Ich achte immer darauf, alle Zutaten im Haus zu haben.

ZUBEREITUNG

1. Geben Sie alle Zutaten mit Ausnahme der Pflanzenmilch in den Schnellkochtopf und lassen Sie sie 6 Minuten lang unter hohem Druck garen. Dann den Druck ablassen und die Milch zugeben. Nun alle Zutaten pürieren. Mixen Sie die Suppe mit einem Stabmixer direkt im Topf oder pürieren Sie sie vorsichtig in einem Standmixer.

2. Sie können auch die Sauté-Funktion beim Schnellkochtopf verwenden und die Zwiebeln zuerst anbraten, bis sie braun sind. Fügen Sie bei Bedarf kleine Mengen Wasser hinzu, bevor Sie die restlichen Zutaten hinzufügen.

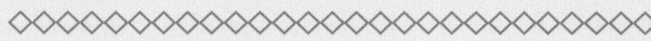

Chef AJs Tipps

○ *Butternusskürbis kann man in Amerika in vielen Geschäften bereits geschält kaufen. Man kann auch gefrorenen Kürbis verwenden.*

○ *Den Kürbis durchzuschneiden, kann recht schwierig sein, daher können Sie es sich einfach machen und einen ganzen Butternusskürbiss im Schnellkochtopf kochen. (Legen Sie einfach den ganzen Kürbis auf das Gestell, füllen Sie den Topf bis zum Rand mit Wasser und kochen Sie den Kürbis 10 Minuten lang unter hohem Druck und lassen Sie danach den Druck langsam ab.)*

○ *Für dieses Rezept habe ich immer Birnenhälften im eigenen Saft aus der Dose oder aus dem Glas zur Hand. Sie können auch frische Birnen verwenden, aber stellen Sie sicher, dass sie reif sind, weil sie nur dann aromatisch sind.*

○ *Wir lieben es, diese Suppe über jeder Art von Getreide (Naturreis, Hirse, Quinoa oder Wildreis) zu servieren und mit fein gehackten roten Zwiebeln oder zerbröckelten Grünkohl-Chips nach Nacho-Art zu garnieren (Rezept auf Seite 290).*

ZUTATEN

1 kg Butternusskürbis, geschält

285 g gehackte Zwiebeln

6 Knoblauchzehen

720 ml Wasser

4 Birnenhälften

25 g glutenfreie Haferflocken

1 EL Paprikapulver, geräuchert (nicht das normale Paprikapulver)

½ El Kochsalzersatz, z. B. *Benson's Table Tasty*

1–2 Prisen Chipotle-Pulver

240 ml Pflanzenmilch

Suppenduo aus Pastinake und Butternusskürbis

Diese Suppe ist ein Beitrag von Chef Ramses Bravo, Küchenchef im *TrueNorth Health Center* und Autor von BRAVO! Chef Bravo kochte diese unglaublich köstliche Suppe für das Abendessen zu Ehren von Dr. T. Colin Campbell beim zweiten jährlichen *Healthy Taste of LA*. Dies ist eigentlich eine Kombination aus zwei köstlichen Suppen, die beide für sich genommen großartig sind, aber zusammen zu einem absolut fantastischen Duo werden.

Cremige Pastinakensuppe mit Rucola

ZUTATEN

750 g Pastinaken, geschält und grob gehackt

2 Schalotten, in Scheiben geschnitten

2 l natriumfreie Gemüse-brühe

2 Stangen Lauch, in dünne Scheiben geschnitten, nur der weiße und hellgrüne Teil

1 Selleriestange, dünn gewürfelt

2 Knoblauchzehen, gehackt

15 g Rucola, fein gehackt

1 Prise Muskatnuss, gemahlen

ZUBEREITUNG

1. Den Backofen auf 180 °C vorheizen.

2. Pastinaken, Schalotten und 120 ml Brühe in eine Backform geben, mit Alufolie bedecken und 45 Minuten im Ofen backen.

3. In einem großen Topf Lauch, Sellerie und Knoblauch bei mittlerer Hitze 3 Minuten anbraten. Die gerösteten Pastinaken und die restliche Gemüsebrühe hinzufügen. Den Herd und die Suppe dann 20 Minuten lang köcheln lassen.

4. Geben Sie die Suppe in einen Standmixer und pürieren Sie sie mit hoher Geschwindigkeit, bis sie glatt ist, oder pürieren Sie die Suppe mit einem Stabmixer direkt im Suppentopf. Je nach Größe Ihres Mixers müssen Sie die Suppe möglicherweise in mehreren Durchgängen verarbeiten.

5. Die Suppe mit Rucola und gemahlener Muskatnuss garnieren.

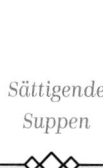
Butternusskürbissuppe

ZUBEREITUNG

1. Den Backofen auf 180 °C vorheizen.

2. Schneiden Sie den Butternusskürbis der Länge nach durch und holen Sie mit einem Löffel die Kerne heraus. Den Kürbis mit der offenen Seite nach oben auf ein mit Backpapier ausgelegtes Backblech legen und so lange im Ofen backen, bis er weich ist, wenn man ihn mit einer Gabel testet.

3. Nachdem der Kürbis ausreichend abgekühlt ist, die Haut entfernen und das Fruchtfleisch beiseitelegen.

4. In einem großen Topf Sellerie, rote Zwiebeln und Knoblauch bei mittlerer Hitze trocken anbraten. So lange garen, bis die Mischung anfängt zu bräunen. Den Butternusskürbis und das Apfelmus in den Topf geben und mit einem Holzlöffel eine Minute lang umrühren. Die Gemüsebrühe dazugeben und zum Kochen bringen. Die Suppe 20 Minuten kochen.

5. Die Suppe, den Ingwer und die Äpfel in einen Standmixer geben und auf hoher Geschwindigkeit glatt rühren. Alternativ können Sie die Suppe mit einem Stabmixer direkt im Suppentopf pürieren.

ANRICHTEN

1. Wenn beide Suppen fertig sind, gießen Sie sie gleichzeitig von zwei Seiten in eine Schüssel oder einen Teller.

2. Mit Rucola und geriebener Muskatnuss garnieren.

ZUTATEN

1 großer Butternusskürbis

2 Selleriestangen, gehackt

1 rote Zwiebel, grob gewürfelt

1 EL Knoblauch, gehackt

250 g ungesüßtes Apfelmus

2,8 l natriumfreie Gemüsebrühe

1 EL Ingwer, gehackt

2 frische Äpfel, geschält und gewürfelt

Rucola und geriebene Muskatnuss zum Garnieren

Süßkartoffel-Spargel-Suppe

Dies ist eine Variation der *Brokkolicremesuppe*, die von Mary McDougall inspiriert wurde. Ich habe sie eines Tages im *TrueNorth Health Center* zubereitet und sie hatten nur ungesüßte Vanille-Mandelmilch da, aber ob Sie es glauben oder nicht, es schmeckte köstlich!

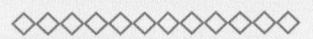

Chef AJs Tipps

- Diese Suppe schmeckt köstlich über schwarzem, rotem oder wildem Reis. Ich garniere sie gerne mit Pico de Gallo aus Unprocessed.
- Wenn Spargel gerade keine Saison hat oder zu teuer ist, verwende ich stattdessen einen ganzen Blumenkohlkopf (mit weißen Süßkartoffeln anstelle von orangenen), und das schmeckt genauso lecker. Sie können auch gefrorenes Gemüse verwenden.

ZUTATEN

750 g Spargel

500 g orange Süßkartoffeln

1,5 l natriumfreie Gemüsebrühe oder Wasser

1 große Zwiebel

8 Knoblauchzehen

2 EL Dill, getrocknet

2 EL Kochsalzersatz, z. B. *Benson's Table Tasty*

720–960 ml ungesüßte Pflanzenmilch (je nach gewünschter Dicke)

4 EL salzfreier Senf oder natriumarmer Dijonsenf

4 EL Nährhefe (optional)

ZUBEREITUNG

1. Alle Zutaten außer der Pflanzenmilch, dem Senf und der Nährhefe (falls verwendet) in den Schnellkochtopf geben und 10 Minuten lang unter hohem Druck kochen.

2. Lassen Sie den Druck ab und geben Sie die Milch, den Senf und die Nährhefe (falls verwendet) hinzu.

3. Mit einem Stabmixer direkt im Topf pürieren oder vorsichtig in einem Standmixer glatt rühren.

Süßkartoffelsuppe mit gelben Erbsen

Eine leckere Variante der traditionellen grünen Erbsensuppe.

ZUTATEN

500 g gelbe Erbsen

1 große Zwiebel, gehackt

500 g Karotten, in Scheiben geschnitten

1 Sellerieherz, geschnitten

2 große Süßkartoffeln, gewürfelt

2 l kochendes Wasser

6–8 Knoblauchzehen, gepresst

4 TL Petersilie, getrocknet

2 EL Kochsalzersatz, z. B. *Benson's Table Tasty*

1 TL Basilikum, getrocknet

1 TL Rosmarin, getrocknet

1 TL Oregano, getrocknet

1 TL Selleriesamen

1 TL Paprikapulver, geräuchert (nicht das normale Paprikapulver)

1 Lorbeerblatt

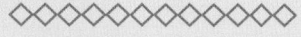

Chef AJs Tipps

- *Über Naturreis und/oder rohem oder gekochtem Spinat oder anderem Gemüse servieren. Oder gleich nach dem Ablassen des Drucks etwas grünes Blattgemüse einrühren.*
- *In Episode 2 von Healthy Living with Chef AJ zeige ich Ihnen, wie diese Suppe gekocht wird.*

ZUBEREITUNG

Alle Zutaten in den Schnellkochtopf geben. 10 Minuten auf hoher Stufe kochen lassen. Alternativ alle Zutaten in einen Slow Cooker geben und 6–8 Stunden auf niedriger Stufe garen.

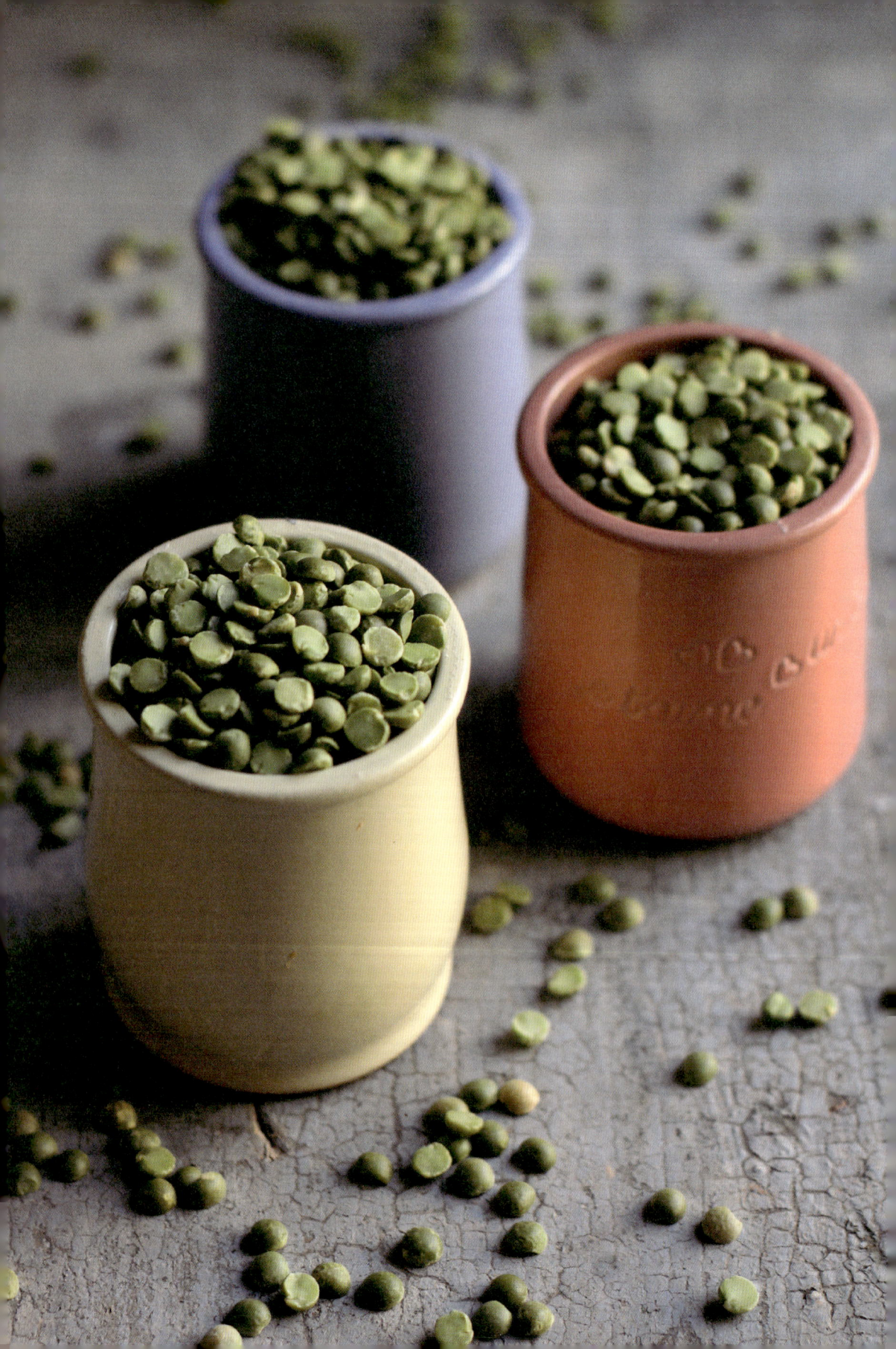

Salate, Soßen und Aufstriche

Dressing, das einen aus den Socken haut

Warum heißt dieses Rezept *Dressing, das einen aus den Socken haut*? Weil es wirklich so genial ist, dass es einen aus den Socken hauen wird! So werden Sie sich garantiert in Ihren Salat verlieben. Dieses Dressing ist mein Markenzeichen. Ich habe sogar E-Mails von Kindern erhalten, die deswegen jetzt endlich Salat essen.

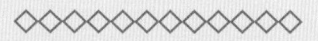

Chef AJs Tipps

- Ich bevorzuge die Verwendung eines 4%igen Essigs der dick und sirupartig ist, im Gegensatz zu einem traditionellen, weniger süßen Balsamico mit 6%igem Säuregehalt.
- Sie können auch frische Birnen anstelle der Dosenbirnen verwenden, aber nur, wenn sie sehr reif sind.

ZUTATEN

½ EL Chiasamen gelöst in 120 ml Wasser oder dem ungesüßten Birnensaft aus der Dose oder dem Glas

300 ml säurearmer* Balsamicoessig

60 ml ungesüßter Reisessig

180 ml Limettensaft, plus der Abrieb der Schale

5 ungesüßte Birnenhälften (aus der Dose oder dem Glas, im eigenen Saft)

60 g Nährhefe

125 g salzfreier Mühlensenf (oder Ihr Lieblings-Dijonsenf mit niedrigem Natriumgehalt)

30 g Schalotten

4 Knoblauchzehen

ZUBEREITUNG

1. Chiasamen im Wasser oder ungesüßten Birnensaft auflösen.

2. Die restlichen Zutaten in einen Mixer geben und glatt rühren. Fügen Sie die Chiasamen samt Flüssigkeit hinzu und Sie pürieren alles erneut durch. Im Kühlschrank aufbewahren.

Vollmundiger Rote-Bete-Salat

Meine liebe Freundin Shayda, die über 100 Pfund mit dem *ultimativen Abnehm-Programm* verloren hat, gab mir dieses unglaubliche Rezept. Ursprünglich wurde darin Koriander verwendet, aber ich habe diesen durch mein Lieblingskraut Minze ausgetauscht und etwas rote Zwiebel hinzugefügt.

ZUTATEN

225 g Rote Bete, gedämpft oder geröstet

225 g Mango

frische Minze (ca. 8–10 g oder mehr nach Geschmack)

40 g rote Zwiebeln, fein gehackt

ZUBEREITUNG

1. Rote Bete und Mango in gleich große Würfel schneiden und in eine Schüssel geben. Minze und rote Zwiebeln fein hacken und hinzufügen.

2. 60 ml *Dressing, das einen aus den Socken haut* (Rezept auf Seite 216) oder *Hausdressing 2.0* (Rezept auf Seite 235) dazugeben und gut mit dem Salat vermischen. Gekühlt servieren.

Chef AJs Tipps

- *In vielen Supermärkten können Sie bereits gedämpfte Rote Bete kaufen. Sie können auch gewürfelte gefrorene Bio-Mango kaufen, wenn Sie sich das Schneiden sparen möchten.*
- *Senf und Essig sind in ihrem Geschmack sehr unterschiedlich. Stellen Sie daher sicher, dass Sie Marken verwenden, die Sie mögen.*
- *Wenn Sie keine Minze mögen, ersetzen Sie sie durch ein anderes frisches Kraut wie Koriander oder Blattpetersilie.*

Chef AJs Grilltomaten-Salsa

Dies ist meine Version einer Salsa ganz ohne Salz. Das Rezept ist sehr ergiebig, daher können Sie es ruhig halbieren.

ZUTATEN

3 Bund Koriander, Stiele entfernt

1 großer Bund Sellerie

1 große rote Zwiebel

8 große Knoblauchzehen

3,2 kg gegrillte Tomaten, salzfrei

120 ml Limettensaft (oder mehr, wenn gewünscht)

2 TL Paprikapulver, geräuchert (nicht das normale Paprikapulver)

½ TL Chipotle-Pulver (oder mehr oder weniger, ganz nach Geschmack)

½ TL rote Paprikaflocken (oder mehr oder weniger, ganz nach Geschmack)

ZUBEREITUNG

1. Die Korianderblätter in einer Küchenmaschine mit Messereinsatz oder von Hand fein hacken. In eine große Schüssel geben. Den Sellerie grob hacken und danach in der Küchenmaschine fein zerkleinern. Zu dem Koriander in die Schüssel geben. Zwiebel und Knoblauch in der Küchenmaschine fein hacken und zum Koriander und Sellerie in die Schüssel geben. Fügen Sie die Tomaten, den Limettensaft und die Gewürze hinzu. Gut umrühren und die Aromen vor dem Servieren einige Stunden im Kühlschrank durchziehen lassen.

2. Dieses Rezept kann leicht geteilt werden, Sie können davon problemlos auch nur die Hälfte herstellen.

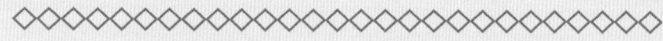

Chef AJs Tipps

○ Die Verwendung von Sellerie verleiht den Gerichten einen natürlichen Salzgeschmack. Wenn Sie ihn sehr fein hacken, bemerken Sie gar nicht, dass Sellerie in der Salsa enthalten ist.

○ Sie können alles von Hand hacken, wenn Sie möchten, aber die Küchenmaschine erspart Ihnen Zeit und presst außerdem ein wenig Flüssigkeit aus dem Gemüse, was in diesem Rezept tatsächlich gut funktioniert.

○ Natürlich können Sie die Tomaten selbst grillen, wie die Köche es im Restaurant Sharky's machen, aber wer hat dazu schon Zeit? Wenn Sie mal in Los Angeles sind, probieren Sie dort unbedingt den AJ Burrito, die AJ Bowl oder die AJ Plate.

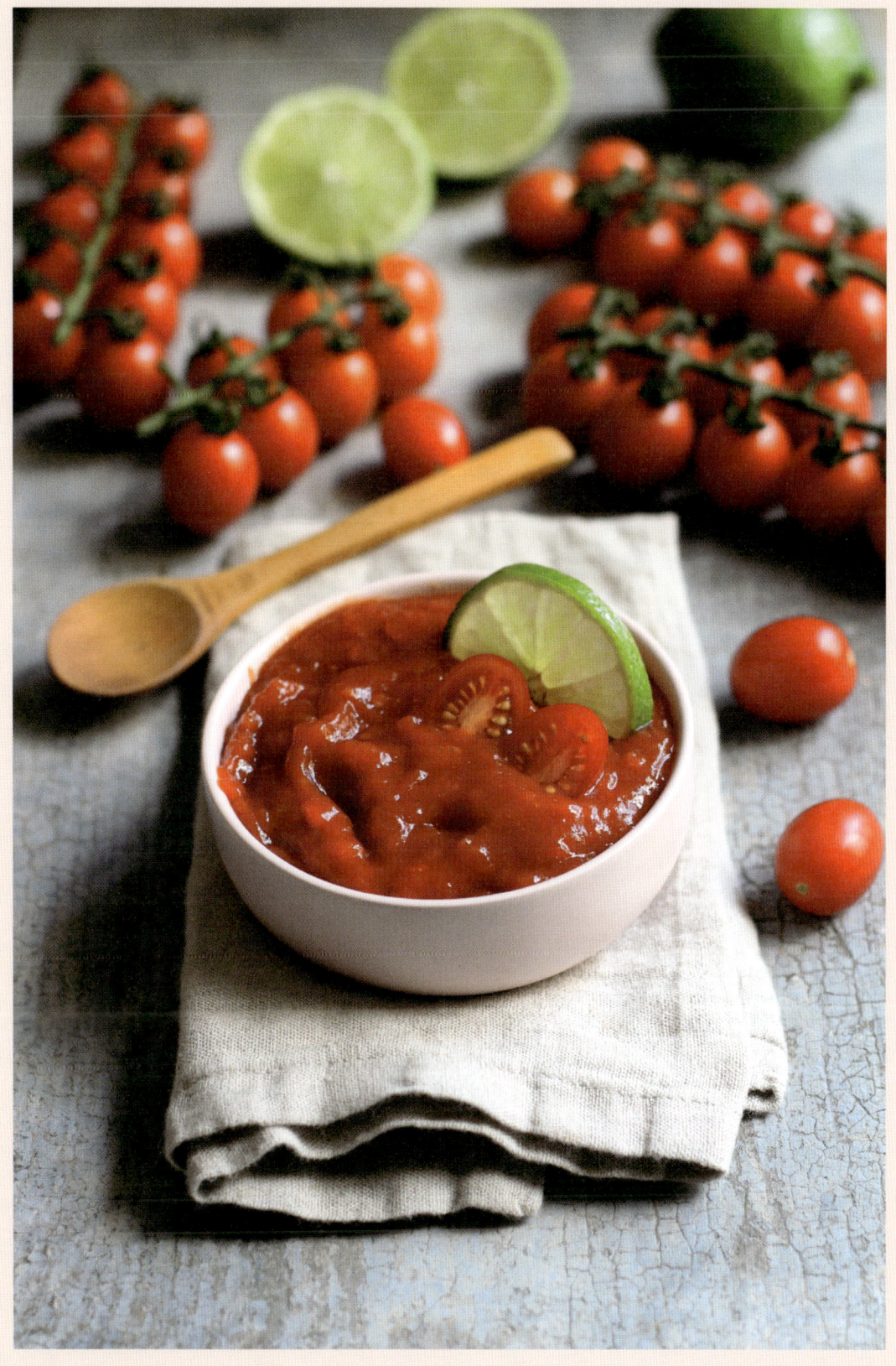

Salat nach Caesar-Art

Caesar-Salat wird traditionell aus vielen nicht gesund-heitsfördernden Zutaten hergestellt: Eiern, Käse, Öl, Salz, Sardellen und ölgetränkten Croutons. Dieses Rezept zeigt, dass Sie die würzigen, süßen Aromen dieses beliebten Salats auch in gesunder Form genießen können.
Rezept von Cathy Fisher von *StraightUpFood.com*.

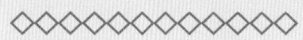

Chef AJs Tipp

Wenn Tomaten Saison haben, gibt Cathy 400 g gehackte Tomaten (oder halbierte Kirschtomaten) anstelle der Paprika hinzu.

ZUTATEN

Für den Salat

1 großer Römersalat (ca. 375 g), grob gehackt

1 mittelgroße rote Paprikaschote, entkernt und gehackt

schwarzer Pfeffer, gemahlen

Für das Dressing

120 ml Wasser

50 g gekochte weiße Bohnen (Navy, Great Northern, Cannellini)

2 EL Zitronensaft

1 EL salzfreier Senf (ich mag Dijon oder welchen mit gemahlenen Senfkörnern)

1 EL Rosinen

1 mittelgroße Knoblauchzehe, in Scheiben geschnitten

1 TL italienisches Kräutergewürz, getrocknet

ZUBEREITUNG

1. Salat und Paprika in eine große Salatschüssel geben.

2. Alle Zutaten für das Dressing (Wasser, Bohnen, Zitronensaft, Senf, Rosinen, Knoblauch und Kräuter) in einen Standmixer geben und glatt rühren.

3. Das Dressing über den Salat gießen und gut umrühren. Salat mit Pfeffer abschmecken.

Himmlische Soße

Diese Soße schmeckt wirklich himmlisch, das können
Sie mir glauben!

ZUTATEN

500 g gefrorene Süßkirschen

6–8 süße Äpfel, entkernt (zerkleinert, je nachdem, wie groß
sie sind), ich bevorzuge *Gala* oder *Envy*

120 ml Flüssigkeit (Wasser, ungesüßter Apfelsaft oder
ungesüßter Granatapfelsaft)

ZUBEREITUNG

1. Alle Zutaten in den Schnellkochtopf geben und 10 Minuten
unter hohem Druck garen. Den Druck ablassen. Pürieren Sie
die Soße mit einem Stabmixer oder sehr vorsichtig in einem
Standmixer.

2. Vollständig auskühlen lassen und dann im Kühlschrank
aufbewahren.

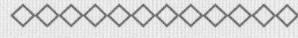

Chef AJs Tipp

*Dies ist eine sehr vielseitige
Soße, die entweder mit
herzhaften oder süßen Re-
zepten verwendet werden
kann. Ich mag sie zu den
Kartoffelwaffeln (Rezept
auf Seite 195) und Charles
isst sie pur oder auf dem
Früchteauflauf (Rezept auf
Seite 161). Ich dünne sie
gerne ein bisschen aus, gebe
sie in eine Quetschflasche
und träufle sie dann über
die Apfelecken (Rezept
auf Seite 154). Es ist auch
eine großartige Soße für frisches Obst, insbesondere für
Beeren.*

Chef AJs Haussalat

Wenn Sie sehen möchten, wie ich diesen Salat
zubereite, schauen Sie sich bitte mein YouTube-Video
mit dem Titel »A Day in the Life of Chef AJ« an.

ZUTATEN

3 Köpfe Römersalat, fein gehackt

500 g Rucola

500 g Salatgurken, fein gehackt

500 g Brokkoli- oder Blumenkohlreis

250 g Karotten, geraspelt

250 g Rotkohl, zerkleinert

500 g rote Weintrauben, halbiert

60 g frische Minze, fein gehackt

800 g gekochtes Getreide (Quinoa, Hirse oder Wildreis)

Rote Bete, geraspelt (Ich bewahre sie immer in einer separaten Schüssel auf, da sie sonst den gesamten Salat rosa
färbt.)

Rote Zwiebeln, gehackt (Die bewahre ich auch getrennt auf,
weil Charles sie nicht mag.)

ZUBEREITUNG

1. Hacken Sie alle Zutaten so fein wie möglich. Ich benutze
einen Gemüsehobel (dabei bitte immer einen Handschuh
tragen und die Schutzvorrichtung verwenden), um die Gurken
zu hobeln, und eine Kräuterschere, um die frische Minze zu
hacken.

2. Mit meinem Ulu-Messer hacke ich alles kurz vor dem Essen
zu einem ansprechenden Salat.

3. Alle Zutaten in eine luftdichte Schüssel geben.

4. Wenn dieser Salat länger als eine Woche hält, dann essen
Sie nicht genug Salat!

Chef AJs Tipps

- *Dieses Rezept ist nur eine Vorlage, um Ihnen Ideen für die Erstellung von eigenen Salaten zu geben. Bitte geben Sie nur Zutaten hinein, die Sie mögen und die Sie auch tatsächlich essen werden! Sie können das Getreide variieren oder eine andere Stärke (wie Bohnen, Mais oder gekochte Süßkartoffeln) anstelle oder zusätzlich zum Wildreis hinzufügen. Wenn Sie keine Minze mögen, verwenden Sie ein anderes Kraut wie frischen Basilikum, Koriander oder Blattpetersilie. Wenn Trauben gerade keine Saison haben, probieren Sie frische Äpfel, Grapefruits, Orangen, Birnen oder Granatapfelkerne. Mit frischem Obst in einem Salat brauchen Sie fast nicht einmal Salatsoße. Es ist wirklich wichtig, Stärke in Ihren Salat aufzunehmen (oder direkt danach zu essen), sonst sind Sie hungrig und unzufrieden. Denken Sie daran: keine Stärke, kein Sättigungsgefühl.*
- *Um die bestmögliche Erfahrung beim Salatessen zu erzielen, versuchen Sie, alle der folgenden Komponenten meiner 8 Geheimnisse für Salat, der Ihnen richtig gut schmeckt, zu integrieren:*

SALAT Römersalat oder anderer Salat

SALZIG fein gehacktes grünes Gemüse wie Grünkohl, Mangold, Sellerie oder etwas Rotalgen

SOSSE Dressing, das einen aus den Socken haut oder Hausdressing 2.0 oder Ihr Lieblingsdressing ohne Salz, Öl und Zucker

PIKANT Rucola, Zwiebeln

KNUSPEREFFEKT etwas Knuspriges wie Sellerie, Yambohne oder Wasserkastanien

SÄURE etwas Limetten- oder Zitronensaft, der über den Salat gepresst wird, oder Essig

SPEZIALITÄT optional, aber gut: Rosenkohl in Balsamico-Senf

STÄRKEHALTIG Wildreis oder anderes gekochtes Getreide wie Naturreis, Hirse, Quinoa oder gekochte Hülsenfrüchte, Kartoffeln, Süßkartoffeln oder Kürbis. Gekochte Würfel aus Butternuss- oder Kabocha-Kürbis sind großartig!

SÜSS Trauben oder andere Früchte

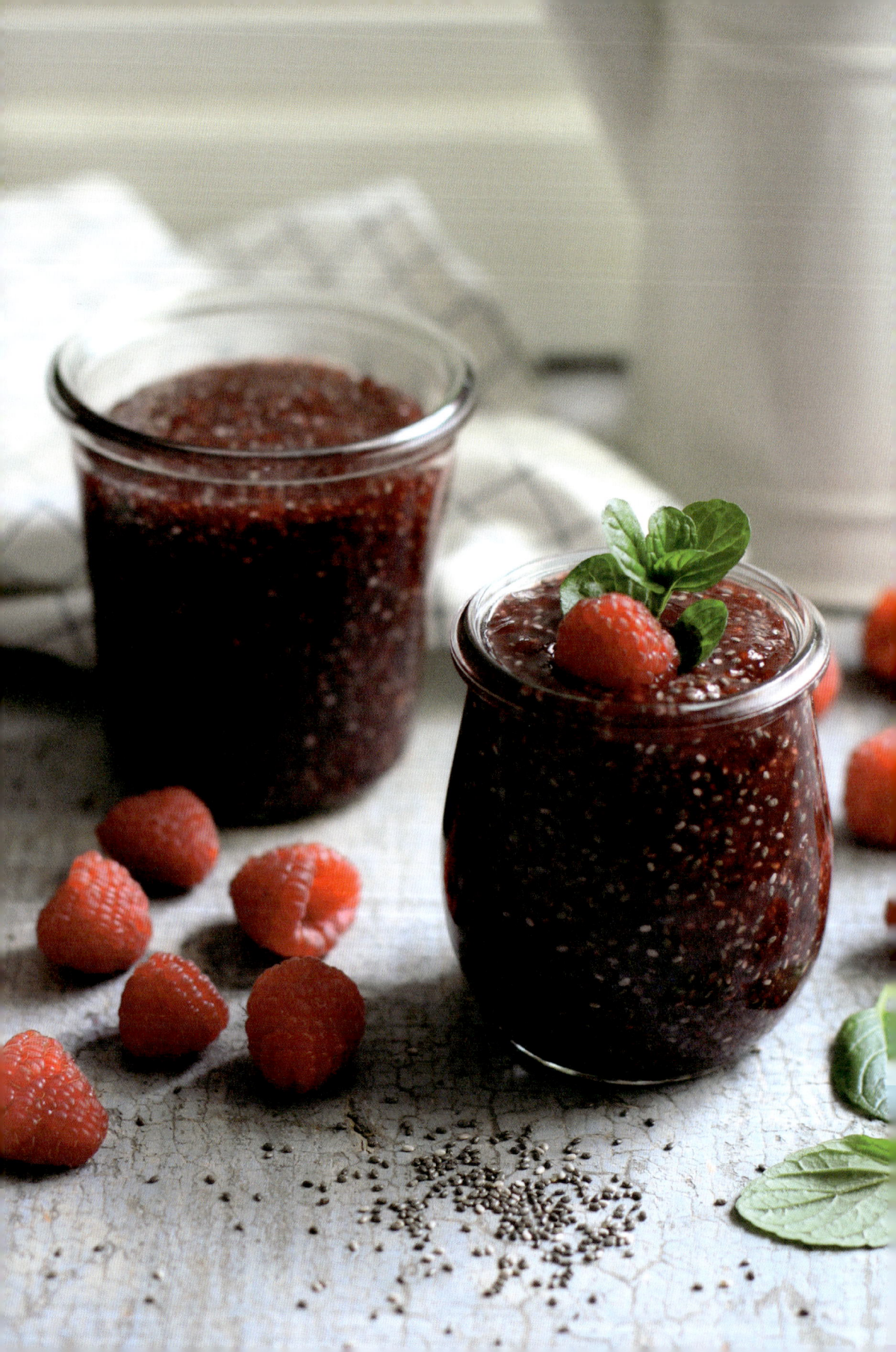

Chia-Marmelade

Diese Marmelade schmeckt hervorragend in meinem
Clafoutis (Rezept auf S. 156).

ZUTATEN

500 g frische oder gefrorene Beeren (wie Brombeeren,
Heidelbeeren, Kirschen, Erdbeeren oder Himbeeren)

2 EL Chiasamen

ZUBEREITUNG

Die Früchte in eine Küchenmaschine mit Messereinsatz geben
und glatt pürieren. In eine Schüssel gießen und die Chiasamen
unterrühren. Dann in den Kühlschrank stellen. Die Marmelade
wird sich beim Abkühlen verdicken.

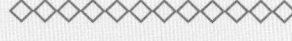

Chef AJs Tipps

○ Jede Marmelade ist nur so
süß wie ihre Frucht. Pro-
bieren Sie das Obst und
stellen Sie sicher, dass es
süß genug ist. Wenn Sie
Ihr Zielgewicht erreicht
haben und ungesüßter
Fruchtsaft oder Datteln
keine Suchtauslöser für Sie
sind, können Sie Ihr Obst
mit einer dieser Zutaten
süßen.

○ Sie können die Marmelade
auch mit anderen Früch-
ten statt Beeren, wie z. B.
mit Nektarinen, Pfirsichen
oder Pflaumen, herstellen.

Grillpaprikasoße

Diese Soße schmeckt köstlich zu Zoodles (spiralisierte Zucchininudeln), als Belag für Ofenkartoffeln und sogar als Dip für ölfreie Pommes.

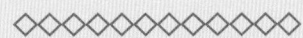

Chef AJs Tipp

Sie können geröstete rote Paprikaschoten praktischerweise im Glas kaufen, diese enthalten jedoch Salz. Bitte weichen Sie sie zuerst ein, um so viel Salz wie möglich zu entfernen. Oder Sie rösten sie selbst vorsichtig über einer Gasflamme oder in Ihrem Ofen oder in Ihrer Heißluftfritteuse.

ZUTATEN

2 rote Paprikaschoten, geröstet

30 g Schalotte

85 g sonnengetrocknete Tomaten (öl- und salzfrei)

120 ml ungesüßte Pflanzenmilch

2 TL Paprikapulver, geräuchert (nicht das normale Paprikapulver)

½ TL Chipotle-Pulver

ZUBEREITUNG

Geben Sie alle Zutaten in einen Standmixer und pürieren Sie, bis eine glatte Soße entsteht.

Diätgeeigneter Ketchup

Mairead Reddy ist eine irische Auswanderin, die seit 2005 eine WFPB-Ernährung (Whole Food Plant-Based) lebt und liebt. Sie hat dieses Rezept kreiert, um es, passend zu jeder Diät, mit ofengebackenen Pommes frites, Rösti oder Kartoffeln zu genießen.

ZUTATEN

2 EL Zitronensaft

6 EL einfacher, reduzierter Balsamicoessig (mit einem weißen Balsamico bleibt der Ketchup hell)

170 g Tomatenmark

1 TL Zwiebelgranulat

¼ TL Piment

ZUBEREITUNG

Geben Sie alle Zutaten in einen Standmixer und pürieren Sie, bis eine glatte Soße entsteht.

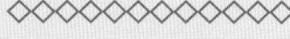

Chef AJs Tipps

- Ich gebe gerne noch entweder Chipotle-Pulver oder rotes Paprikapulver für etwas zusätzliche Schärfe hinzu.
- Ich bereite diesen Ketchup manchmal auch mit dem Smoke Infused vinegar von Bema and Pa's zu, und dann schmeckt er wie eine BBQ-Soße!

Cranberry-Birnen-Relish

Die Cranberry-Soße aus *Unprocessed* war göttlich, steckte aber voller kalorienreicher Datteln. Ich bin mir sicher, dass Sie diese Version genauso mögen werden. Durch das Rösten kommt die Süße von jeglichem Obst oder Gemüse besonders gut zur Geltung.

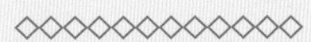

Chef AJs Tipp

Für das Relish eignen sich auch Blutorangen oder Cara-Cara-Orangen gut.

ZUTATEN

700-g-Glas Birnen im eigenen Saft, die Birnenhälften geröstet

2 große Navelorangen plus Abrieb der Schalen

340 g ungesüßte frische Cranberries

ZUBEREITUNG

1. Rösten Sie die Birnenhälften im Backofen goldbraun, was gut funktioniert, wenn Sie sie auf ein Grillblech, ein Backblech mit Backpapier oder einer Antihaft-Silikon-Backmatte legen. Dies dauert ungefähr 35–45 Minuten in einem auf 200 °C vorgeheizten Ofen.

2. Die Schale der Orangen abreiben, danach die Orangen schälen.

3. Alle Zutaten in eine Küchenmaschine mit Messereinsatz geben und so lange verarbeiten, bis eine gleichmäßige Konsistenz erreicht ist. Geben Sie keine Flüssigkeit hinzu.

4. Reichen Sie dieses Relish zu dem *Eichelkürbis mit Wildreisfüllung* (Rezept auf Seite 168). Es schmeckt auch köstlich zu Haferbrei oder Bananeneis.

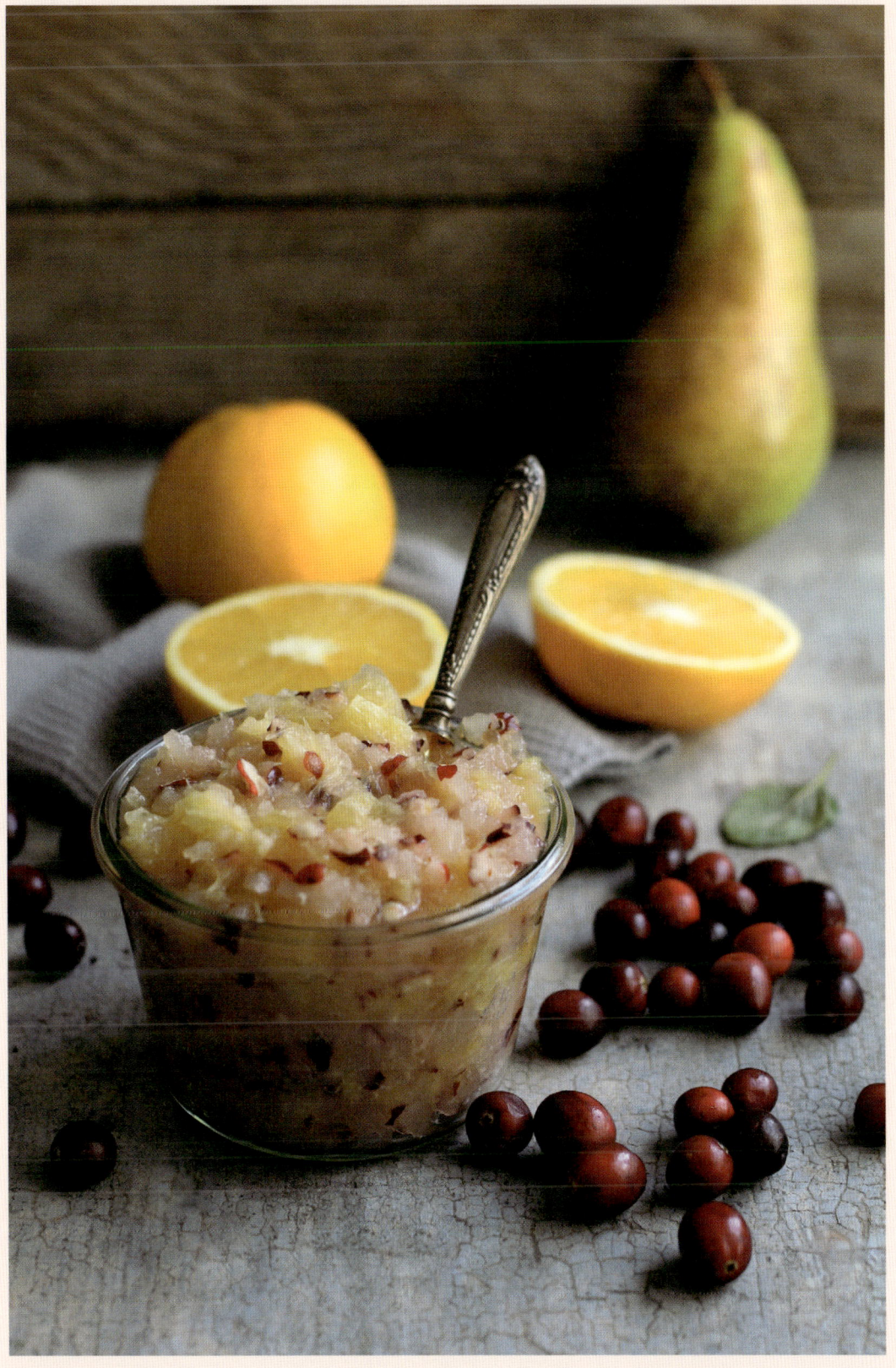

Einfaches Apfelmus

Natürlich kann man auch ungesüßtes Bio-Apfelmus
kaufen, aber es selbst zu machen, ist so viel billiger
und auch so einfach!

Chef AJs Tipps

- Schmeckt köstlich auf den
  Kartoffelwaffeln (Rezept
  auf Seite 195).
- Wenn Sie dieses Apfelmus
  für jemanden kochen, der
  nicht am ultimativen
  Abnehm-Programm
  teilnimmt und es süßer
  haben möchte, ersetzen
  Sie das Wasser durch
  ungesüßten Fruchtsaft.

ZUTATEN

10 ganze ungeschälte Äpfel, Kerne und Kerngehäuse entfernt

80 ml Wasser

1 TL Zimt

ZUBEREITUNG

Alle Zutaten in den Schnellkochtopf geben und 4–5 Minuten
unter hohem Druck garen. Mit einem Stabmixer direkt im Topf
pürieren.

Einfache Chipotle-Maissalsa

Die Leute lieben die *Smoky Chipotle Salsa* aus meinem Buch *Unprocessed*, aber sie haben mir geschrieben und gesagt, dass es zu arbeitsintensiv ist, alle Tomaten zu hacken, oder dass sie saisonal bedingt nicht immer frische Tomaten bekommen können. Hier ist die Antwort, um diese köstliche Salsa das ganze Jahr über schnell und einfach zu genießen!

ZUTATEN

330 g Maiskörner (Sie können frischen Mais direkt vom Maiskolben verwenden, rohen oder gefrorenen Mais. Ich mag den gefrorenen gerösteten Bio-Mais am liebsten)

400 g gegrillte Tomaten, salzfrei

425 g salzfreie Pinto-Bohnen aus der Dose (oder die gleiche Menge gekochte Bohnen)

4 EL Limettensaft plus den Abrieb der Schale (mehr oder weniger Saft nach Geschmack)

¼ TL Chipotle-Pulver (mehr oder weniger nach Geschmack)

¼ TL Kreuzkümmel, gemahlen (je nach Geschmack mehr oder weniger)

2–4 Schalotten, gehackt

Koriander, gehackt, nach Geschmack (optional)

ZUBEREITUNG

1. Geben Sie alle Zutaten in eine Schüssel und bewahren Sie sie dann im Kühlschrank auf. Der Geschmack wird besser, wenn die Aromen Zeit haben, miteinander zu verschmelzen.

2. Schmeckt köstlich auf den *Veggie-Tostadas* (Rezept auf Seite 170).

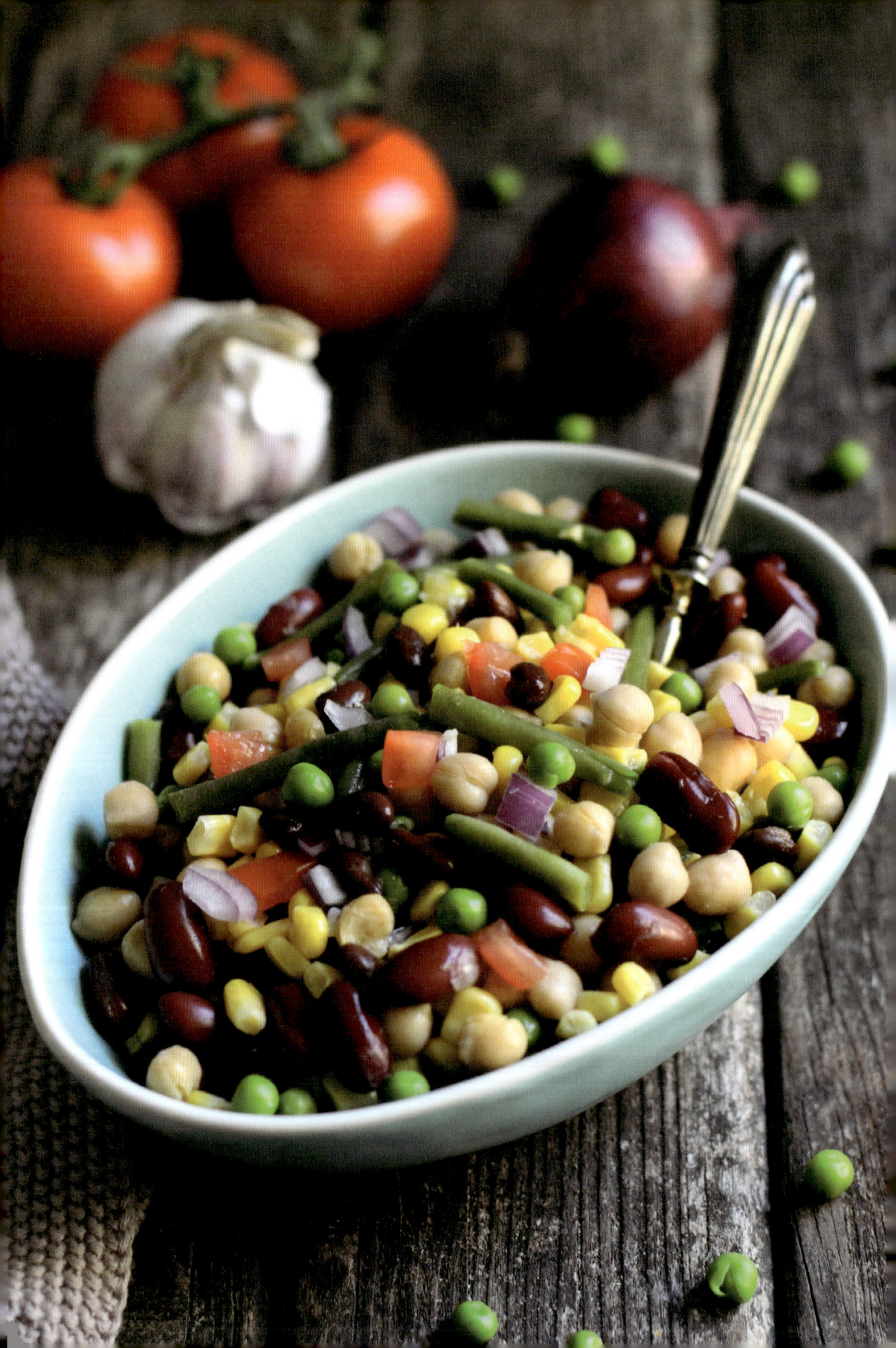

Salat mit vier Bohnensorten

Dieser Salat enthält neben Bohnen auch Mais, Erbsen und rote Zwiebeln. Als Dressing erhält er eine würzige und leicht scharfe Vinaigrette. Dieser bunte, herzhafte Salat ist perfekt für Feiern, Mitbringpartys und Picknicke geeignet! Das Rezept stammt von Cathy Fisher von *StraightUpFood.com*.

ZUBEREITUNG

1. Die Bohnen abgießen und gut abspülen, dann abtropfen lassen. Alle Salatzutaten (grüne Bohnen, schwarze Bohnen, Kidneybohnen, Kichererbsen, Erbsen, Mais und Zwiebeln) in eine große Schüssel geben.

2. Alle Zutaten für die Vinaigrette (Tomaten, Essig, Senf, Kreuzkümmel und Knoblauch) in einen Mixer geben und glatt pürieren.

3. Den Salat mit dem Dressing gut mischen.

ZUTATEN

Für den Salat

375 g gekochte grüne Bohnen (in 2,5 cm lange Stücke geschnitten)

400 g salzfreie schwarze Bohnen aus der Dose (oder die gleiche Menge gekochte Bohnen, abgekühlt)

400 g salzfreie Kidneybohnen aus der Dose (oder die gleiche Menge gekochte Kidneybohnen, abgekühlt)

400 g salzfreie Kichererbsen aus der Dose (oder die gleiche Menge gekochte Kichererbsen, abgekühlt)

250 g Erbsen (TK-Erbsen zuerst auftauen)

250 g Maiskörner (TK-Mais erst auftauen)

80 g rote Zwiebel, fein gehackt

Tomaten-Vinaigrette

1 mittelgroße Tomate, gehackt (einschließlich Samen; ungefähr 150 g)

80 ml Essig (ich bevorzuge Apfelweinessig)

2 EL Senf (ich bevorzuge Dijon- oder Mühlensenf)

1 TL Kreuzkümmel, gemahlen

1 mittelgroße Knoblauchzehe, in Scheiben geschnitten

Auberginentapenade

Melony Jorenson moderiert oft den Abschluss des *Live-U.-A.-Programms* und serviert diesen leckeren Dip, für den sie begeisterte Kritiken erntet! Sie können diese Tapenade als Dip zu rohem Gemüse verwenden oder sie in jedes gedämpfte Gemüsegericht wie Spinat oder Grünkohl geben. Sie eignet sich auch hervorragend für Zoodles oder als Belag für eine Ofenkartoffel.

ZUTATEN

1 große geschälte Aubergine oder 3–4 ungeschälte japanische Auberginen

2 rote Paprikaschoten

2 rote Zwiebeln

6–8 Knoblauchzehen

2 EL salzfreies Tomatenmark

salzfreie Gewürze nach Geschmack

ZUBEREITUNG

1. Den Backofen auf 220 °C vorheizen.

2. Das komplette Gemüse grob hacken. Mit Wasser einsprühen und bei Bedarf salzfreie Gewürze hinzufügen.

3. Das Gemüse und der Knoblauch werden im Backofen gebraten, wobei Sie den Knoblauch unter die Zwiebeln legen, damit er nicht anbrennt. In dieser Art auf einem Backblech mit einer Antihaft-Silikon-Backmatte verteilen und 20 Minuten braten, dann wenden und weitere 10 Minuten braten. Das Timing hängt von Ihrem Ofen ab. Sobald das Gemüse gebräunt und gegart ist, geben Sie es in einen Standmixer oder eine Küchenmaschine mit Messereinsatz und pürieren Sie es. Fügen Sie während des Pürierens das Tomatenmark und wenn gewünscht weitere Gewürze hinzu.

Hausdressing 2.0

Dies ist meine erste Wahl, wenn ich kein *Dressing,
das einen aus den Socken haut* mehr habe (Rezept auf
Seite 216) und zu faul bin, um neues zu machen.

ZUTATEN

2 EL Balsamicoessig (besser 4 % Säure anstelle von 6 %)

2 EL Limetten- oder Zitronensaft

1 EL salzfreier Senf

ZUBEREITUNG

Alle Zutaten in einer Schüssel verquirlen oder zur Herstellung
einer größeren Menge mit einem Stabmixer verrühren. Sie
können den Geschmack einfach variieren, indem Sie verschiedene Aromen von Balsamicoessig verwenden.

Israelischer Salat

Dieser traditionelle Salat wird immer in nahöstlichen Restaurants serviert, ist aber auch zu Hause sehr einfach zuzubereiten. Das Rezept wurde von meiner lieben Freundin und U.-A. –Teilnehmerin Melony Jorenson beigesteuert.

Chef AJs Tipps

- Diesen Salat kann man hervorragend auf einem Rucola-Bett oder zu Quinoa oder beidem servieren.
- Wenn Sie persische Gurken nicht finden können, verwenden Sie normale Gurken, aber ich würde empfehlen, diese zu schälen.
- Die Vorbereitungen für den Salat gehen sehr einfach mit einem Ulu-Messer oder einem Wiegemesser.

ZUTATEN

8 persische Gurken, gehackt

2 rote Paprikaschoten, gehackt

6 Tomaten, gehackt

6 grüne Zwiebeln oder 1 kleine rote Zwiebel, gehackt

60 g Petersilie, gehackt

30 g Minze, gehackt

Saft von 1 großen Zitrone

Salzfreie Gewürze nach Belieben

ZUBEREITUNG

Mischen Sie alle Zutaten zusammen.

Schneller Spinatsalat

Es ist kaum zu glauben, dass ein Salat aus so einfachen
Zutaten so lecker sein kann. Das Rezept stammt von
meinem langjährigen lieben Freund Tim Ray, der ein
sehr fauler Mann ist!

ZUTATEN

500 g Babyspinat

340 g Brombeeren

340 g Heidelbeeren

340 g Himbeeren

340 g Erdbeeren (geviertelt)

225 g Granatapfelkerne

Balsamicoessig (nach Geschmack)

ZUBEREITUNG

Den Spinat in eine große Schüssel geben. Das Obst darauf
geben. Lassen Sie jeden den Essig zu seiner Portion nach
Belieben selbst hinzufügen.

Nacho-»Käse«-Soße

Viele der leckeren Käsesoßen verwenden Bohnen oder Nüsse. Ich wollte eine nur mit Gemüse erstellen. Ich hoffe, Sie werden sie genauso mögen wie ich.

Chef AJs Tipps

- Geräuchertes Paprika-pulver unterscheidet sich von der regulären Sorte. Bitte ersetzen Sie es in meinen Rezepten, in denen es gefordert wird, nicht durch etwas anderes.
- Diese Soße schmeckt sehr gut über einer mit Brokkoli gefüllten Kartoffel oder über etwas gedünstetem Brokkoli. Sie passt auch hervorragend zu den gefüllten Kartoffeln auf mexikanische Art (Rezept auf Seite 185) und wird dann mit der Salsa in einer Minute (Rezept auf Seite 243) und der Erbsen-Guacamole aus Unprocessed gekrönt.

ZUTATEN

340 g Blumenkohl

115 g Yukon-Gold-Kartoffeln

30 g Nährhefe

3 EL Zitronensaft

2 TL Paprikapulver, geräuchert (nicht das normale Paprikapulver)

½ TL Zwiebelpulver

½ TL Knoblauchpulver

½ TL Chipotle-Pulver

ZUBEREITUNG

1. Den Blumenkohl und die Kartoffel in den Einsatz des Schnellkochtopfs legen und etwa 240 ml Wasser dazu gießen. 6 Minuten unter hohem Druck garen. Lassen Sie den Druck ab und geben Sie den heißen Inhalt zusammen mit den restlichen Zutaten vorsichtig in einen Standmixer. Alles glatt rühren.

2. Wenn Sie den Blumenkohl oder die Kartoffeln nicht dämpfen möchten, verwenden Sie einfach 450 g aufgetauten TK-Blumenkohl. Ohne die Kartoffeln wird die Soße etwas weniger dick.

Fiesta-Mexicana-Salat

Teresa Knotwell, eine großartige U.-A.-Teilnehmerin,
die dabei hilft, unsere Gruppenseite zu moderieren, hat
dieses Erfolgsrezept entwickelt.

ZUTATEN

Für den Salat

3 Dosen à 425 g salzfreie schwarze Bohnen aus der Dose
(oder die gleiche Menge gekochte Bohnen, abgekühlt)

330 g TK-Mais, aufgetaut

1 große grüne Paprikaschote, gewürfelt

1 große rote oder gelbe Paprikaschote, gewürfelt

80 g rote Zwiebeln, gehackt

15 g Koriander (oder mehr, wenn gewünscht)

Für das Dressing

2 EL ungesüßter gewürzter Reisessig

2 EL Apfelessig

1 Limette oder Zitrone, entsaftet

2 Knoblauchzehen, gehackt (oder mehr, wenn gewünscht)

2 TL Chilipulver*

½ TL Kreuzkümmel

¼–½ TL zerdrückter roter Pfeffer oder 1 Prise Cayenne
pfeffer

ZUBEREITUNG

1. Mischen Sie für den Salat alle Salatzutaten zusammen.
Verquirlen Sie die Dressingzutaten und gießen es über den
Salat. Vorsichtig mischen. Am besten 4–8 Stunden im Voraus
machen.

2. Der Salat ist mehrere Tage haltbar.

** Mehr zu den Gewürzmischungen finden Sie im Hinweis beim
Rezept Chili-Pommes-frites auf S. 138.*

Köstlicher Wassermelonen-Salat

Dieser Salat ist eins der Lieblingsgerichte des weltbekannten Fotografen Henry Grossman.

◇◇◇◇◇◇◇◇◇◇◇◇◇

Chef AJs Tipps

○ Ich verwende gerne doppelt so viel Wassermelone wie Gurken. Wenn ich persische Gurken (Salatgurke Persica) benutze, schäle oder entkerne ich sie nicht, aber andere Salatgurken schäle und entkerne ich immer. Wie viel Limettensaft und Minze Sie zugeben, hängt ganz von Ihrem Geschmack ab.

○ Wenn Sie dieses Gericht länger als ein oder zwei Tage aufbewahren und die Zutaten etwas aufgeweicht sind, vermischen Sie alles mit Eis, um einen erfrischenden Slush (halbgefrorenes Trinkeis) zu erhalten.

ZUTATEN

Wassermelone

Gurke

frische Minze, gehackt

Limettensaft und Limettenabrieb

ZUBEREITUNG

Die Wassermelone und die Gurke entkernen und würfeln. Fügen Sie frische Minze und Limette hinzu, und schmecken Sie den Salat damit ab. Vor dem Servieren kalt stellen.

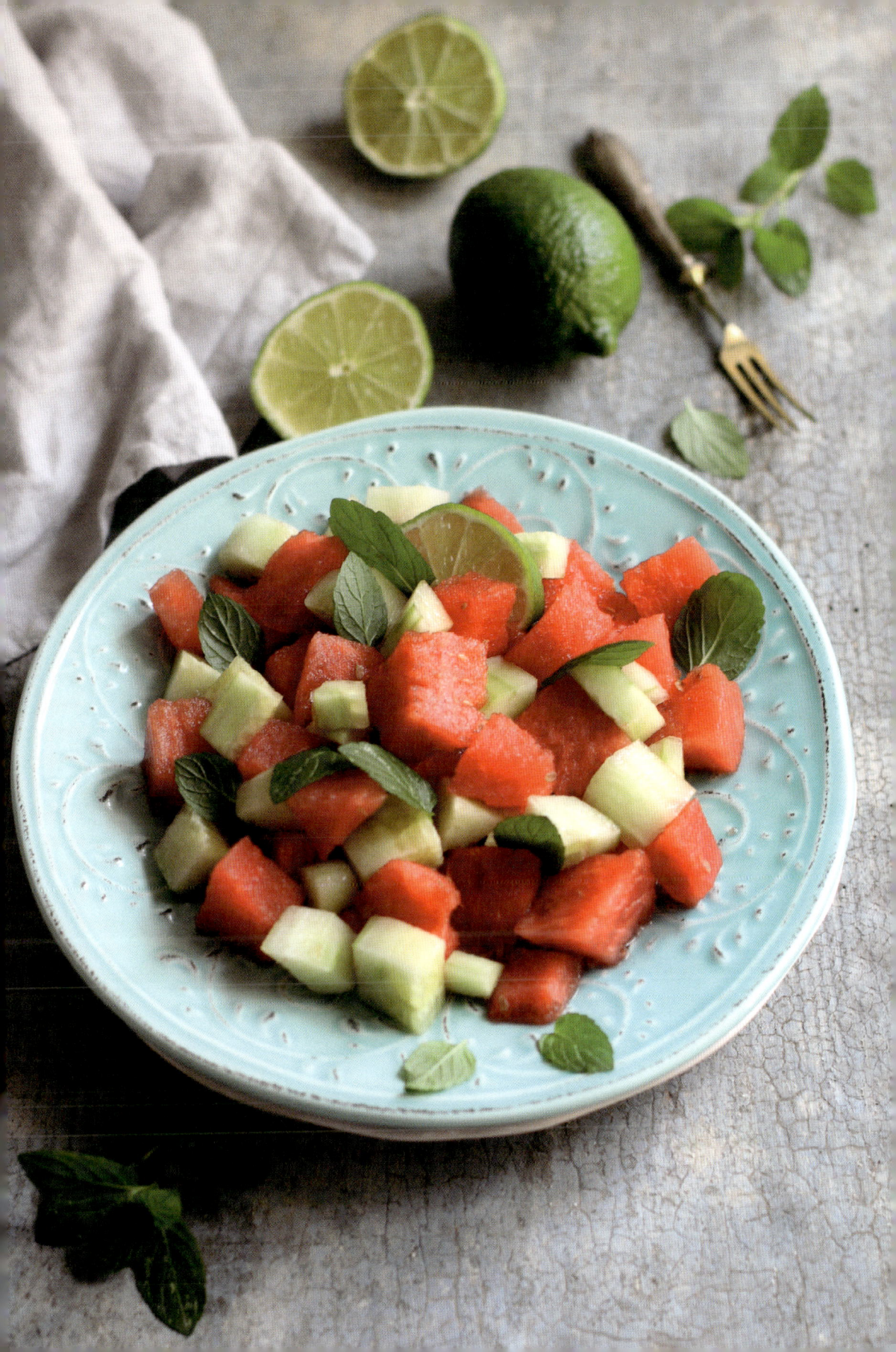

Köstliche Wassermelonen-Salsa

Die perfekte Verwendung für Reste des *köstlichen Wassermelonen-Salats*.

ZUTATEN

900 g Köstlicher Wassermelonen-Salat, fein gehackt

1 Jalapeño-Schote, entkernt und gewürfelt (mehr oder weniger, nach Geschmack)

ZUBEREITUNG

Vermischen Sie alle Zutaten miteinander und lassen Sie die Salsa vor dem Servieren gut durchkühlen.

Salsa in einer Minute

Ich liebe Salsa auf so ziemlich allem, aber es gibt einfach keine kommerziellen Marken, die frei von allen Bestandteilen der bösen drei Zutaten sind: Zucker, Öl und Salz. Dabei ist es so viel billiger und schmackhafter, seine eigene Salsa zu machen, und was könnte einfacher sein als die Salsa nach diesem Rezept? Sie können sie sogar als Salatdressing verwenden.

ZUTATEN

½ rote Zwiebel

2 Knoblauchzehen

1 Bund Koriander (mehr oder weniger, je nach Geschmack)

Saft aus einer Limette (oder mehr, wenn gewünscht)

½ Jalapeño-Schote, entkernt

400 g gegrillte Tomaten, salzfrei

ZUBEREITUNG

Alle Zutaten in eine Küchenmaschine mit Messereinsatz geben und verarbeiten, bis die gewünschte Konsistenz erreicht ist.

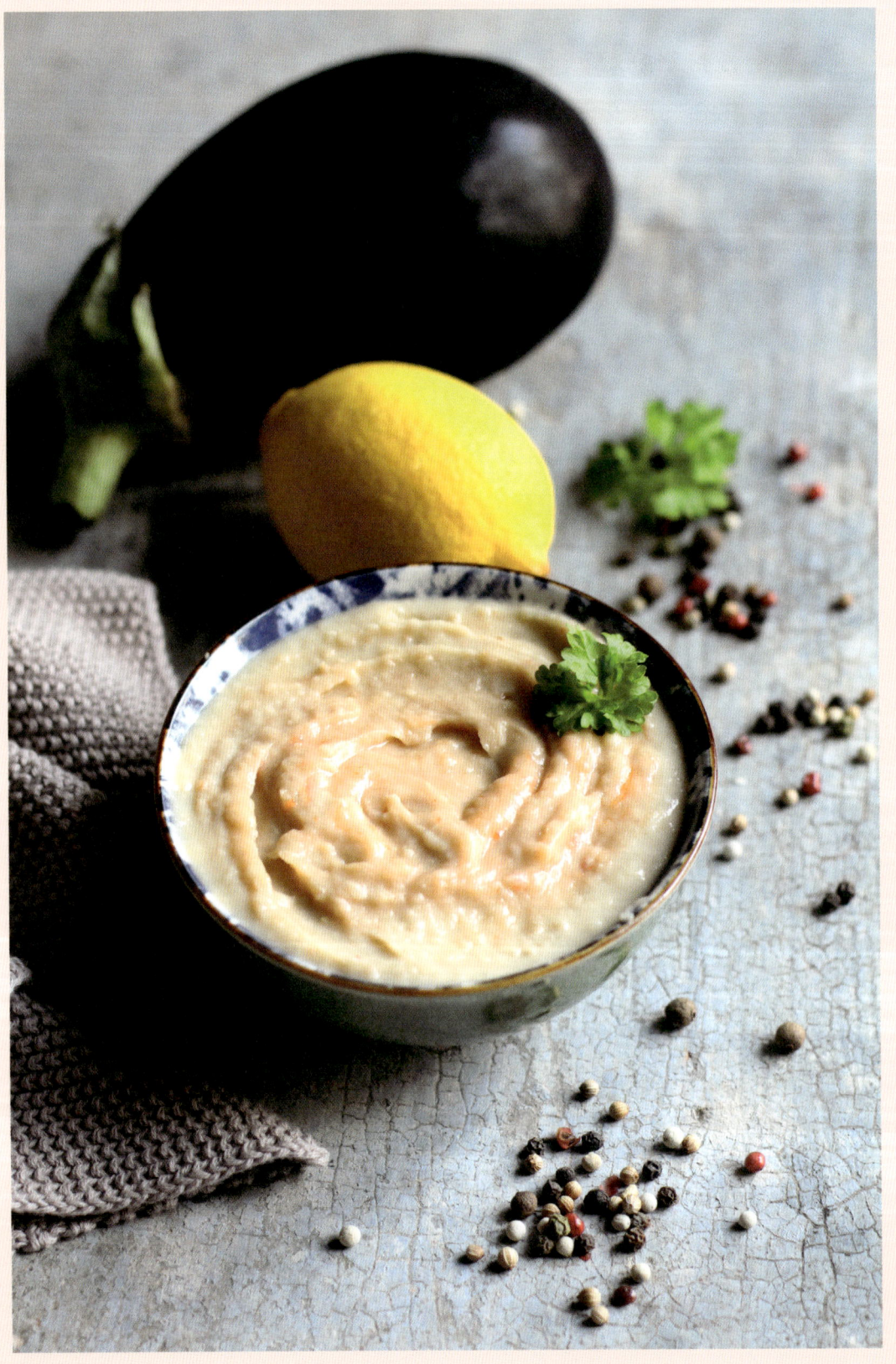

Gebackene Auberginen- und Bohnenpaste

Dieses köstliche Rezept wurde von der Kochausbilderin des PCRM (Physicians Committee for Responsible Medicine = Ärztlicher Ausschuss für verantwortungsvolle Medizin) und heißen Texanerin Kathryn Lorusso beigesteuert. Das sagt sie über dieses Erfolgsrezept: *Dies ist eine ölfreie mediterrane Variante der traditionellen Vorspeise »Baba Ghanoush«. Ich esse tagsüber eigentlich ständig, um genug Energie zu haben, die ich für meine Arbeit als Bikram-Yoga- und Inferno-Hot-Pilates-Lehrerin und die Leitung eines veganen Snack-Geschäfts brauche. Dieser Aufstrich passt hervorragend zu Naturreiscrackern oder zu einem Löffel Naturreis oder Quinoa. Ich gebe ihn auch über einen Salat oder esse ihn zu Ofenkartoffeln oder Süßkartoffeln. Und dabei bleibt es nicht aus, dass einige meiner omnivoren Yogalehrer-Kollegen den Kopf durch die Küchentür stecken, weil sie gerne mal probieren möchten.*

ZUTATEN

1 mittelgroße Aubergine

80 g rote Zwiebeln, gehackt

2 oder 3 Knoblauchzehen, gehackt

2 Pflaumentomaten (entkernt und gewürfelt)

400 g Cannellini-Bohnen, salzfrei (alternativ gekochte Bohnen)

60 ml Zitronensaft

3 EL glatte Petersilie, frisch gehackt

2 EL Basilikum, frisch gehackt

Pfeffer, frisch gemahlen, nach Belieben

ZUBEREITUNG

1. Den Backofen auf 220 °C vorheizen.

2. Die Auberginen gründlich waschen und auf ein mit Backpapier oder einer Antihaft-Silikon-Backmatte ausgelegtes Backblech legen. So lange backen lassen, bis die Oberseite der Auberginen trocken ist und die Innenseite so aussieht, als wäre sie schön weich. Dies dauert ungefähr 45 Minuten bis 1 Stunde.

3. Abkühlen lassen und dann halbieren und das Fruchtfleisch herausnehmen, die Kerne entfernen.

4. Geben Sie das Auberginenfleisch in eine Küchenmaschine mit Messereinsatz, fügen Sie die restlichen Zutaten hinzu und rühren alles glatt. Dann kalt stellen, denn am nächsten Tag schmeckt die Paste noch besser.

Ranch-Dressing mit gebackener Zwiebel und Knoblauch

Ein großes Dankeschön an Kathy Hester, Autorin des Buchs *The Ultimate Vegan Cookbook for Your Instant Pot and Vegan Cooking in Your Air Fryer*, für die Erstellung dieses unglaublich leckeren Rezepts nur für mein Buch. Als ich es zum ersten Mal gemacht habe, habe ich praktisch das gesamte Dressing getrunken! Ich bin für immer dankbar und habe große Ehrfurcht vor ihrem Talent. Folgendes sagte Kathy zu der kulinarischen Herausforderung, die ich ihr stellte: *Chef AJ bat mich, ein Ranch-Dressing ohne Zucker, Öl und Salz zu machen, und natürlich sagte ich ja. Ich liebe es, in der Küche zu experimentieren und Menschen zu helfen, schmackhaftes Essen zu genießen, das zu ihrer Ernährungsweise passt. Die Basis dieses Dressings sind pürierte Röstzwiebeln und Knoblauch. Überraschenderweise mildern sich ihre Aromen so sehr ab, dass Sie noch ein wenig Zwiebelpulver und granulierten Knoblauch hinzufügen müssen, um den richtigen Geschmack zu erzielen. Genießen Sie dieses Dressing auf Salaten, zu Bratkartoffeln und als Belag auf gedünstetem Gemüse.*

ZUBEREITUNG

1. Zuerst rösten Sie die Zwiebel. Legen Sie die ganze un-geschälte Zwiebel auf ein Backblech, das mit einer Antihaft-Silikon-Backmatte bedeckt ist, um später die Reinigung zu erleichtern. Für 25 Minuten in einen 200 °C heißen Ofen geben. Wenn sie in der Mitte noch nicht weich ist, weitere 25 Minuten rösten. (Wenn Sie eine Heißluftfritteuse haben, können Sie sie 30 Minuten lang bei 200 °C darin garen, überprüfen Sie sie dann und garen Sie sie weitere 20 Minuten, wenn sie nicht weich ist.)

2. Schneiden Sie das obere Drittel einer kleinen ganzen Knoblauchknolle ab und wickeln Sie die restliche $\frac{2}{3}$ Knolle in Alufolie oder legen Sie sie in eine kleine Auflaufform mit Deckel. Für 30 Minuten in einen 200 °C heißen Ofen geben. (Wenn Sie eine Heißluftfritteuse haben, können Sie sie darin 30 Minuten lang bei 200 °C garen lassen, überprüfen Sie sie dann und garen Sie sie weitere 10 Minuten lang, wenn sie nicht weich ist.)

3. Sobald die Zwiebel und der Knoblauch abgekühlt sind, ent-fernen Sie die äußeren Schalenschichten der Zwiebel, schnei-den sie in Stücke und geben sie in einen kleinen Mixer oder in die Küchenmaschine. Verrühren Sie sie darin glatt. Zu diesem Zeitpunkt wird das ein wenig wie Apfelmus aussehen.

4. Pressen Sie die einzelnen Knoblauchzehen aus, geben Sie sie zur Zwiebel und pürieren Sie das Ganze nochmals. Dann die ungezuckerte Milch, den Apfelessig, den Dill, das Basilikum, das Knoblauchgranulat, das Zwiebelpulver und den schwarzen Pfeffer dazugeben. Alles zu einer glatten Paste verrühren.

ZUTATEN

1 mittelgroße süße Zwie-bel (ergibt ca. 1 Tasse in gerösteter Form)

1 kleine Knoblauch-knolle (ergibt ca. 1 EL in gerösteter Form)

120 ml ungezuckerte Pflanzenmilch

1 EL Apfelessig

1 ½ TL getrockneter Dill (oder 1 EL frischer Dill)

1 TL getrocknetes Basili-kum (oder 2 TL frisches Basilikum)

¼ TL Knoblauchgranulat

¼ TL Zwiebelpulver

⅛ TL schwarzer Pfeffer, gemahlen

Einfacher Ketchup

Ketchup ist eine einfache Würze, die hauptsächlich Tomaten, Essig, Salz und Zucker erfordert. Für dieses Rezept kommt der Zucker von einem Apfel und der salzige Geschmack von dem konzentrierten Tomatenmark. Das Rezept stammt von Cathy Fisher von StraightUpFood.com.

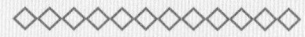

Chef AJs Tipps

- Sie können den Apfel durch 120 ml Apfelsaft ersetzen (und das Wasser auf 120 ml reduzieren).
- Sie können den Apfelessig durch 1 Esslöffel Zitronensaft ersetzen.

ZUTATEN

180 ml Wasser

½ mittelgroßer Apfel, geschält, entkernt und gehackt (ca. 80 g)

170 g salzfreies Tomatenmark

1 EL Apfelessig

½ TL Oregano, getrocknet

¼ TL Knoblauchgranulat

ZUBEREITUNG

1. Alle Zutaten in einen Mixer geben und glatt rühren.

2. Für den besten Geschmack zwei bis drei Stunden im Kühlschrank aufbewahren. Der Ketchup ist ein bis zwei Wochen gekühlt haltbar.

Erdbeer-Fiesta-Dressing

Ich wurde zu diesem Rezept inspiriert, als ich den wunderschönen Bio-Garten in der *Rancho La Puerta* besuchte, wo ich das Privileg hatte, Kochkurse zu halten und zu unterrichten.

ZUTATEN

500 g frische Erdbeeren

2 EL rote Zwiebeln, gehackt

½ Jalapeño-Schote (entkernt, es sei denn, Sie mögen das Dressing schärfer)

60 ml Limettensaft plus Abrieb der Schale

1–2 EL Chiasamen (optional)

ZUBEREITUNG

Alle Zutaten außer den Chiasamen in einen Mixer geben und glatt rühren. Probieren und bei Bedarf nachwürzen. Fügen Sie Chiasamen hinzu, wenn Sie das Dressing dickflüssiger haben möchten.

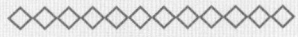

Chef AJs Tipp

Verwenden Sie für ein supertolles Himbeer-Dressing 500 g aufgetaute TK-Himbeeren anstelle der Erdbeeren. Himbeeren sind in der Regel weniger süß als Erdbeeren. Fügen Sie daher nach Belieben ein oder zwei Datteln oder eine Birne zum Süßen hinzu.

Köstlicher Dreiklang

Drei großartige Geschmacksrichtungen, die zusammen großartig schmecken!

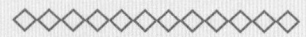

Chef AJs Tipp

Dies war eines der beliebtesten Desserts beim ultimativen Abnehm-Programm LIVE. *Wenn Sie diesen Nachtisch für andere machen, die nicht an dem Programm teilnehmen, streuen Sie ungesüßte, getrocknete Kokosflocken darüber. Es gibt sogar fettreduzierte Kokosnuss zu kaufen, die viel weniger Fett hat.*

ZUTATEN

Bananen

rote Trauben

Erdbeeren

ZUBEREITUNG

1. Verwenden Sie die gleichen Mengen aller drei Früchte und schneiden Sie die Bananen und Erdbeeren in Scheiben, damit sie die gleiche Größe haben. Ich benutze dafür gerne einen dafür vorgesehenen Bananenschneider. Die Trauben halbieren und dann alles miteinander vermischen und kalt stellen.

2. In einem wunderschönen Dessertglas servieren und auf Wunsch mit einem Zweig frischer Minze garnieren.

Einfach leckere Soße

Diese Soße passt einfach zu allem.

ZUBEREITUNG

Alle Zutaten in einen Mixer geben und glatt rühren. Wenn Sie einen Hochleistungsmixer verwenden, können Sie diese Sauce darin erwärmen und dann über Reis und Gemüse servieren. Sie schmeckt auch kalt köstlich. Wenn man sie in klein geschnittenen Weißkohl massiert, ergibt dies einen »leckeren Krautsalat«.

Für eine Variante ohne Hülsenfrüchte können Sie anstelle der Bohnen 450 g aufgetauten TK-Blumenkohl oder 340 g gekochten Blumenkohl und 110 g gekochte Yukon-Gold-Kartoffel verwenden. So nehmen Sie noch mehr Gemüse zu sich.

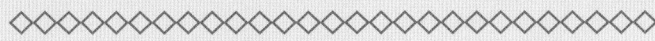

Chef AJs Tipps

o *Mein ursprüngliches Rezept sah 22 g entsteinter Datteln vor (ungefähr 3 Deglet Nour). Wenn Sie diese Soße für Menschen zubereiten, die das U.-A.-Programm nicht befolgen oder wenn Sie Ihr Zielgewicht erreicht haben und Datteln für Sie kein Suchtauslöser sind, können Sie sie in diesem Rezept verwenden.*

o *Es gibt endlose Variationen für diese leckere Sauce. Einige meiner Favoriten sind: frischer Ingwer, frischer Koriander, Schalotten, frische Blattpetersilie, frisches Basilikum, zerkleinerte rote Paprikaflocken, gerösteter Knoblauch, Jalapeño-Schoten, Chipotle-Schoten, rote Paprikaschote (geröstet oder roh), ölfreie, sonnengetrocknete Tomaten und sogar Wasabi-Pulver!*

ZUTATEN

425 g salzfreie Cannellini-Bohnen* aus der Dose (oder die gleiche Menge gekochte Bohnen)

Saft und Abrieb einer Bio-Zitrone (wenn die Zitrone nicht 60 ml Saft ergibt, dann fügen Sie mehr Zitronensaft hinzu)

120 ml Wasser

2 EL salzfreier Senf (ich verwende *Westbrae Stoneground*)

1 Knoblauchzehe

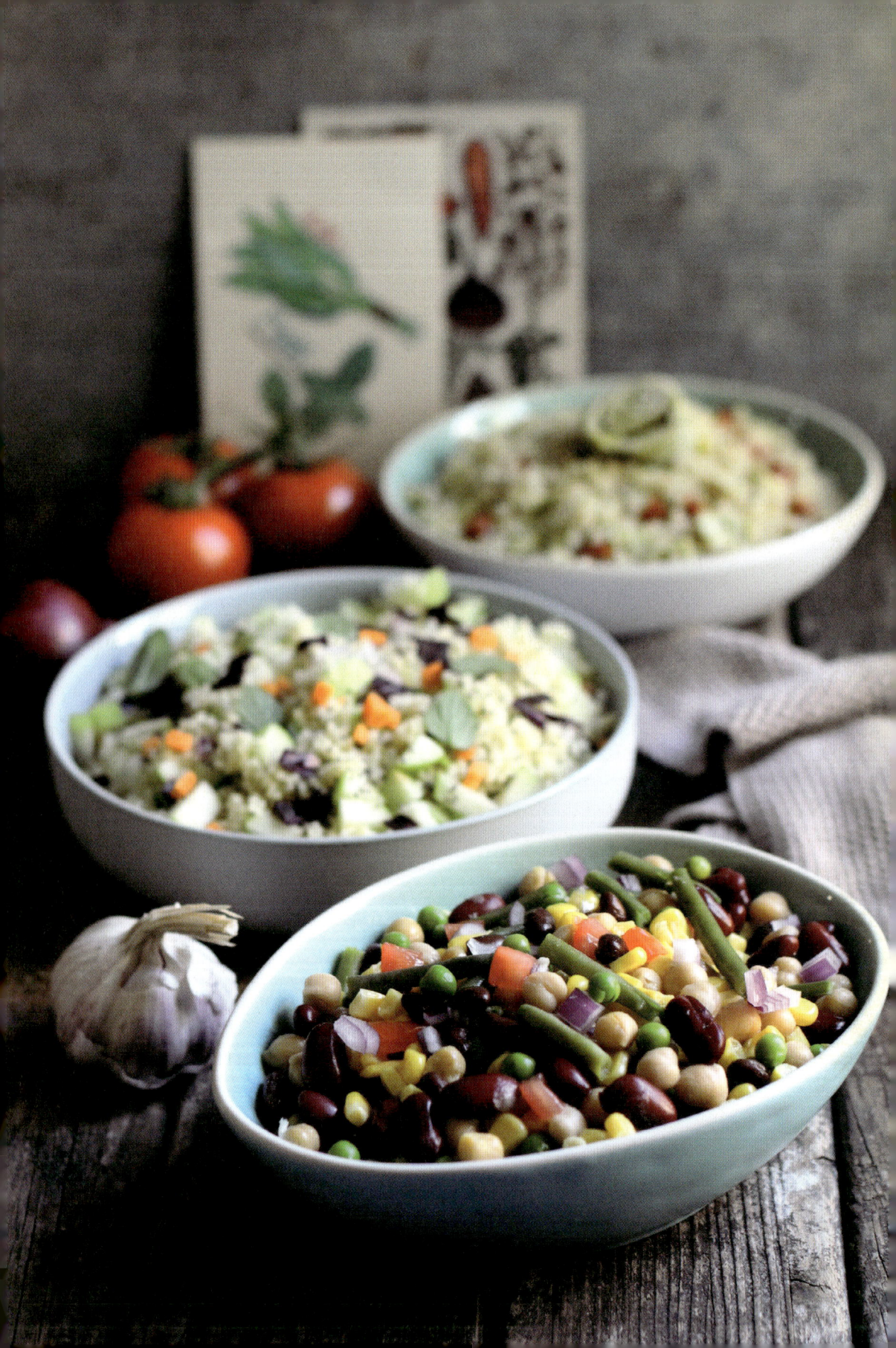

Spektakuläre
Beilagen

Schneller Mexiko-Reis

Dies ist meine Version des »orangefarbenen Reises«, den meine Mutter immer gemacht hat, als ich klein war. Traditionell wird spanischer oder mexikanischer Reis mit weißem Reis zubereitet, aber ich bevorzuge ihn mit dem herzhafteren Naturreis. Stellen Sie immer sicher, dass Sie etwas gekochten Reis in Ihrem Gefrierschrank haben, damit Sie dieses Gericht leicht und oft machen können. Im Tiefkühlbereich der meisten amerikanischen Geschäfte kann man sogar bereits gekochten Bio-Naturreis kaufen.

Chef AJs Tipps

- Wenn Sie Zeit haben, können Sie die Sauté-Funktion des Schnellkochtopfs verwenden und die Zwiebeln anbraten, bevor Sie den Rest der Zutaten hinzufügen. Ich streue gerne den köstlichen Parmesanersatz (Rezept auf Seite 140) darüber.
- Wie scharf dieser Reis ist, hängt davon ab, wie scharf Ihre Salsa ist. Für einen sehr milden Reis können Sie die Salsa weglassen und noch eine Dose geröstete Tomaten verwenden. Dies ergibt eine köstliche Beilage oder eine Füllung für einen Burrito. Ich liebe es, den heißen Reis über einem kalten Salat zu essen.

ZUTATEN

1,2 kg gekochter brauner Reis (ich nehme am liebsten den braunen Bio-*Texmati*)

400 g gegrillte Tomaten, salzfrei

500 g *Salsa in einer Minute* (Rezept auf Seite 243)

4 EL Tomatenmark

285 g Zwiebeln, gehackt

6 Knoblauchzehen (mehr oder weniger nach Geschmack), fein gehackt oder durch eine Knoblauchpresse gepresst

360 ml Wasser

ZUBEREITUNG

1. Alle Zutaten in den Schnellkochtopf geben und 5 Minuten unter hohem Druck garen. Sie können den Druck entweder sofort ablassen oder ihn sich auf natürliche Weise abbauen lassen. Reis wird beim Abkühlen etwas größer.

2. Wenn Sie möchten, können Sie gehackten Koriander einrühren.

Einfacher Wildreis

Wildreis hat einen unverwechselbaren, nussigen
Geschmack und eine köstliche Textur.

ZUTATEN

500 g Wildreis

960 ml Wasser oder natriumfreie Gemüsebrühe

ZUBEREITUNG

Geben Sie die Zutaten in einen Schnellkochtopf und drücken
Sie die *Multigrain*-Taste. Lassen Sie nach dem Garvorgang den
Druck langsam ab.

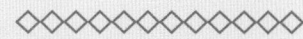

Chef AJs Tipp

*Wenn Sie einen Schnell-
kochtopf haben, kann dieser
Ihren Reiskocher ersetzen,
da er sämtliche Getreide-
sorten jedes Mal perfekt
kocht.*

Quinoa mit Artischocken und sonnengetrockneten Tomaten

Früher, als ich noch Pizza aß, waren Artischocken und sonnengetrocknete Tomaten meine Lieblingsbeläge. Jetzt kann ich den Geschmack, den ich damals geliebt habe, auch ohne die ungesunden Zutaten wie den Teig und den Käse genießen.

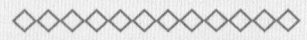

Chef AJs Tipp

Dieses Gericht schmeckt so, wie hier angegeben, absolut köstlich, aber Sie können natürlich ganz nach Ihrem Belieben noch frische Kräuter oder salzfreie Gewürze, die Sie mögen, wie gerösteten Knoblauch und gehacktes Basilikum, hinzufügen.

ZUTATEN

250 g Quinoa, trocken

85 g sonnengetrocknete Tomaten (öl- und salzfrei)

540 ml Wasser

170 g TK-Artischockenherzen, aufgetaut (oder ein Glas Artischocken), gehackt

ZUBEREITUNG

1. Quinoa, sonnengetrocknete Tomaten und Wasser in einen Schnellkochtopf geben und 1 Minute unter hohem Druck garen. Wenn Sie das Piepen hören, das anzeigt, dass die Minute verstrichen ist, lassen Sie den Druck langsam ab.

2. Artischockenherzen unterrühren und genießen. Sofort warm servieren, alternativ kalt zum Salat reichen.

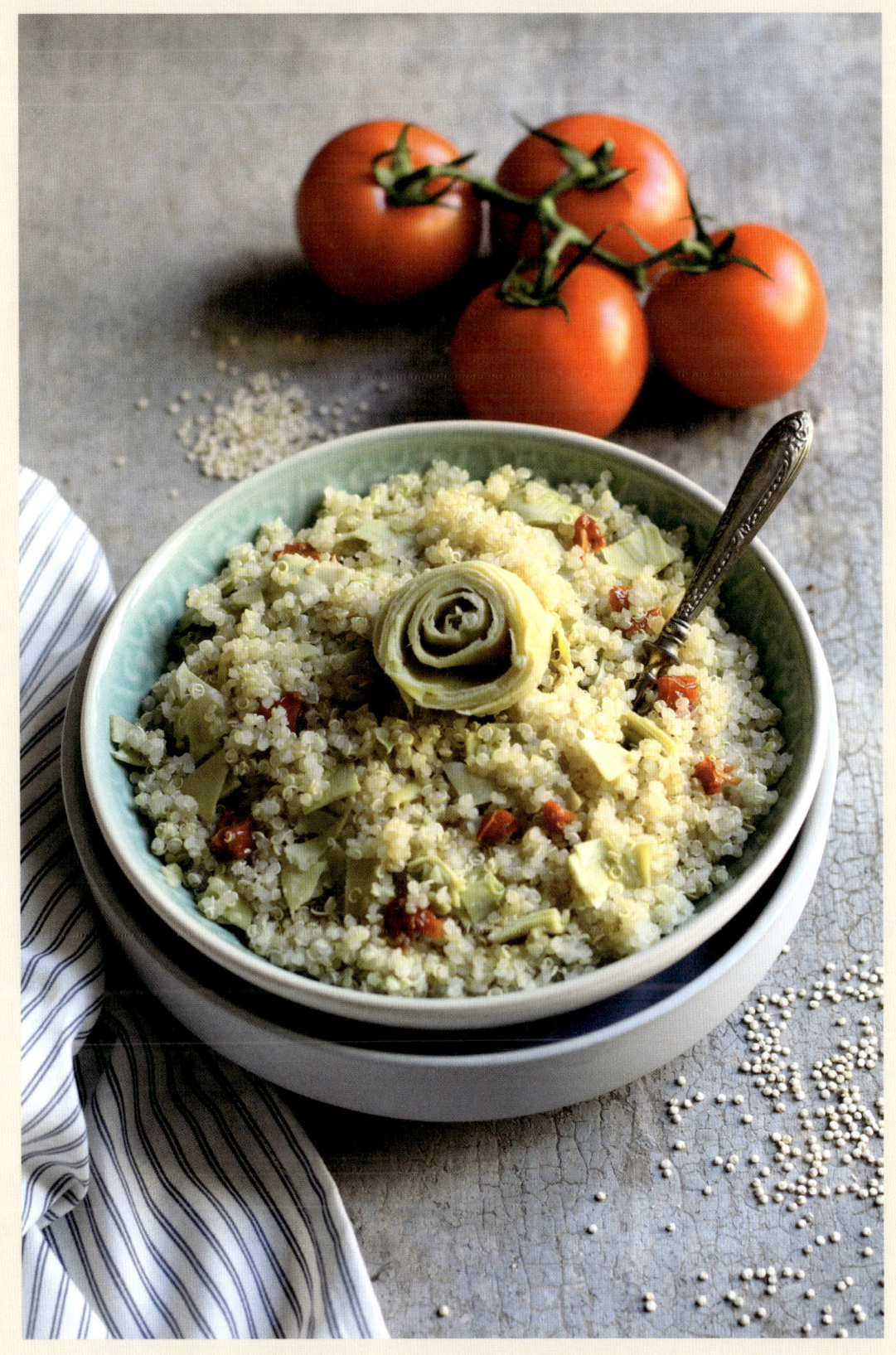

Kräuter-Quinoa-Taboulé

Taboulé ist ein arabisches vegetarisches Gericht, das traditionell aus Tomaten, fein gehackter Petersilie, Minze, Bulgur und Zwiebeln besteht und mit Olivenöl, Zitronensaft und Salz gewürzt ist.

Ich liebe die Aromen, aber nicht das Öl, Salz oder Gluten. Also kommt hier meine Version. Ich denke, Sie werden es köstlich finden.

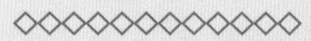

Chef AJs Tipp

Dieser Salat schmeckt auch mit fein gehackten Äpfeln und geviertelten Kirschtomaten sehr gut. Es ist ein so vielseitiges Rezept, dass Sie wirklich nichts falsch machen können.

ZUTATEN

2 kg gekochte Quinoa, gekühlt (aus 500 g trockener Quinoa hergestellt)

3 große Gurken, geschält, entkernt und so klein wie möglich gewürfelt

500 g rote Trauben, geviertelt (noch mehr hinzufügen, wenn Sie möchten)

55 g frische Minze, fein gehackt

55 g frische Blattpetersilie, fein gehackt

55 g Schalotten, fein gehackt

240 ml frischer Limettensaft

ZUBEREITUNG

Quinoa gemäß den Anweisungen auf der Packung kochen und abkühlen lassen. Restliche Zutaten hinzufügen und kalt stellen.

Wildreis mit Pilzen

Eines der Geheimnisse des salzfreien Kochens ist die
Verwendung einer Vielzahl interessanter Aromen und
Texturen. Getrocknete Pilze vermitteln beides.

ZUTATEN

500 g Wildreis

55 g getrocknete Pilze

960 ml Wasser oder natriumfreie Gemüsebrühe

ZUBEREITUNG

Geben Sie alle Zutaten in den Schnellkochtopf und drücken Sie
die *Multigrain*-Taste. Lassen Sie den Dampf langsam ab.

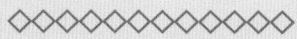

Chef AJs Tipp

*Ein Schnellkochtopf kann
Ihren Reiskocher ersetzen,
da er jedes Mal alle Körner
perfekt gart.*

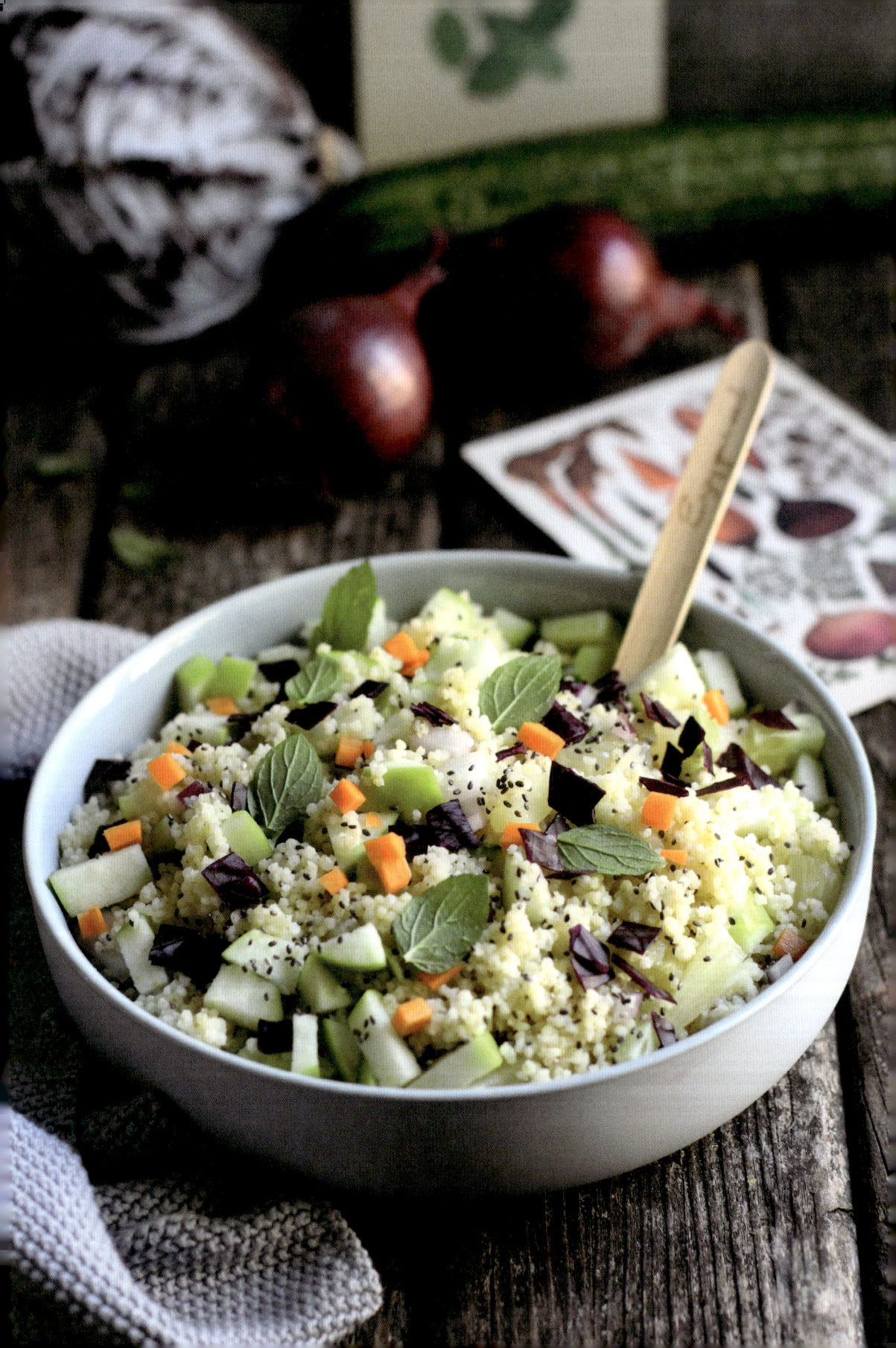

Wunderbarer Hirse-Salat

Nachdem ich die Rezepte für dieses Buch fertiggestellt hatte, kam mir die Idee für dieses Rezept, also servierte ich es auf einer Dinnerparty. Die Gäste, darunter der Produzent von *Forks Over Knives* und Koch Brian Wendel sowie die Köchin Darshana Thacker liebten dieses Gericht einfach, also musste ich es noch in das Buch aufnehmen. Es ist durch den *High Fibre Salad* inspiriert, der im *Oaks Spa* in Ojai serviert wird, wo ich dankenswerterweise schon viele Auftritte hatte.

Hirse ist ein herzhaftes, spektakuläres und meiner Meinung nach zu wenig genutztes Vollkornprodukt.

ZUBEREITUNG

1. Kochen Sie die Hirse mit Ihrer bevorzugten Kochmethode. Falls gewünscht, rösten Sie die Hirse vor dem Kochen. Abkühlen lassen und in eine große Schüssel geben.

2. Die Ananas abtropfen lassen. Sie sollten mindestens 240 ml Ananassaft erhalten.

3. Rühren Sie die Chiasamen in den Ananassaft und lassen Sie sie darin quellen, während Sie die restlichen Zutaten zubereiten.

4. Nun alle Zutaten in die Schüssel mit der Hirse geben, verrühren und vor dem Servieren kalt stellen.

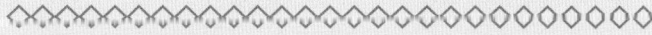

Chef AJs Tipp

Ersetzen Sie die Hirse durch gekochten Naturreis oder gekochte Quinoa, wenn Sie wünschen.

ZUTATEN

400 g trockene Hirse, mit Wasser kochen

550 g Ananas in Stücken aus der Dose, ungesüßt, abgetropft, Flüssigkeit aufbewahren

80 g Chiasamen

240 ml Limettensaft (plus den Abrieb, wenn frische Limetten verwendet werden)

225 g Karotten, fein zerkleinert

225 g Rotkohl, fein zerkleinert

225 g Salatgurke, fein zerkleinert

1 großer grüner Apfel, fein gehackt

80 g rote Zwiebel, fein gehackt

30 g frische Minze, fein gehackt (optional)

Süßkartoffel-Pommes-frites aus dem Ofen

Versuchen Sie diese Pommes einmal mit der *Grill-paprikasoße* (Rezept auf Seite 226).

◇◇◇◇◇◇◇◇◇◇◇◇◇

Chef AJs Tipps

- *Viele Geschäfte in den USA verkaufen bereits geschnittene Süßkartoffel-pommes entweder in der Frischwarenabteilung oder tiefgefroren. Diese sind in Ordnung, aber stellen Sie sicher, dass sie kein Öl oder Salz enthalten.*
- *Wenn Sie möchten, dass Ihre Pommes schneller garen, können Sie die Kar-toffeln zuerst in die Mikro-welle geben. Sie können sie auch in einer Heißluft-fritteuse herstellen.*
- *In Episode 10 von Healt-hy Living with Chef AJ zeige ich Ihnen, wie dieses Gericht hergestellt wird.*

ZUTATEN

Süßkartoffeln, die Sorte mit dem leuchtend orangen Frucht-fleisch

---

ZUBEREITUNG

1. Den Backofen auf 200 °C vorheizen.

2. Die Süßkartoffeln ungeschält in Pommes-frites-Form schneiden. Geben Sie diese in einen Grillkorb für den Back-ofen oder auf ein Backblech, das mit Backpapier oder einer Silikon-Backmatte ausgelegt ist, und backen Sie die Pommes mindestens 30 Minuten lang oder bis die gewünschte Knusprig-keit erreicht ist. Wie lange es dauert, hängt davon ab, wie dünn Sie die Kartoffeln geschnitten haben. Kontrollieren Sie nach 15 Minuten, ob die Pommes frites gleichmäßig gebacken sind.

3. Sie können den Vorgang beschleunigen, indem Sie die Pommes, falls gewünscht, einige Minuten lang vorsichtig unter dem Grill rösten lassen.

Quinoa nach Paella-Art

Ein weiteres Erfolgsrezept von Melony Jorenson.

ZUTATEN

1,5 kg Quinoa, gekocht (aus 350 g trockener Quinoa hergestellt)

Natriumfreie Gemüsebrühe (Rezept auf Seite 205) zum Garen der Quinoa

1–2 Prisen Safran

225 g TK-Erbsen, aufgetaut

450 g gemischtes TK-Gemüse, aufgetaut

30 g Nährhefe

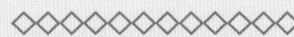

Chef AJs Tipp

Sie können Quinoa sehr schnell im Schnellkochtopf kochen oder bereits gekochte Bio-Quinoa gefroren kaufen.

ZUBEREITUNG

1. Quinoa nach Packungsanweisung, aber mit natriumfreier Gemüsebrühe anstelle von Wasser kochen und 1–2 Prisen Safran zur Quinoa geben.

2. Während des Garens die Erbsen und das tiefgefrorene Gemüse auftauen.

3. 30 g Nährhefe und aufgetautes Gemüse inklusive der Erbsen zu der gekochten Quinoa geben. Vermischen Sie alle Zutaten gut miteinander.

Scharfer Pfirsich-Quinoa-Salat

Dies ist ein weiteres herausragendes Rezept, das die U.-A.-Teilnehmerin Shayda Soleymani kreiert hat. Es geht bei Mitbringpartys immer weg wie warme Semmeln und wird sicher auch bei Ihnen künftig häufiger serviert werden.

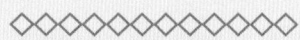

Chef AJs Tipp

Quinoa kann man in den USA in vielen Supermärkten mittlerweile bereits gekocht und tiefgefroren kaufen, sogar in sterilen Verpackungen.

ZUTATEN

1,5 kg gekochte dreifarbige Quinoa (hergestellt aus 350 g trockener Quinoa, abgekühlt)

425 g salzfreie Kidneybohnen aus der Dose (oder die gleiche Menge gekochte Bohnen, abgekühlt)

425 g salzfreie schwarze Bohnen aus der Dose (oder die gleiche Menge gekochte Bohnen, abgekühlt)

2–3 mittelgroße reife Pfirsiche, gewürfelt

1 rote Paprikaschote, gewürfelt

1 gelbe Paprikaschote, gewürfelt

1 kleine rote Zwiebel, gehackt

1 Bund Koriander, gehackt

4 Salatgurken, gewürfelt

285 g TK-Mais, aufgetaut

8 Limetten, Abrieb und Saft (oder mehr, wenn gewünscht)

ZUBEREITUNG

1. Kochen Sie die Quinoa nach Ihrer bevorzugten Kochmethode und geben Sie sie zum Abkühlen in eine große Schüssel.

2. Pfirsiche, Paprika, Zwiebel und Gurke in Stücke schneiden und samt Koriander und den restlichen Zutaten in die Quinoa-Schüssel geben.

3. Die Limettenschale und den Limettensaft dazugeben und vorsichtig hin- und herschütteln.

4. Vor dem Servieren in den Kühlschrank stellen.

Hummus nach Pizza-Art

Dieses Rezept wurde von meiner lieben Freundin,
PCRM-Kochlehrerin und Gesundheitstrainerin Sharon
McRae beigesteuert. Mehr über ihre Arbeit erfahren Sie
unter *www.Eatwell-Staywell.com.*
Dieser Hummus kann verdünnt als Sauce zu Zoodles
gereicht werden.

ZUTATEN

425 g salzfreie Kichererbsen aus der Dose (oder die gleiche
Menge gekochte Kichererbsen)

180–240 ml Wasser oder die Flüssigkeit aus der Kicher-
erbsen-Dose, Menge je nach gewünschter Konsistenz
anpassen

2 Knoblauchzehen

85 g sonnengetrocknete Tomaten (öl- und salzfrei)

½ mittelgroße rote Zwiebel

4 EL Nährhefe

2 TL Basilikum, getrocknet

1 TL Oregano, getrocknet

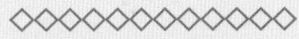

Chef AJs Tipp

*Versuchen Sie statt der
Marinara-Soße einmal
diesen Hummus auf Ihrer
Kartoffelpizza (Rezept auf
S. 194).*

ZUBEREITUNG

Alle Zutaten in einen leistungsstarken Mixer geben und zu einer
glatten, cremigen Masse rühren.

Mexikanischer Regenbogenreis

Sie können alle Zutaten für dieses festliche Gericht in Ihrer örtlichen Salatbar kaufen, wenn Sie den Reis nicht kochen oder die Salsa nicht zubereiten möchten.

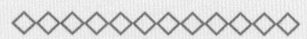

Chef AJs Tipp

Dazu servieren wir gerne einen großen grünen Salat. Als veganer Kinderarzt sagt Dr. Jay Gordon gerne: »Iss jeden Tag einen Salat in der Größe deines Kopfes!«

ZUTATEN

500 g Naturreis, gekocht

250 g *Salsa in einer Minute* (Rezept auf Seite 243) oder mehr, ganz nach Geschmack

425 g salzfreie schwarze Bohnen aus der Dose (oder die gleiche Menge gekochte Bohnen)

250–500 g gemischtes Gemüse (oder Ihre Lieblings-Salat-Zutaten) – Für einen Regenbogeneffekt verwende ich gerne zerkleinerte Karotten (orange), Mais (gelb), Erbsen (grün), rote Zwiebeln (lila) und Salsa (rot).

ZUBEREITUNG

1. Alle Zutaten in einer großen Schüssel vermengen und kalt stellen.

2. Und wenn Sie nicht so lange warten können, bis der Reis abgekühlt ist, essen Sie ihn einfach warm oder bei Raumtemperatur.

Würzige Quinoa mit Karotten und Zucchini

Dieses köstliche Rezept wurde von meiner lieben Freundin und Koordinatorin für *Healthy Taste of LA*, Melanie Hopkins, beigesteuert.

ZUTATEN

2 mittelgroße Karotten, geschält, in kleine Würfel geschnitten

2 mittelgroße Zucchini, in kleine Würfel geschnitten

1 EL ungarischer süßer Paprika (nicht das geräucherte Paprikapulver)

1 TL Zimt

1,5 kg gekochte Quinoa (hergestellt aus 350 g trockener Quinoa, abgekühlt)

ZUBEREITUNG

1. In einer schweren, großen Pfanne die Karotten bei mittlerer Hitze in 1 Esslöffel Wasser oder natriumfreier Brühe ca. 5 Minuten andünsten.

2. Die Zucchini hinzufügen und bei Bedarf mehr Flüssigkeit dazugeben. Ca. 3 Minuten anbraten. Paprika und Zimt unterrühren.

3. Quinoa in die Pfanne geben. Alles gut miteinander verrühren und servieren.

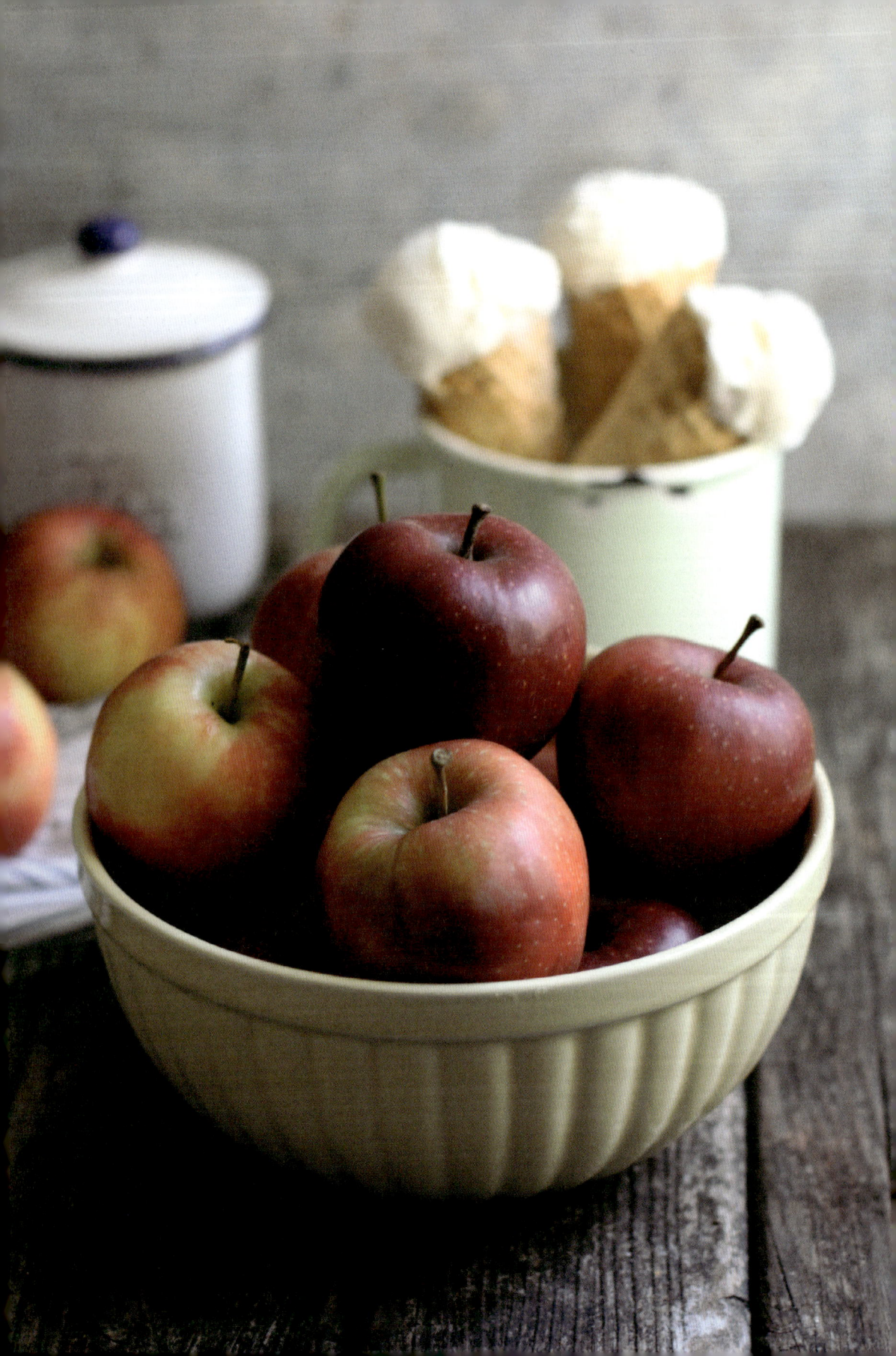

Köstliche Desserts

Für das *ultimative Abnehm*-Programm empfehlen wir Obst zum Nachtisch. Aber hin und wieder möchten Sie vielleicht etwas Besonderes. Hier sind also zwei fruchtgesüßte Desserts, die hauptsächlich aus Stärke bestehen.

Karamellpudding

Chef AJs Tipps

- Stellen Sie sicher, dass Sie die Süßkartoffeln im Ofen braten und sie nicht dämpfen oder in der Mikrowelle erhitzen. Durch dieses langsame Rösten karamellisieren sie, was den Geschmack erst zur Geltung bringt.
- Sie können den Teig in Formen für Eis am Stiel gießen und einfrieren, sodass Sie ein köstliches Eis erhalten. Sie können den Pudding auch als Kuchenfüllung verwenden, dazu einen Teig aus 200 g Haferflocken und 350 g Datteln in einer Küchenmaschine mit Messereinsatz herstellen und mit dem Pudding füllen, aber nur, wenn Datteln kein Suchtauslöser für Sie sind und Sie Ihr Zielgewicht erreicht haben.

Mairead Reddy brachte diesen Nachtisch zu einer *ultimativen-Abnehm*-Mitbringparty in Cleveland mit, und ich konnte nicht glauben, dass er nur aus vier Zutaten hergestellt wird. Er ist so cremig und köstlich, dass er mich an den Karamellpudding meiner Mutter erinnert, den sie mir früher für mein Schulessen eingepackt hat. Ich habe länger gebraucht zu lernen, wie man Maireads Namen ausspricht (reimt sich auf die englische Aussprache von Parade), als diesen Karamellpudding zuzubereiten.

ZUTATEN

750 g geröstete Süßkartoffeln, die Sorte mit dem orangefarbenen Fleisch

2 große, reife Bananen

½ EL Kürbiskuchengewürz*

½ TL Vanillepulver

ZUBEREITUNG

1. Den Backofen auf 200 °C vorheizen.

2. Stechen Sie mehrere Löcher in die Süßkartoffeln und legen Sie sie auf ein Backblech mit einer antihaftbeschichteten Silikon-Backmatte. 60–90 Minuten backen, bis sie weich sind. Abkühlen lassen und schälen.

3. Zusammen mit allen anderen Zutaten in einen Hochgeschwindigkeitsmixer geben und darin glatt und cremig rühren. In Dessertgläser füllen und kalt stellen.

Mehr zu den Gewürzmischungen finden Sie im Hinweis beim Rezept Chili-Pommes-frites auf S. 138.

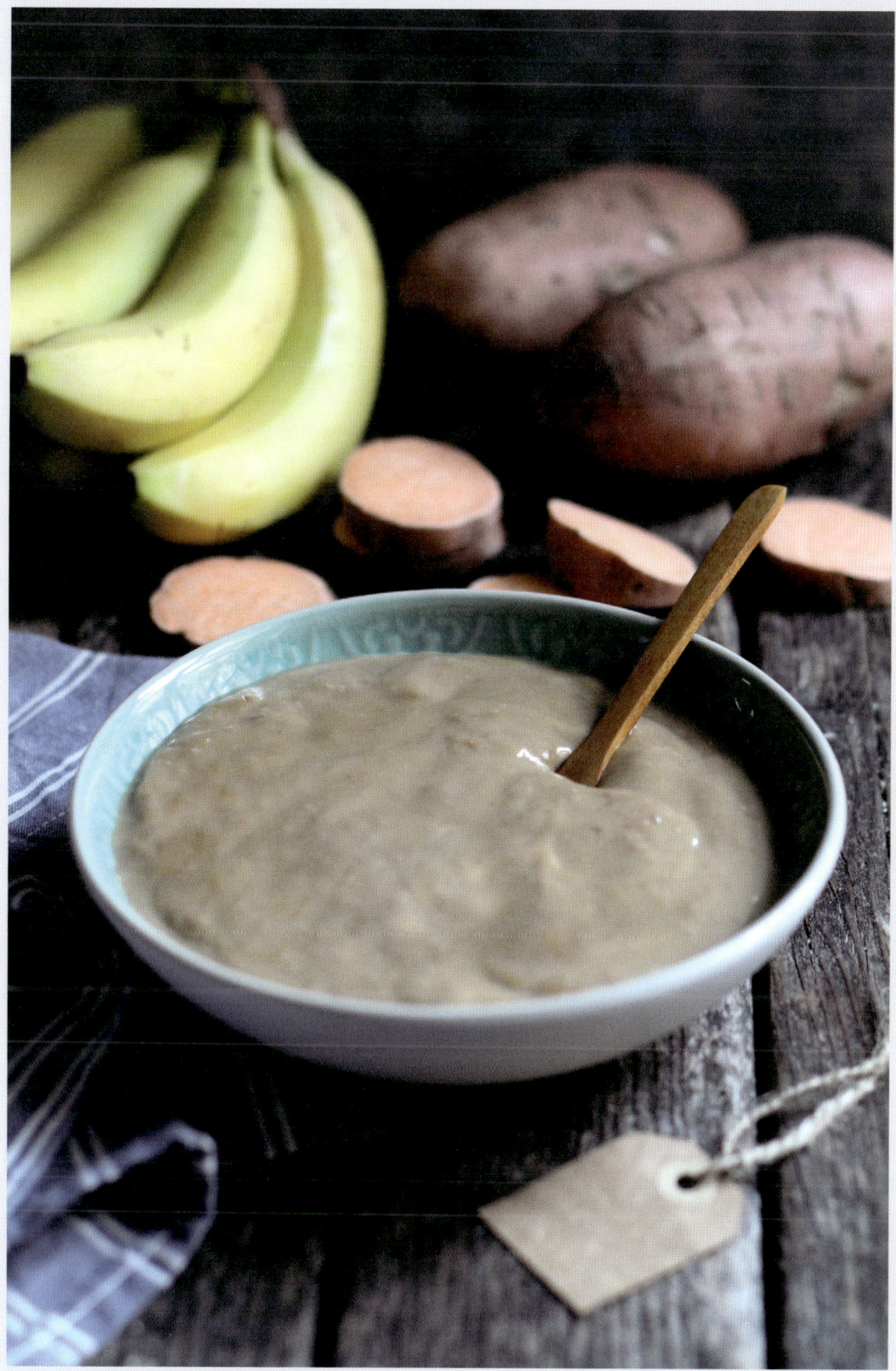

Süßkartoffelmousse mit karamellisierten Äpfeln

Beim letzten *Healthy Taste of Sacramento* nahm ich an einem *Iron Chef*-Wettbewerb teil. Als geheime Zutaten mussten wir Süßkartoffeln und Äpfel verarbeiten und ich gewann die Dessertrunde. Mary McDougall, Andrew »Spud Fit« Taylor und Linda Middlesworth waren die Richter, die anscheinend alle einen ausgezeichneten Geschmack haben!

Für die Süßkartoffelmousse

ZUTATEN

240 g geröstete Birnen

500 g geröstete Süßkartoffeln

½ TL Apfelkuchengewürz* oder Zimt

ZUBEREITUNG

1. Den Backofen auf 200 °C vorheizen.

2. Rösten Sie die Birnenhälften auf einem Grillblech oder einem Backblech mit Antihaft-Silikon-Backmatte im Backofen goldbraun. Stechen Sie mehrere Löcher in die Süßkartoffeln und braten Sie sie auf einem Backblech, das mit einer einer anderen antihaftbeschichteten Silikon-Backmatte bedeckt ist. 60–90 Minuten im Ofen rösten, bis sie weich sind.

3. Alle Zutaten in eine Küchenmaschine mit Messereinsatz geben und glatt pürieren.

Für die karamellisierten Äpfel

ZUTATEN

350 g Äpfel, fein gewürfelt

240 ml Wasser oder ungesüßter Birnensaft (aus der Dose oder dem Glas, falls verwendet)

½ TL Apfelkuchengewürz* oder Zimt

ZUBEREITUNG

1. Geben Sie alle Zutaten in eine kleine Bratpfanne und bringen Sie sie zum Kochen.

2. Dann reduzieren lassen, indem Sie sie weiter köcheln lassen, bis die Äpfel weich sind und die gesamte Flüssigkeit verschwunden ist.

3. Reichen Sie die Äpfel zu der gekühlten Mousse.

Mehr zu den Gewürzmischungen finden Sie im Hinweis beim Rezept Chili-Pommesfrites auf S. 138.

Chef AJs Tipp

Je süßer die Apfelsorte ist, die Sie verwenden, desto süßer wird der Belag. Opal und Envy sind für mich die süßesten Apfelsorten, die grünen Äpfel empfinde ich als am wenigsten süß.

Gefrorene Desserts

Beim *ultimativen Abnehm-Programm* müssen Sie nicht auf Desserts verzichten, sondern Sie müssen nur lernen, Desserts aus natürlichen Vollwertzutaten zuzubereiten und zu genießen und die Früchte, die ganzen Früchte und nichts als die ganzen Früchte zu verwenden.

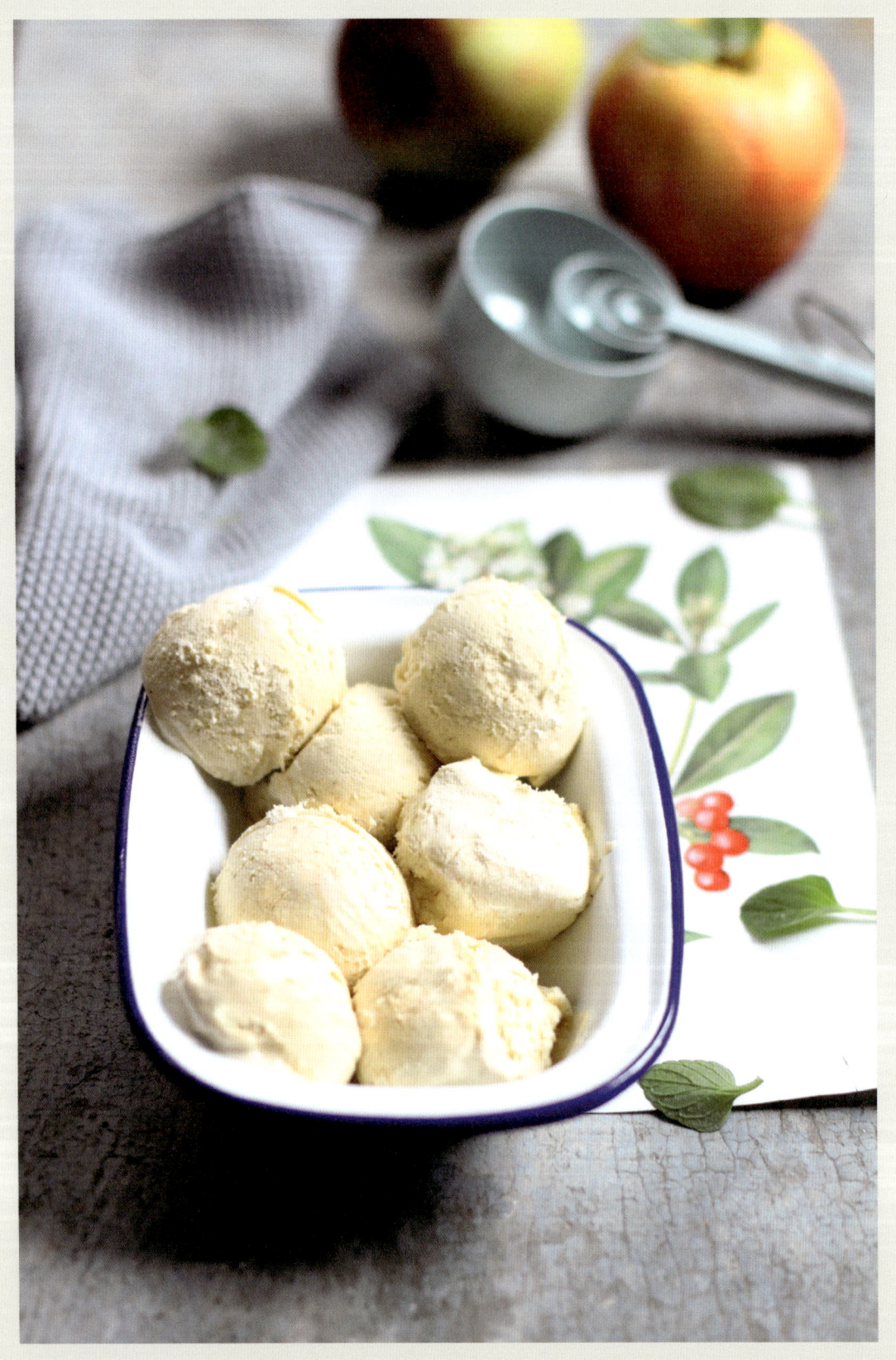

Apfelkuchen-»Eis«

Dieses »Eis« passt sehr gut zu den *Apfelecken* (Rezept auf S. 154).

ZUTATEN

1 großer süßer Apfel, in Scheiben geschnitten und eingefroren (mindestens 280 g), ich verwende gerne *Envy* oder *Gala*

240 ml ungesüßte Pflanzenmilch

½ TL Vanillepulver

1 TL Apfelkuchengewürz* oder Zimt

2 große reife Bananen, geschält und eingefroren

ZUBEREITUNG

Den Apfel, die Pflanzenmilch und die Gewürze in einem Hochgeschwindigkeitsmixer glatt rühren. Fügen Sie die gefrorenen Bananen hinzu und mixen Sie so lange, bis eine dicke und cremige Konsistenz entsteht. Sofort genießen.

Mehr zu den Gewürzmischungen finden Sie im Hinweis beim Rezept Chili-Pommes-frites auf S. 138.

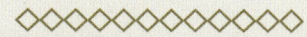

Chef AJs Tipps

o *Wenn Sie dieses Eis für jemanden zubereiten, der nicht am U.-A.-Programm teilnimmt und gerne ein süßeres Eis hätte, ersetzen Sie die Hälfte der Pflanzenmilch durch ungesüßten Apfelsaft.*

o *In Episode 11 von Healthy Living with Chef AJ können Sie mir bei der Zubereitung dieses Gerichts zusehen.*

Rote-Bete-Kirscheis

Ein ungewöhnliches Dessert, das nicht nur ein Hingucker, sondern auch sehr aromatisch ist.

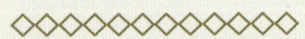

Chef AJs Tipp

Ich verwende diese Masse gerne als eine der Schichten der geschichteten »Eistorte« (Rezept auf Seite 280). Dies ist mein Lieblingsaroma, das ich gerne mit Aromen kontrastierender Farben wie Banane, Mango oder Ananas kombiniere.

ZUTATEN

285 g gefrorene Kirschen

1 gefrorene reife Banane

1 Packung (oder 1 gehäufter EL) Rote Bete-Pulver, z. B. Beet Boost

120 ml ungesüßte Pflanzenmilch

ZUBEREITUNG

Alle Zutaten in einen leistungsstarken Mixer geben und glatt rühren. In Formen für Eis am Stiel gießen und einfrieren oder sofort genießen.

Süßkartoffel-Karamelleis

Wenn Sie schon dachten, der Pudding sei cremig, traumhaft und lecker, warten Sie ab, bis Sie ihn erst gefroren probiert haben!

ZUTATEN

750 g geröstete Süßkartoffeln, die Sorte mit dem orangefarbenen Fleisch

2 große, reife Bananen

½ EL Kürbiskuchengewürz*

½ TL Vanillepulver

ZUBEREITUNG

1. Den Backofen auf 200 °C vorheizen.

2. Stechen Sie mehrere Löcher in die Süßkartoffeln und legen Sie sie auf ein Backblech mit einer antihaftbeschichteten Silikon-Backmatte. 60–90 Minuten backen, bis sie weich sind. Abkühlen lassen und schälen. Zusammen mit allen sonstigen Zutaten in einen Hochgeschwindigkeitsmixer geben und darin glatt und cremig rühren.

3. Dann in Eiswürfelbehälter füllen und einfrieren. Nehmen Sie die gefrorenen Würfel aus dem Behälter und mixen Sie sie in einem Hochleistungsmixer mit möglichst wenig ungesüßter Pflanzenmilch, bis beides gut miteinander verbunden ist.

4. Sie können die Mischung auch in Eis-am-Stiel-Formen füllen und erhalten so köstliches Kürbiseis am Stiel!

* Mehr zu den Gewürzmischungen finden Sie im Hinweis beim Rezept Chili-Pommes-frites auf S. 138

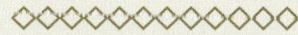

Chef AJs Tipp

Stellen Sie sicher, dass Sie die Süßkartoffeln im Ofen backen und sie nicht dämpfen oder in der Mikrowelle erhitzen. Durch dieses langsame Rösten karamellisieren sie, was den Geschmack erst zur Geltung bringt.

Selbst gemachtes Erdbeereis

Dies ist das ideale Rezept, wenn Sie keine gefrorenen Früchte zur Hand haben.

ZUTATEN

400 g geschnittene Erdbeeren (vorzugsweise süße)

400 g geschnittene Bananen (vorzugsweise sehr reife)

ZUBEREITUNG

Alle Zutaten in eine Eismaschine für Fruchteis geben und einschalten. 25 Minuten laufen lassen und genießen! Stellen Sie sicher, dass die Schüssel für die Eismaschine gefroren ist, bevor Sie sie verwenden.

◇◇◇◇◇◇◇◇◇◇◇◇◇◇◇◇◇◇◇◇◇◇◇◇◇◇◇◇◇◇◇◇

Chef AJs Tipps

○ *Denken Sie daran, dass die einzige Zutat in diesem Eis frisches Obst ist. Daher ist es wichtig, dass das Obst so süß wie möglich ist, da das Einfrieren die Süße der Frucht verringert. Man kann die Bananen in diesem Rezept nicht herausschmecken, für die Süße und Cremigkeit werden sie aber benötigt. Stellen Sie daher sicher, dass sie ausreichend reif sind, damit Ihr Eis süß wird. Wenn ich süße Himbeeren bekomme, verwende ich sie manchmal anstelle einiger oder aller Erdbeeren.*

○ *Großartige Sorbets gelingen mit den unterschiedlichsten Küchengeräten. Die besten sind diejenigen, bei denen man frisches, nicht gefrorenes Obst verwenden kann. Wenn das Obst 25 Minuten lang bewegt wird, erhält das Eis eine sehr schöne Textur.*

Mint Julep

Dieses Eis erinnert an ein Getränk, das ich früher am
New Orleans Square in Disneyland genossen habe.

ZUTATEN

170 g frischer Babyspinat

30 g frische Minze

1 EL Limettensaft

2 gefrorene Bananen

ca. 200 g Crushed Eis

ZUBEREITUNG

Spinat, Minze und Limettensaft in einem leistungsstarken
Mixer zu einer Flüssigkeit mixen. Die restlichen Zutaten dazugeben und dick und cremig rühren und servieren.

Geschichtete »Eistorte«

ZUTATEN

6 reife Bananen (4 für die erste Schicht und je 1 für die beiden anderen Schichten)

3 frische Mangos oder 1 Beutel (300 g) gefrorene Mangos

1 Beutel (300 g) gefrorene Himbeeren oder gemischte Beeren

150 g frisches Obst zum Garnieren

Minzblätter zum Garnieren

Dieses Rezept kommt von Darshana Thacker, Köchin und kulinarische Projektleiterin bei *Forks Over Knives*, *www.ForksOverKnives.com*. Darshana hat dieses fantastische Dessert für Brian Wendels Geburtstag gemacht und ich war überwältigt von seiner Schönheit, Einfachheit und purer Köstlichkeit!

Ergibt: eine 22-cm-Torte

Zubereitungszeit mit Wartezeiten: 10 Stunden

Das Geheimnis in der Herstellung von Fruchteis liegt im Einfrieren der Früchte, wenn sie ihre optimale Süße erreicht haben. Bei der Verwendung von Bananen achte ich darauf, dass sie viele dunkle Stellen haben. Mangos sollten wohlriechend sein und sich weich anfühlen. Gefrorenes Obst aus der Packung eignet sich ebenfalls gut – versuchen Sie aber, Früchte mit zu vielen Eiskristallen zu meiden, da die Eiscreme sonst eher wie ein Slush-Eis aussieht.

Das Rezept wird in mehreren Schritten zubereitet: Jede Schicht muss gefroren werden, bevor die nächste hinzugefügt wird. Ich empfehle die Verwendung eines guten Entsafters, um eine möglichst glatte, cremige Textur zu erhalten.

ZUBEREITUNG

1. Ein Backblech mit einer antihaftbeschichteten Silikonmatte auslegen. Brechen Sie jede der Bananen in drei Stücke und verteilen Sie diese gleichmäßig auf dem vorbereiteten Blech. Mangos schälen und (falls erforderlich) grob in große Stücke schneiden. Auf das Blech mit den Bananen geben. Über Nacht oder für mindestens 4 Stunden einfrieren.

2. Erste Schicht vorbereiten: 12 Bananenstücke in einen Entsafter geben und glatt rühren. Die pürierten Bananen in eine Springform geben. Mit Frischhaltefolie abdecken und mindestens 2 Stunden einfrieren.

Fortsetzung nächste Seite

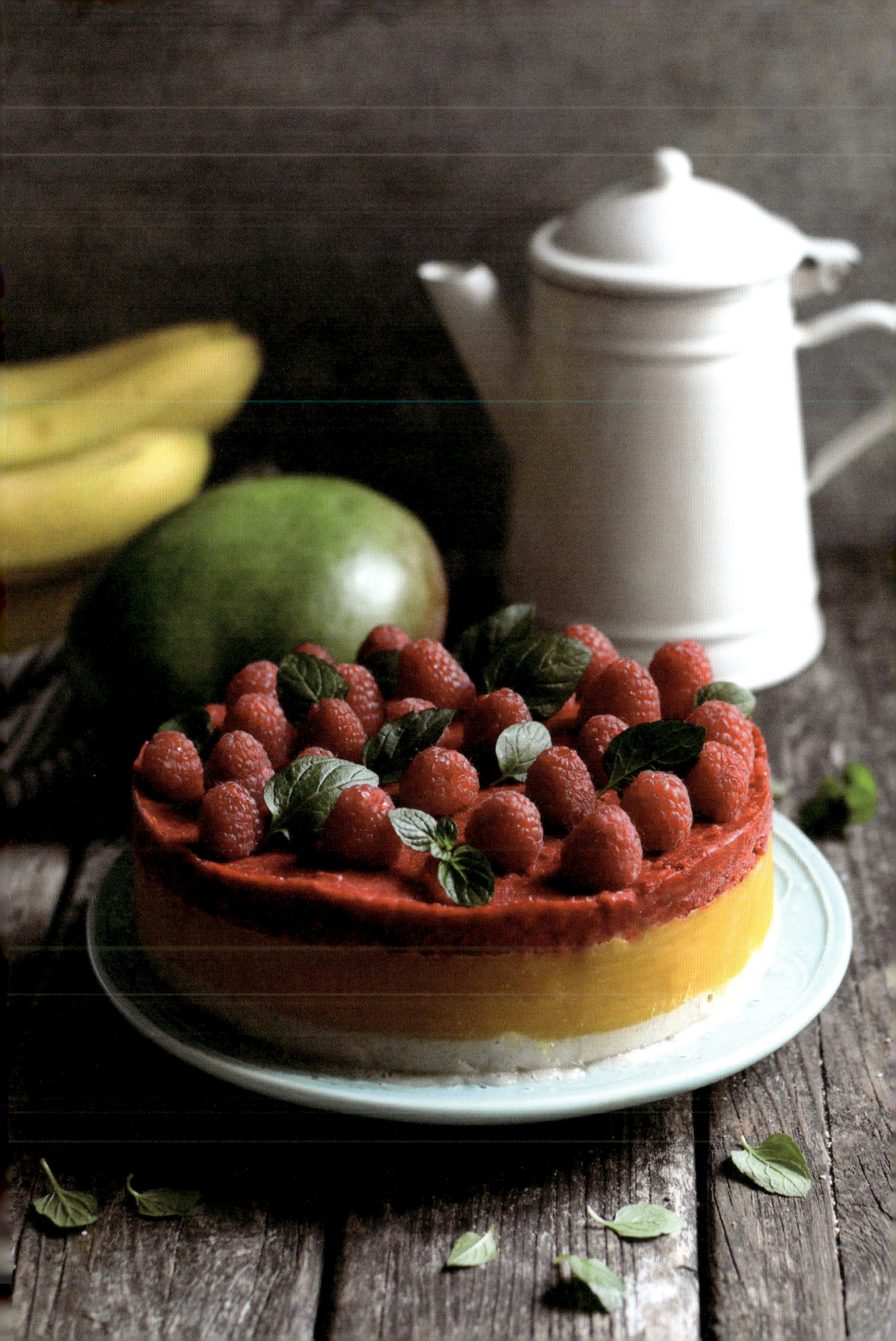

3. Nächste Schicht vorbereiten: Gefrorene Mangos und 3 weitere Bananenstücke in einen Entsafter geben und glatt rühren. Nehmen Sie die Springform aus dem Gefrierschrank und verteilen Sie die Mangomischung auf der gefrorenen Bananenschicht. Mit Frischhaltefolie abdecken und mindestens 2 Stunden einfrieren.

4. Letzte Schicht vorbereiten: Restliche Bananen und gefrorene Beeren in einen Entsafter geben und glatt rühren. Nehmen Sie die Springform aus dem Gefrierschrank und verteilen Sie die Beerenmischung auf der gefrorenen Mango-Schicht. Mit Frischhaltefolie abdecken und mindestens 2 Stunden einfrieren.

5. Nehmen Sie den Kuchen zum Servieren aus dem Gefrierfach und lassen Sie ihn 10 bis 15 Minuten stehen. Entfernen Sie den Rand der Springform und legen Sie den Boden auf eine Servierplatte.

6. Dekorieren Sie die Oberseite und die Seiten mit frischen Früchten und Minzblättern.

7. Sofort servieren.

In einem YouTube Video mit dem Titel Easy Plant-Based Dinner Party with AJ *können Sie mir bei der Zubereitung dieses Desserts zusehen:* https://www.youtube.com/watch?v=eDG_SESS7ik

Pfirsich-Milcheis

Als ich ein Kind war, gehörte Pfirsich-Sahneeis zu meinen Lieblingsaromen. Das Problem war, dass es nur saisonbedingt verfügbar war und ich allergisch gegen Milchprodukte war. Jetzt, da gefrorene Pfirsiche das ganze Jahr über erhältlich sind, kann ich dank pflanzlicher Milch das ganze Jahr über diesen süßen Leckerbissen bekommen!

ZUTATEN

225 g gefrorene Pfirsiche

225 g gefrorene Bananen

120 ml ungesüßte Pflanzenmilch

½ TL Vanillepulver (optional)

ZUBEREITUNG

Alle Zutaten in einen leistungsstarken Mixer geben und cremig rühren. Sofort genießen.

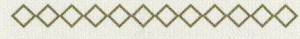

Chef AJs Tipps

○ Das Eis schmeckt auch köstlich als Eisbecher mit Himbeer-Balsamicoessig.
○ In Episode 8 von Healthy Living with Chef AJ zeige ich Ihnen, wie ich dieses Eis herstelle.

»Kürbiskuchen«-Eis

Als ich 12 Jahre alt war, gab es von *Baskin Robbins* zu bestimmten Jahreszeiten ein Eis namens *Kürbiskuchen*, das ich liebte. Jetzt können Sie diese köstliche, gesunde Leckerei das ganze Jahr über genießen, ohne Zucker, Milchprodukte oder Schuldgefühle, auch wenn Kürbis keine Saison hat oder Sie keinen Kürbis in Dosen finden.

ZUTATEN

2 geschälte Orangen (oder 120 ml Orangensaft)

120 ml ungesüßte Pflanzenmilch

225 g Karotten, gefroren

1 TL Kürbiskuchengewürz* oder Zimt

2 große reife Bananen, gefroren

ZUBEREITUNG

Alle Zutaten mit Ausnahme der Bananen in einen Hochleistungsmixer geben und pürieren. Fügen Sie die Bananen hinzu und mixen Sie, bis die Masse dick und cremig ist.

Mehr zu den Gewürzmischungen finden Sie im Hinweis beim Rezept Chili-Pommes-frites auf S. 138.

Getrocknete Leckereien

An getrockneten, knusprigen Lebens-mitteln kann man sich sehr leicht über-essen, da das Wasser entfernt wurde. Ich empfehle diese Leckereien überhaupt nicht, wenn Sie abnehmen möchten oder wenn Sie feststellen, dass sie ein Problem für Sie sind. Aber für viele von uns, die ihr Zielgewicht erreicht haben, sind sie ein Geschenk des Himmels, wenn wir auf Reisen sind und es schwer haben, genug zucker-, öl- und salzfreie stärkehaltige Lebensmittel zu bekommen. Da sie ge-trocknet sind, sind sie sehr lange haltbar und müssen nicht gekühlt werden.

Da ich kein Rohkostesser bin, mache ich mir keine Gedanken darüber, bei welcher Temperatur ich dehydriere und drehe das Gerät voll auf. Viele Faktoren beeinflussen die Trocknungszeiten, ins-besondere, wie voll Ihr Dörrgerät ist.

Knuspriges Granola

Endlich! Ein Granola, das ins U.-A.-Programm passt!

ZUTATEN

225 g sehr reife Bananen (ca. 2 Stück)

120 g ungesüßtes Apfelmus

600 g glutenfreie Haferflocken, extra dicker Schnitt
bevorzugt

1 EL Zimt

½ TL Kardamom

ZUBEREITUNG

1. Bananen und Apfelmus in einem Mixer glatt pürieren.
Haferflocken und Gewürze darüber gießen und gut mischen.

2. Geben Sie 4 Tassen der feuchten Mischung auf eine mit
einer Dörrfolie versehene Ablage und trocknen Sie sie bei der
gewünschten Temperatur etwa 2 Stunden lang, bis sich die
Oberseite trocken anfühlt.

3. Umdrehen, dann das Granola in die gewünschte Größe zer-
brechen und die Dörrfolie entfernen.

4. Trocknen Sie es weitere 2–8 Stunden direkt auf dem Sieb,
bis die gewünschte Knusprigkeit erreicht ist.

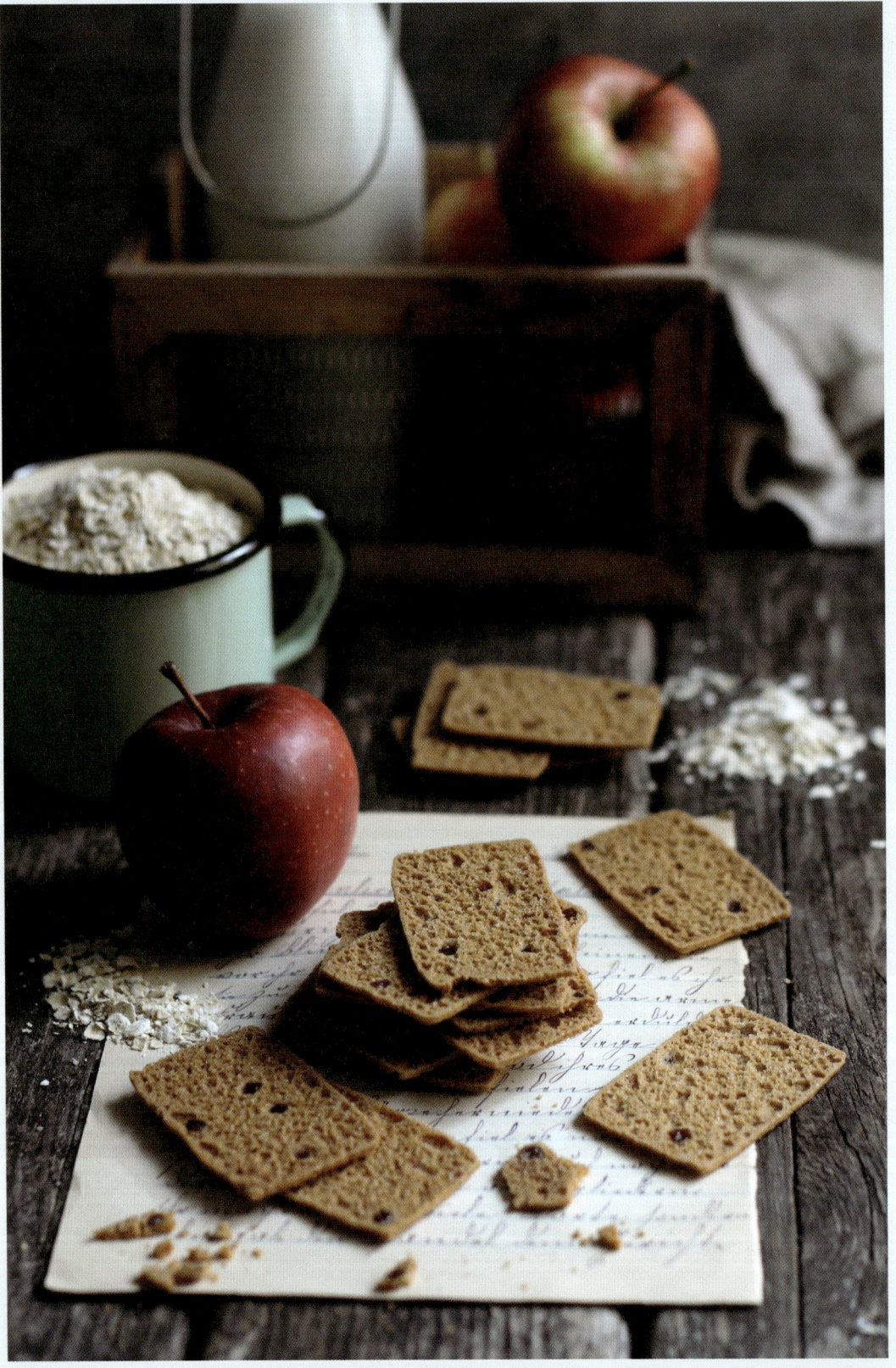

Apfelcracker

Diese Cracker erinnern mich an eines meiner Lieblings-
müslis aus meiner Kindheit. Sie können sie direkt als
Cracker essen oder sie zerkleinern und als Müsli mit
Ihrer bevorzugten Pflanzenmilch genießen.

ZUTATEN

50 g glutenfreie Haferflocken

120 ml ungesüßte Pflanzenmilch

1 großer Apfel, gerieben

½ TL Zimt (oder mehr, wenn gewünscht)

ZUBEREITUNG

1. Alle Zutaten in einer großen Schüssel miteinander vermischen.

2. Die Mischung auf einer Dörrfolie in einen Dörrautomaten
geben und einige Stunden lang dehydrieren, bis sie sich trocken anfühlt.

3. Entfernen Sie dann die Dörrfolie und trocknen Sie die einmal gewendete Mischung weitere 2–8 Stunden direkt auf dem
Sieb oder so lange, bis die gewünschte Knusprigkeit erreicht
ist.

Chef AJs Tipp

*Wenn Sie sich darum sorgen,
ob Sie ausreichend Omega-
3-Fettsäuren zu sich neh-
men, fügen Sie einen Ess-
löffel gemahlene Leinsamen
oder Chiasamen hinzu.
Diejenigen, die nicht am
U.-A.-Programm teilnehmen,
können noch 2 Esslöffel
Johannisbeeren hinzufügen.
Wenn es für Sie immer
noch nicht süß genug ist,
können Sie einen Teil oder
die gesamte Pflanzenmilch
durch ungesüßten Apfelsaft
ersetzen.*

Grünkohl-Chips nach Nacho-Art

Die meisten Grünkohl-chips sind voller Fett und Salz, aber nicht diese.
Wenn Sie dachten, Sie dürften nie wieder etwas essen, das wie die *Nacho Cheese Doritos* schmeckt, denken Sie jetzt noch einmal darüber nach!

ZUTATEN

285 g Grünkohl, gehackt

450 g TK-Blumenkohl, auf-getaut

1 geröstete rote Paprika (wenn Sie welche aus dem Glas verwenden, weichen Sie sie zuerst in Wasser ein, um das Salz zu ent-fernen)

3 EL Zitronensaft

2 TL Paprikapulver, geräuchert (nicht das normale Paprikapulver)

½ TL Zwiebelpulver

½ TL Knoblauchpulver

½ TL Chipotle-Pulver

60 ml Wasser (oder gerade genug, um den Teig zu mischen)

15 g Nährhefe

ZUBEREITUNG

1. Den Grünkohl in eine große Schüssel geben. Die restlichen Zutaten in einen Mixer geben und glatt rühren. Wenn sich die Zutaten nicht leicht mischen lassen, geben Sie nach und nach noch einen Esslöffel Wasser hinzu, bis Sie einen glatten Teig erhalten. Die Masse wird recht dick sein. Den Teig über den Grünkohl gießen und gut mit den Händen (latexfreie Hand-schuhe anziehen) einarbeiten.

2. Wenn Sie die Grünkohlchips mit mehr Teig wünschen, machen Sie die anderthalbfache Menge Teig für dieselbe Menge Grünkohl.

3. Legen Sie den Grünkohl auf zwei mit Dörrfolie versehene Ablagen und dörren Sie ihn bei der gewünschten Temperatur ei-nige Stunden lang, bis er sich trocken anfühlt. Wenden Sie dann die Chips, entfernen Sie die Dörrfolie und dehydrieren Sie wei-ter, bis sie trocken sind. Dies kann weitere 2–8 Stunden dauern, abhängig von der Dörrtemperatur, der Luftfeuchtigkeit, der Füll-menge Ihres Dörrautomaten und der freigelegten Oberfläche.

4. Lassen Sie die Chips abkühlen und lagern Sie sie in einem luftdichten Behälter – also, wenn es noch etwas zu lagern gibt, da die meisten Leute sie alle direkt aufessen!

◇◇◇◇◇◇◇◇◇◇◇◇◇◇◇◇◇◇◇◇◇◇◇◇◇◇◇◇◇◇◇◇◇◇◇◇

Chef AJs Tipps

- *Chipotle-Schoten sind geräucherte Jalapeño Schoten. Sie ver-leihen einen rauchigen Geschmack und sind nur leicht würzig. Wenn Sie möchten, dass die Chips noch schärfer werden, er-setzen Sie das Chipotle-Pulver durch zerkleinerte Paprikaflocken.*
- *Ich habe kein Glück damit, Grünkohlchips im Ofen zuzu-bereiten, sie werden immer zu spröde und bröckelig.*
- *Wenn der Dörrautomat Excalibur Ihr Budget sprengt, können Sie auch einen günstigeren erwerben.*
- *Ich verwende die Chipskrümel gerne als Belag für Suppen und Salate.*

Vanille-Frosting

Um eine köstliche cremige Füllung für Sandwich-Kekse
zu erhalten, geben Sie 500 g gebackene, geschälte japanische Süßkartoffeln, einen halben Teelöffel Vanillepulver und 60 ml (4 Esslöffel) Dattelpaste (Rezept in
Unprocessed) in eine Küchenmaschine mit Messereinsatz. Geben Sie einen Esslöffel ungesüßte Pflanzenmilch hinzu, um eine dicke, aber glatte Füllung zu
erhalten. Sie werden wahrscheinlich ungefähr insgesamt 60 ml Milch brauchen.
Die Füllung können Sie großzügig zwischen zwei *Süß-
kartoffelkeksen* verteilen. Bitte machen Sie dies nur,
wenn Sie Ihr Zielgewicht erreicht haben und das Konsumieren von Datteln für Sie kein Suchtauslöser ist.

Süßkartoffelkekse

Im Gegensatz zu Keksen aus Mehl und Zucker bestehen diese kleinen Köstlichkeiten hauptsächlich aus Stärke, Haferflocken und Süßkartoffeln. Sie sind ein toller Snack für unterwegs.

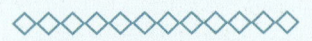

Chef AJs Tipp

Wenn Sie diese Kekse etwas süßer haben möchten, reduzieren Sie den Anteil an Haferflocken.

ZUTATEN

1.400 g *Süßkartoffelmousse* (Rezept auf Seite 272) oder *Karamellpudding* (Rezept auf Seite 270)

1 kg Großblatt-Haferflocken, glutenfrei

ZUBEREITUNG

1. Alle Zutaten mischen, bis sie sich vollständig miteinander verbunden haben.

2. Verwenden Sie einen Eisportionierer oder rollen Sie einzelne Kugeln aus dem Teig und legen Sie die Kekse einzeln auf eine mit einer Dörrfolie versehene Ablage. Plätten Sie jeden Keks vorsichtig mit der angefeuchteten Handfläche.

3. Dehydrieren Sie die Kekse einige Stunden lang in einem Dörrautomat, bis sie sich trocken anfühlen. Entfernen Sie dann die Dörrfolie und drehen Sie die Kekse um und trocknen Sie sie einige Stunden lang direkt auf der Ablage oder so lange, bis der gewünschte Knusprigkeitsgrad erreicht ist.

4. Die Kekse härten während des Abkühlens noch weiter aus. Wenn Sie schwache Zähne haben, tunken Sie die Kekse vor dem Essen in Pflanzenmilch.

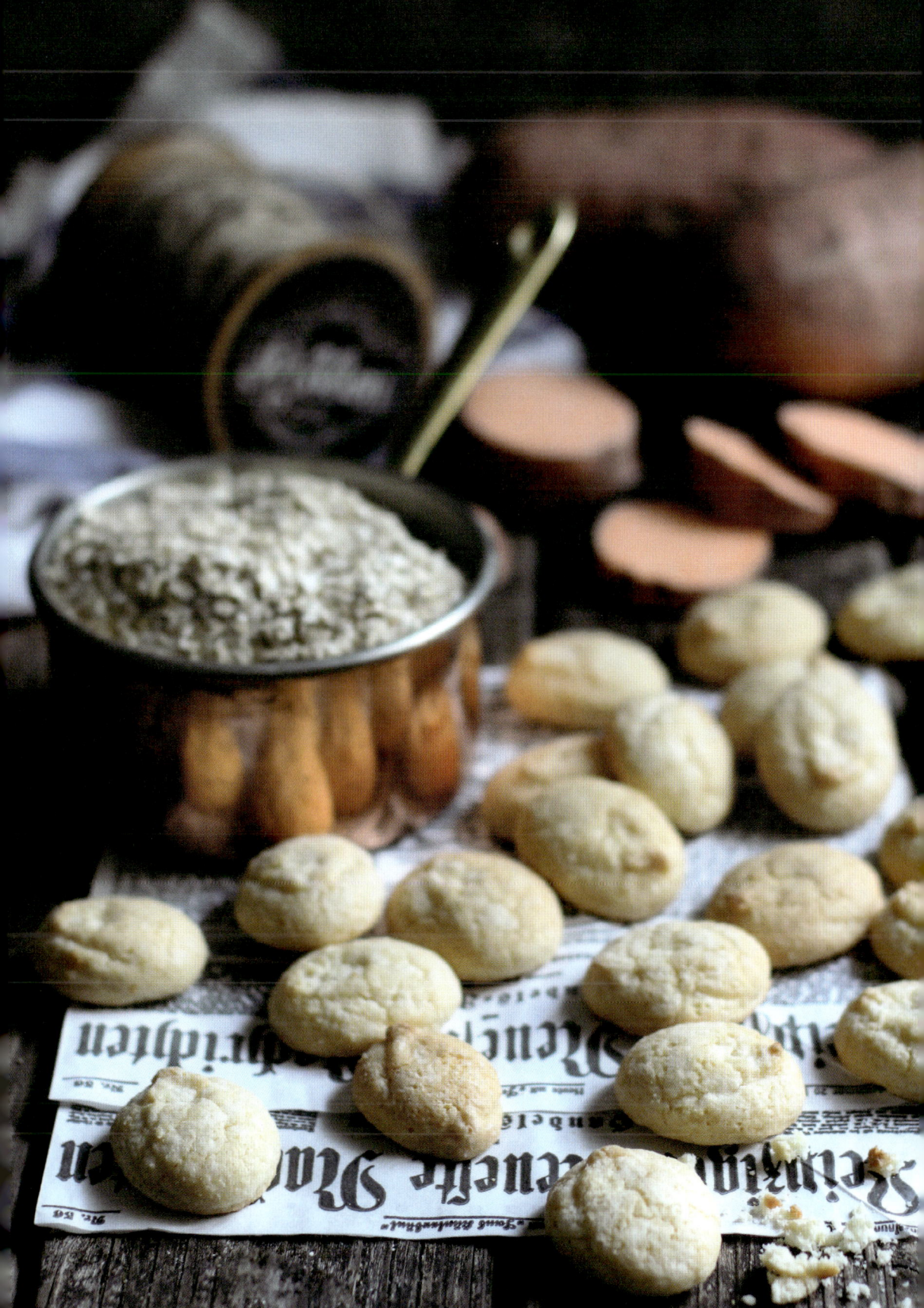

Herzhafte Cracker

Viele Teilnehmer sagen mir, dass eine der größten Schwierigkeiten bei der mehlfreien Ernährung ist, dass sie knusprige Lebensmittel wie Cracker vermissen. Obwohl man mittlerweile etwas gesündere Cracker kaufen kann, habe ich immer noch keine Handelsmarke gefunden, die entweder nicht fetthaltig war oder kein Salz enthielt. Also lassen Sie uns einfach kreativ werden und selbst Cracker aus verschiedenen geschnittenen Gemüsesorten machen, denn das macht auch noch Spaß! Diese Cracker passen hervorragend zu jeglichen Suppenrezepten oder als Croutons über Salate.

ZUTATEN

200 g Hafergrütze

950 ml natriumfreie Gemüsebrühe oder Wasser

1 große Knoblauchzehe, gepresst (oder mehr, wenn gewünscht)

85 g sonnengetrocknete Tomaten (öl- und salzfrei), in kleine Stücke geschnitten

30 g getrocknete Pilze, in kleine Stücke gehackt

30 g frisches Basilikum in lange, dünne Streifen geschnitten

30 g Rotalgen mit ganzen Blättern (optional) – Ich kaufe *Applewood Smoked Dulse* bei *www.seaveg.com*.

ZUBEREITUNG

1. Alle Zutaten bis auf das Basilikum in einen mittelgroßen Topf geben und zum Kochen bringen. Die Hitze reduzieren, sodass das Gericht nur noch simmert, abdecken und ca. 10 Minuten simmern lassen, bis die gesamte Flüssigkeit absorbiert und der Hafer gegart ist.

2. Frisches Basilikum und Rotalgen (wenn verwendet) unterheben.

3. Die Mischung auf eine Dörrfolie in einen Dörrautomaten geben und einige Stunden lang dehydrieren, bis sie sich trocken anfühlt. Entfernen Sie dann die Dörrfolie und trocknen Sie die einmal gewendete Mischung weitere 2–8 Stunden direkt auf dem Sieb oder so lange, bis die gewünschte Knusprigkeit erreicht ist.

Tropische Köstlichkeiten

Für mich sind das die perfekten Kekse. Superknusprig und nicht zu süß. Und weil sie getrocknet sind, halten sie sehr lange.

ZUTATEN

500 g gefrorene Mango, aufgetaut

500 g sehr reife Bananen, nach dem Schälen gewogen (3–5 je nach Größe der Bananen) – bitte holen Sie sich eine Lebensmittelwaage. Sie sind preiswert und nützlich. Sie können sie auch zum Abwiegen von Briefen verwenden.

1 kg glutenfreie Haferflocken – ich mag die extra dick geschnittenen

Ungesüßte Kokosnuss-Raspeln zur Dekoration (optional)

Chef AJs Tipp

Wenn Himbeeren gerade Saison haben und somit auch süß sind, setze ich vor dem Dehydrieren in die Mitte jedes Kekses gerne eine Himbeere, was sehr hübsch aussieht.

ZUBEREITUNG

1. Das Obst in einem Mixer glatt rühren, über die Haferflocken gießen und gut mischen.

2. Verwenden Sie einen Eisportionierer und legen Sie die Kekse einzeln auf eine mit einer Dörrfolie versehene Ablage. Es sollten ca. 16 Kekse auf eine Ablage passen, daher benötigen Sie mindestens 3 Ablagen, da dies mindestens 36 Kekse ergibt.

3. Plätten Sie jeden Keks vorsichtig mit angefeuchteten Händen. Nach Belieben mit ungesüßten Kokosnuss-Raspeln bestreuen.

4. Bei der gewünschten Temperatur dehydrieren, bis sich die Kekse trocken anfühlen, mindestens 2 Stunden, dann umdrehen, die Dörrfolie entfernen und weitere 2–8 Stunden direkt auf der Ablage dehydrieren, bis sie vollständig getrocknet sind. Wie lange Sie sie dörren, hängt davon ab, welche Temperatur Sie verwenden und wie knusprig Sie die Kekse haben möchten.

Einige meiner Lieblingsdinge in der Küche

Die folgende Liste von Küchenwerkzeugen und Zutaten kann Sie bei der Herstellung vieler dieser Rezepte unterstützen. Sie sind nicht wesentlich, aber von mir empfohlen. Das einzige Gerät, von dem ich glaube, dass es für eine gesunde Ernährung unbedingt erforderlich ist, ist der Schnellkochtopf.

Dörrautomat

Kaufen Sie sich einen großen Dörrautomaten mit 9 Einschüben, damit Sie auch Grünkohl-Chips darin machen können. Am besten gleich mit Dörrfolie, den sonst geben Sie ein Vermögen für Backpapier aus, das auch nicht besonders umweltfreundlich ist.

Ich hatte noch nie Erfolg damit, ein getrocknetes Rezept im Ofen zuzubereiten. Sie können leicht Ihre eigenen sonnengetrockneten Tomaten herstellen, wenn die Tomaten reif sind und Saison haben. Diese Maschine macht sich wirklich sehr bezahlt.

Elektrischer Schnellkochtopf

Dies ist das wichtigste Gerät für alle, die sich gesund ernähren und dabei Zeit und Geld sparen möchten. Ich lebe jetzt seit über vierzig Jahren vegan, und die Leute sagen mir ständig, dass auch sie gesünder essen würden, wenn sie mehr Zeit und Geld hätten. Nun, wenn Sie anfangen, in einem Schnellkochtopf zu kochen, werden Sie beides haben. Sie können kiloweise Bohnen für viel weniger Geld als zum Preis einer einzelnen Dose kochen! Und statt zweieinhalb Stunden dauert es nur zwanzig Minuten.

Sie können in nur fünf Minuten Hafergrütze und in einer Minute Quinoa kochen! Der Schnellkochtopf ist aus vielen Gründen mein Lieblings-Gerät. Er hat einen Einsatz aus rostfreiem Stahl und ersetzt viele Ihrer anderen Geräte wie den Reiskocher und den Slow Cooker. Sie können direkt im Topf genauso wie auf dem Herd sautieren und sogar Joghurt darin zubereiten. Wenn Sie noch keinen haben, empfehle ich Ihnen das 8-Liter-Modell. Das 3-Liter-Modell ist eine wunderbare Größe für unterwegs.

Süßer Essig

Einige Leute wollen einfach nicht viel Geld für besondere Balsamicoessige ausgeben, besonders nicht für den Versand. Der süße Essig, den ich verwende, ist dick und sirupartig und enthält nur 4 % Säure, im Gegensatz zu den 6 % in den meisten Essigen. Er wird Sie dazu bringen, sich in Ihre Salate verlieben. Er vereint eigentlich alles, was man für ein Dressing benötigt. Ich mag es, ihn zu gleichen Teilen mit Limettensaft zu mischen, um die Süße ein wenig zu verringern und ihn für mein charakteristisches *Dressing, das einen aus den Socken haut* zu verwenden (Rezept auf Seite 216). Er eignet sich auch hervorragend zum Braten von Gemüse und zu gedünstetem Gemüse.

Silikon-Backformen und -Backmatten

Jedes Mal, wenn ich einen Koch sehe, der Backpapier benutzt, schüttelt es mich! Wir müssen an die Umwelt denken, Leute! Ich verwende seit über dreißig Jahren dieselbe Silikon-Backmatte. Sie müssen kein Markenprodukt kaufen, aber Sie sollten sich eine Backmatte besorgen, wenn Sie Lebensmittel ohne Öl zubereiten möchten. Geröstetes Gemüse und Bohnenburger haben bei mir auf Backpapier oft geklebt, aber niemals auf Silikon. Es verfärbt sich beim Gebrauch, ist aber sehr leicht zu reinigen. Zum Backen gibt es Silikonbackformen in unzähligen Formen und Größen. Ich empfehle, dass Sie mindestens eine Muffinform und eine 20–22 cm große quadratische Form kaufen.

Hochleistungsmixer

Wenn Sie in Minutenschnelle heiße Suppen und cremige Sorbets zubereiten möchten, ist ein leistungsstarker Mixer genau das Richtige.

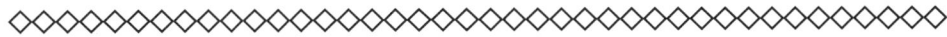

Bezugsquellen

Die meisten der im Buch erwähnten Produkte sind in gängigen Naturkostläden erhältlich.

Sie können sie auch direkt über unseren Online-Shop www.narayana-verlag.de in der Kategorie „Naturkost" erhalten.

Dort finden Sie ein großes Sortiment an ausgewählten Naturkostprodukten, u. a. auch seltene Produkte wie Yacon-Sirup. Auch Nahrungsergänzungsmittel unserer Eigenmarke „Unimedica" und viele Superfoods sind dort erhältlich.

Index

S

Danksagung

Vielen Dank an Dr. Alan Goldhamer, Dr. Doug
Lisle und Dr. John McDougall, die mir alles
beigebracht haben, was ich über gesundes
Abnehmen weiß.
Vielen Dank an John Pierre, der mir beigebracht hat, Spaß am Sport zu haben, und mich
dazu inspiriert hat, ein freundlicherer und mit-
fühlenderer Mensch zu werden.
Vielen Dank an Janell Parque für ihre hervorragende Bearbeitung und an meinen Co-Autor
Glen Merzer, ohne dessen kreative Beiträge dieses Buch niemals fertiggestellt worden wäre.
Vielen Dank an Ananda Prohs, meinen Reiki-
Guru, und Bailey, mein Krafttier, dass sie mich
mit Licht und Liebe erfüllt haben.
Vielen Dank an alle Teilnehmer des *ultimativen Abnehm-Programms* für ihren Mut, ihre Aus-
dauer und ihre Unterstützung.
Und ich danke meinem Mann Charles, der
mich liebt, egal ob ich fett oder dünn bin.

Abbildungsverzeichnis

Chef AJ und Glen Merzer: S. XVII, S. 25–27,
Shutterstock.com: S. XII Konstanttin, S. XVIII, S. 113 Brent
Hofacker, S. 9 Kristine Dzalbe, S. 18 Ildi Papp, S. 44 TalyaAL,
S. 52 Stefan Schurr, S. 87 Sam Thomas A., S. 93 ifong,
S. 94 Romolo Tavani, S. 114 Jacob Lund, S. 304 S-Photo;
alle weiteren Abbildungen Sylwia Erdmanska-Kolanczyk

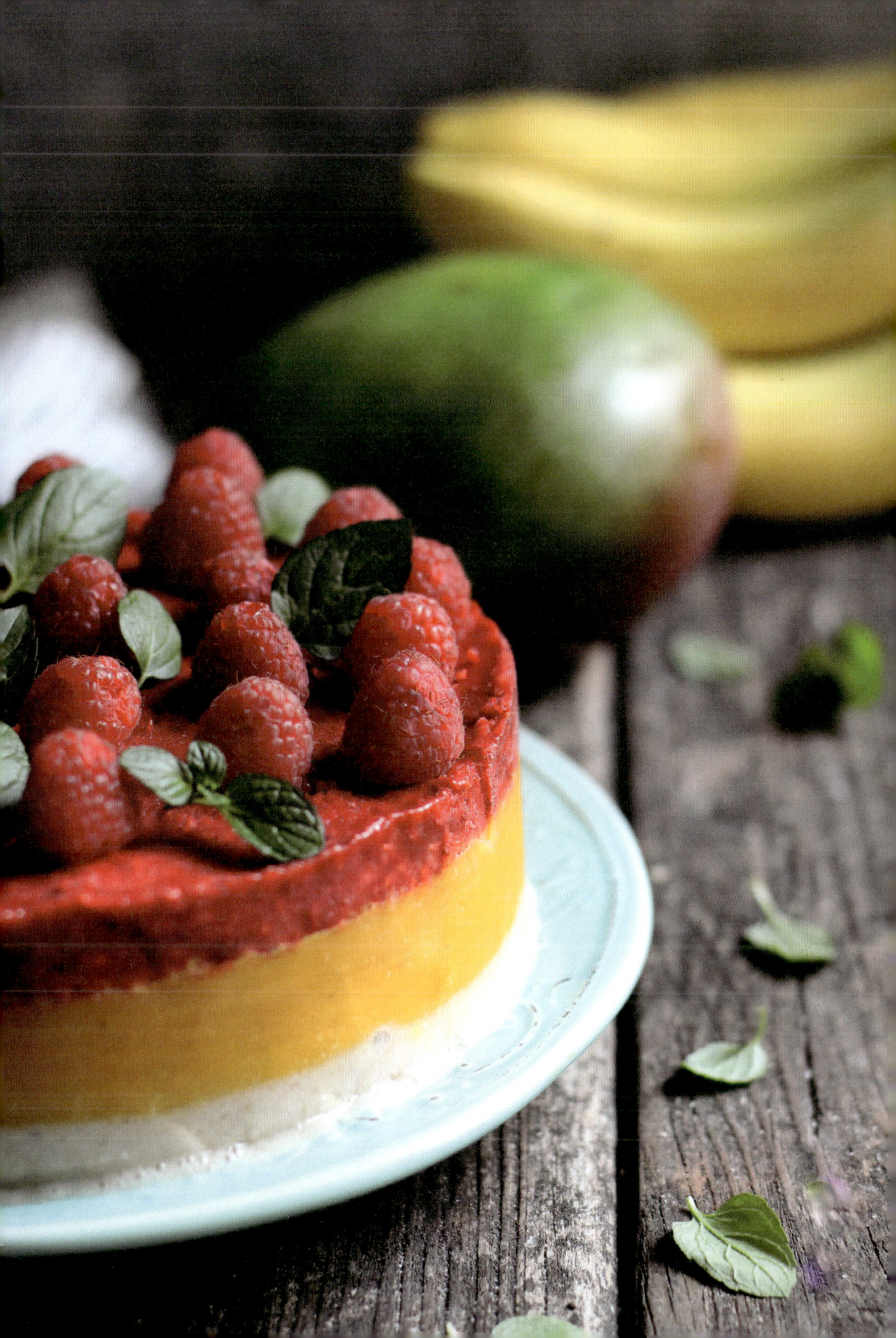

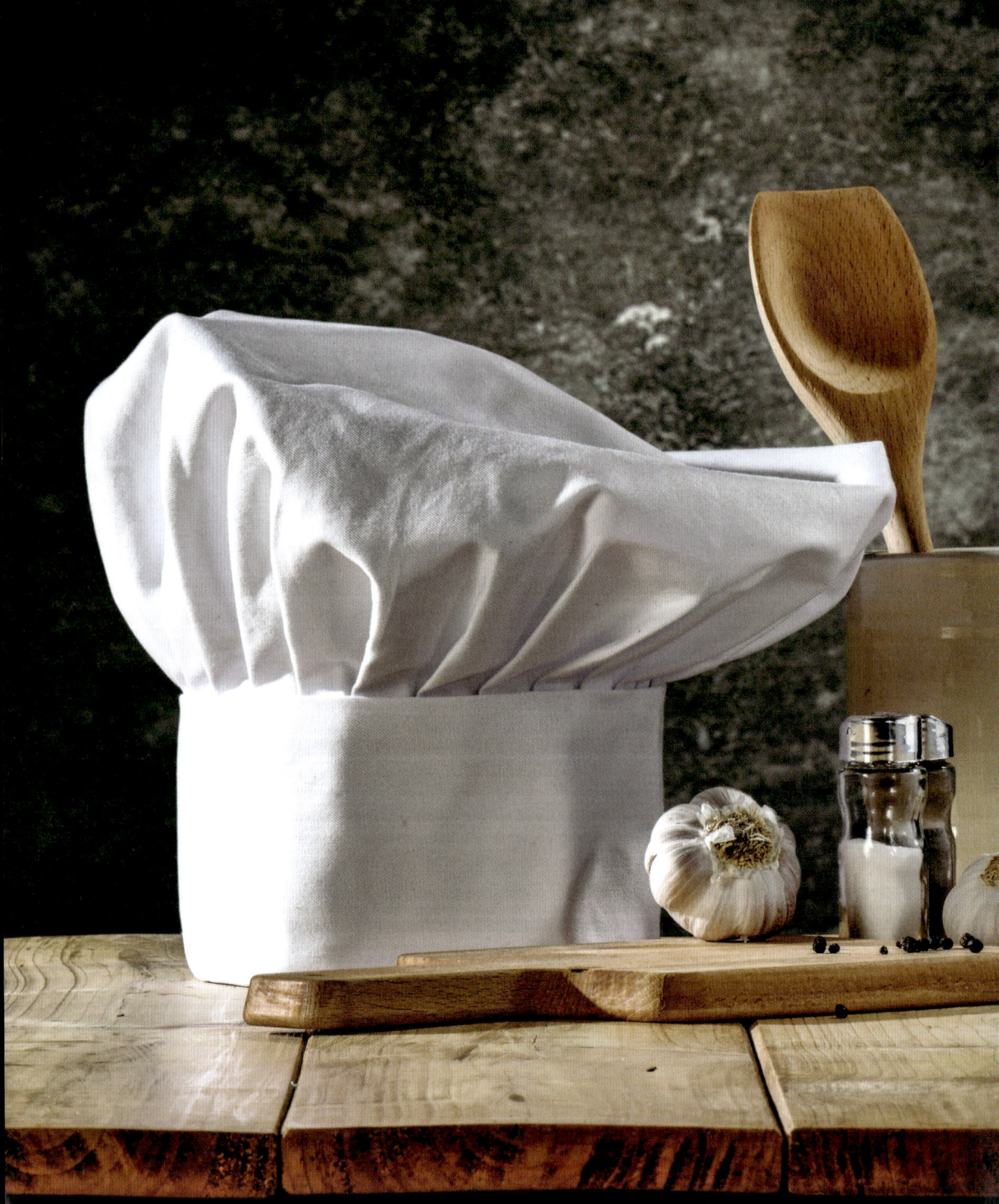

Über die Autoren

Chef AJ ist die Autorin des beliebten Buches *Unprocessed*, das ihre Reise von einem Junkfood-Veganer mit der Diagnose präkanzeröse Polypen bis zum Erlernen einer Ernährungsweise, die den Körper nährt und heilt, aufzeichnet. Sie war im Alter von fünf Jahren übergewichtig, im Alter von elf Jahren fettleibig und näherte sich in ihren Zwanzigern der 200-Pfund-Marke. Als sie die Geheimnisse für ultimatives Abnehmen entdeckte, begann sie diese wichtigen Informationen mit anderen zu teilen.

Chef AJ begann ihre Karriere mit einem Comedy-Act und trat viermal in der *Tonight Show* auf. Sie ist die Schöpferin des *ultimativen Abnehm-Programms* und des *Healthy Taste of LA*. Sie hat ein Zertifikat in *Plant-Based Nutrition* von *eCornell* & the *T. Colin Campbell Center for Nutrition Studies*. Sie widmet sich dem Unterrichten, wie man Mahlzeiten kreiert, die die Gesundheit zu transformieren, während man mit Heißhungerattacken und Esssucht umgeht. Sie praktiziert seit über vierzig Jahren eine rein pflanzliche Ernährung.

Weitere Informationen (in englischer Sprache) erhalten Sie unter:
www.eatunprocessed.com
Facebook: chef.aj1
Youtube: chef aj

Glen Merzer ist Dramatiker, Drehbuchautor und Autor. Er ist stolz darauf, Co-Autor von Chef AJs erstem Buch *Unprocessed* zu sein. Er ist Co-Autor von Howard Lyman im Buch *Mad Cowboy and No More Bull!*, von Pam Popper im Buch *Food over Medicine*; von Del Srouf in *Better Than Vegan* und von Benji Kurtz in *The Plant Advantage*. Sein erster Roman, *Off the Reservation*, die Geschichte eines veganen Kongressabgeordneten aus Bloomington, IN, der für das Präsidentenamt kandidiert, wurde von *Kirkus Reviews* als einer der besten Indie-Romane des Jahres 2015 und von *The Progressive Magazine* als eines ihrer Lieblingsbücher des Jahres 2015 ausgewählt.

Lob von Ärzten für
»Das Erfolgsrezept für ultimatives Abnehmen«

Die überlebensgroße Persönlichkeit von Chef AJ ebnet den Weg zu einer Diät, die Sie einhalten müssen, um gesund zu bleiben und das Leben genießen zu können. Ihre persönlichen und beruflichen Erfahrungen haben ihr das Recht eingebracht, als die Weltexpertin für »die wichtigen Veränderungen« zu gelten.

— **Dr. John McDougall, Mitbegründer des McDougall Programms, Autor von »Noch nie war Abnehmen so einfach«**

Dieses Buch wird Ihr Leben retten. Chef AJ packt Nahrungssucht und Gewichtsprobleme direkt und ehrlich an und gibt Ihnen alles, was Sie brauchen, um gesund zu werden und es zu bleiben. Sie ist so warmherzig, ehrlich, ermutigend und verständnisvoll, dass Sie das Gefühl haben, von einer neuen Freundin auf jedem Schritt des Weges begleitet zu werden.

— **Dr. Neal D. Barnard, F.A.C.C., außerordentlicher Professor für Medizin an der George Washington University School of Medicine, Präsident des Physicians Committee for Responsible Medicine, Washington, D.C., Autor von »Powerfoods für das Gehirn«, »Raus aus der Käsefalle« und weitere**

Ich bin Autor des New York Times Bestsellers HOW NOT TO DIE, und wenn Sie nur den Buchstaben T zu meinem Buch hinzufügen, werden Sie im Wesentlichen alles lernen, was Sie über How Not to DieT wissen müssen, indem Sie das Buch von Chef AJ lesen. Die gleichen Ernährungsprinzipien, die das Leben meiner geliebten Großmutter gerettet haben, sind in diesem Buch beschrieben und könnten auch Ihres retten.

— **Dr. Michael Greger, F.A.C.L.M. von NutritionFacts.org, Autor von »HOW NOT TO DIE« und »Das HOW NOT TO DIE Kochbuch«**

Chef AJ's Buch ist Ihr Rezept für ein viel gesünderes Leben. Chef AJ teilt eindringlich ihre persönlichen Probleme mit dem Essen und die unglaublich praktischen und lebenstransformierenden Erkenntnisse, die sie gewonnen hat. Ihr Schreibstil ist der Stil, mit dem sie sich dem Leben nähert – optimistisch, verspielt und inspirierend. Ich weiß, dass viele meiner Patienten von diesem Buch profitieren werden.

— **Dr. Robert Ostfeld, MSc, Direktor für präventive Kardiologie, Montefiore Health System**

Chef AJ hat einen einfachen, logikbasierten Ansatz für das Gewichts- und Gesundheitsmanagement geschrieben. Sie ist ein lebendiges Zeugnis ihrer Arbeit. Sie ist ein Modell für den lebenden Nutzen einer pflanzlichen Ernährungsweise. Folgen Sie ihren Anleitungen und ihren Ratschlägen für ein langes, aktives und strahlendes Leben. Unter dem Gesichtspunkt der öffentlichen Gesundheit ist dies der Ansatz der Bevölkerungsgesundheit.

— **Dr. Terry Mason, C.O.O., Cook County Department of Public Health**

Dieses Buch ist ein Muss für mindestens 70 % der US-Bevölkerung. Als praktizierender Kardiologe sehe ich neben vielen anderen komorbiden Zuständen, die zum Fortschreiten ihrer Herzerkrankung beitragen, viele Patienten mit Adipositas. Ich habe oft zu vielen meiner Patienten gesagt: »Sie brauchen keinen Kardiologen, Sie brauchen einen Koch.« Chef AJ ist dieser Koch. Die Wörter in diesem Buch stammen aus dem Herzen einer Köchin und sind für das Herz des Patienten von Vorteil.

— **Dr. Baxter Montgomery, F.A.C.C., Klinischer Assistenzprofessor für Medizin am Health Science Center der Universität von Texas, Houston, Gründer von Montgomery Heart and Wellness**

Chef AJ hat in diesem Buch das perfekte Rezept für Heilung und Ganzheit mit einer großzügigen Prise Weisheit, Erfahrung, Transparenz, Hoffnung und Spaß entwickelt. Die kreativen und praktischen Schritte, die mit köstlichen Rezepten vermischt sind, verleihen den Geschmacksnerven, der Gesundheit des Körpers und der Freiheit, wirklich zu leben, Glück.

— **Dr. Scott Stoll, Mitbegründer Plantrician Project and International Plant Based Nutrition Healthcare Conference, 1994 Olympian, Bestsellerautor und inspirierender Pädagoge**

Chef AJ hat die Antwort auf dauerhaften Gewichts-verlust und ausgezeichnete Gesundheit vereinfacht. Sie ist eine sehr überzeugende Mentorin und wird bald Ihre Freundin werden. Ich empfehle, dass Sie ihrem Buch Ihre größte Aufmerksamkeit schenken.

— Dr. Craig McDougall, Arzt am Dr. McDougall's Health and Medical Center

Nahrungsmittelsucht ist real, sie kann hart, heraus-fordernd und äußerst schmerzhaft sein … aber sie muss es nicht mehr sein. In ihrem neuen Buch teilt Chef AJ die Erkenntnisse und Strategien, die Ihnen dabei helfen, den Kreislauf zu durchbrechen und sich selbst zu einer besseren und lang anhaltenden Gesundheit zu befähigen. Ihre Ehrlichkeit und Ver-letzlichkeit beim Teilen ihrer eigenen Erfahrungen sind lobenswert und werden sich für jeden, der mit Gewichtsverlust zu kämpfen hat, als unschätzbar wertvoll erweisen. Und Chef AJ gibt Ihnen nicht nur einen überzeugenden Grund, warum es Zeit für Veränderungen ist, sondern zeigt Ihnen mit über 100 köstlichen Rezepten, von denen wir einige gerne probiert haben, wie Sie diese Veränderung für sich und Ihre Lieben einfach und köstlich durchführen können!

— Dr. Alona Pulde und Dr. Matthew Lederman, New York Times Bestsellerautoren

Dies ist ein potenziell lebensveränderndes Buch für die Millionen von Amerikanern da draußen, die Schwierigkeiten haben, Gewicht zu verlieren und ihre Nahrungssucht zu überwinden, obwohl sie Diät für Diät versuchen. Chef AJ bietet einen einfachen, kostengünstigen und unglaublich ef-fektiven Ansatz, bei dem keine neue Mode-Diät, sondern ein gesunder Ernährungsstil auf der Basis von natürlichen pflanzlichen Lebensmitteln zum Einsatz kommt. Befolgen Sie ihren Rat und ich bin zuversichtlich, dass Sie ein gesundes Gewicht erreichen und es beibehalten werden!

— Dr. Anthony Lim, J.D., Ärztlicher Direktor, The McDougall Program, Staff Physician, TrueNorth Health Center

Chef AJ ist eine echte Erfolgsgeschichte und ein echter Motivator. Das Lesen über ihre lebenslangen Kämpfe und ihren späteren Erfolg wird jeden inspirieren, der nach einem Vorbild sucht, dem er folgen kann. Sie bietet einen so gesunden Menschenverstand und

einen einfachen Weg zum Erfolg, dass Sie nach ihrem weisen Rat nichts falsch machen können.

— Dr. Garth Davis, Autor, »Proteinaholic«

Ich kenne die Arbeit von Chef AJ seit über einem Jahrzehnt, und dieses Buch fasst alles wunderbar und sehr nützlich zusammen. Anhand ihrer eigenen Geschichte zeigt sie die Schwierigkeit des Problems und einen Ansatz, der funktioniert. Sie mischt die weiche, emotionale Zutat mit den harten Kalorien, um etwas zu bilden, das verdaulich und gesund ist. Es ist eine gute Lektüre.

— Dr. Roger L. Gould, Autor, Shrink Yourself

Chef AJ hat es wieder geschafft. Angetrieben von einer tiefen persönlichen Leidenschaft und ihrem Gespür für gesunde Küche, schenkt uns AJ nicht nur noch mehr köstliche Rezepte, sondern auch einfache Weisheiten, mit denen jeder auf seinem eigenen Wellness-Weg bleiben kann.

— Dr. Pam Peeke, MPH, F.A.C.P., F.A.C.S.M., Pew Foundation Scholar in Nutrition, University of Maryland, Autorin des NYT-Bestsellers The Hunger Fix: The 3 Stage Detox and Recovery Plan for Overeating and Food Addiction

Wenn Sie für immer abnehmen wollen, indem Sie essen, wenn Sie hungrig sind, und essen, bis Sie satt sind, lesen Sie dieses Buch. Folgen Sie dem Plan von Chef AJ, und Sie werden Erfolg haben. Ihre per-sönlichen Erfahrungsberichte und ihre berufliche Erfahrung werden in diesem Buch auf eine Weise kombiniert, die motivierend, ermutigend, nachvoll-ziehbar und klar ist. Ich freue mich darauf, es mei-nen Patienten zu empfehlen.

— Dr. Thomas M. Campbell, Co-Autor, »The China Study« und Autor, »The China Study Solution«

Nachdem sie so vielen geholfen hat, eine bessere Gesundheit zu erreichen, indem sie ihre Gewichts-abnahmeziele erreichen, verdient Chef AJ ihren Ruf, genau zu verstehen, was Menschen brauchen, um erfolgreich zu sein. Ihr entzückender Humor und ihre prägnante Offenheit wurden wieder ein-mal in einem informativen Ratgeber zusammen-gefasst, der es wert ist, gelesen zu werden.

— Dr. Linda Carney, erste medizinische Direk-torin von Rip Esselstyn's Engine 2 Immersions

Lob von Gesundheits- und Fitness-Experten für »Das Erfolgsrezept für ultimatives Abnehmen«

Es ist eine Sache, einem »Diät-Doktor« zuzuhören oder sein Buch über ein neues Gimmick zur Gewichtsabnahme zu lesen. Es ist schon etwas ganz anderes, wenn eine Spitzenköchin, die die Reise wirklich selbst gemacht hat, genau erklärt, wie sie ihren Körper wiederhergestellt und ihr Selbstwertgefühl zurückgewonnen hat. Chef AJ ist ein Coach wie kein anderer in der Welt der pflanzlichen Ernährung. Ihre Leidenschaft für ihr Handwerk ist ansteckend und widerstandsfähig – und kann Sie auf einer Welle der Aufregung mitnehmen und Ihnen ein ganz neues Ich versprechen. Es wurden über 75.000 Bücher zum Thema Gewichtsabnahme geschrieben. Vergessen Sie sie alle. Dieses ist das, was Sie wollen. Kaufen Sie es. Lesen Sie es. Schließen Sie sich AJ an und leben Sie es. Sie wird Ihnen genau zeigen, wie Sie die Wiedergeburt Ihres Geistes und das Leben, das Sie verdienen, bekommen können.

— Dr. Douglas J. Lisle, Gründer von Esteem Dynamics, Esteemdynamics.com

In ihrem neuen Buch entblößt Chef AJ ihre Seele und gibt dem Leser einen Einblick in die Herausforderungen, die sich beim Versuch ergeben, Gewicht zu verlieren und abzunehmen. Sie beschreibt einen Kampf, der von vielen geteilt wird, und enthüllt einen Plan, der tatsächlich für sie funktioniert hat und für jeden funktionieren wird, der bereit ist, die Strategien gewissenhaft anzuwenden. Sie hat ihre Fähigkeiten als professionelle Köchin genutzt und einfache Rezepte entwickelt, die den Übergang zu gesunder Ernährung erleichtern. Ich schlage vor, Sie lesen dieses Buch, lernen die Geheimnisse und genießen das Essen … Was haben SIE zu verlieren?

— Alan Goldhamer, D.C., Mitbegründer des TrueNorth Health Center, Co-Autor, »The Pleasure Trap«

Dies ist eine sehr wichtige Botschaft einer Autorin, die weiß, wie es ist, übergewichtig zu sein, und wie es ist, das Problem zu lösen. Eine großartige Lektüre, die einem ab und zu ein Lächeln auf die Lippen zaubert.

— T. Colin Campbell, Jacob Gould Schulman, emeritierter Professor von Nutritional Biochemistry, Cornell University

Wenn Sie jemals mit Übergewicht oder Fettleibigkeit zu kämpfen hatten, müssen Sie dieses Buch einfach lesen. Chef AJ erzählt eine Geschichte des persönlichen Sieges über das Gewicht, die Sie berühren, inspirieren und stärken wird. Sie teilt Geheimnisse, die Ihnen nicht nur helfen, dauerhaft abzunehmen, sondern auch außergewöhnliche Gesundheit fürs Leben zu erlangen. Ihr System ist einfach und funktioniert hervorragend. Mit über 100 fantastischen Rezepten auf pflanzlicher Basis erwartet Sie ein kulinarisches Abenteuer.

— Brenda Davis, R.D., Co-Autorin, »Becoming Vegan: Comprehensive and Express Editions«

Wenn Sie abnehmen und – was am wichtigsten ist – für immer schlank bleiben möchten, gibt es auf der Welt einfach keinen besseren Ratgeber als den von Chef AJ. Als ehemals fettleibige Esssüchtige versteht sie es, und sie versteht Sie. Das **ultimative Abnehm-Programm** ist ein Muss für jeden, der jemals mit Essen zu kämpfen hatte, Ihr Heureka!-Moment. Eine Schritt-für-Schritt-Bibel, die zweifellos Ihr Leben verändern wird!

— Rich Roll, Bestsellerautor, »Finding Ultra« und »Das Plantpower Kochbuch«

Chef AJ ist ein Juwel, ihre Informationen sind aus purem Gold und ihre Rezepte sind die Kronjuwelen. Das macht dieses Buch zu einem Werk von unschätzbarem Wert! Lassen Sie es geschehen!

— Rip Esselstyn, Autor des N.Y. Times Bestsellers, »The Engine 2 Diet« und des #1 Bestsellers »Stärker als Fleisch«

Als ebenfalls Esssüchtige mit einer glückseligen Genesung feiere ich den wertvollen Beitrag von Chef AJ, andere aus dem Gefängnis des Heißhungers, der Selbstdiskriminierung und des Gewichts zu befreien. So wenige Bücher über Gewichtsverlust kommen zu dem Problem hinter dem Problem. Dieses tut es – und es löst es auch.

— Victoria Moran, Autorin, »The Love-Powered Diet« und Direktorin, Main Street Vegan Academy

Als CEO von Whole Foods Markets seit 39 Jahren kann ich mit Zuversicht sagen, dass nur wenige Faktoren die Leistung unseres Unternehmens stärker beeinflussen als die Gesundheit und die Gesundheitskosten unserer Teammitglieder. Ich kann auch mit Zuversicht sagen, dass jeder, besonders diejenigen mit Gewichtsproblemen, von der Lektüre von Chef AJs Buch profitieren würde. Ich würde es von Herzen meinem Team und allen anderen empfehlen.

— John P. Mackey, CEO Whole Foods Markets

Wir sind große Fans der Rezepte von Chef AJ, die einfach zuzubereiten, lecker und bei unseren Lesern immer ein Gewinner sind.

— Brian Wendel, Präsident von Forks Over Knives, und Darshana Thacker, Forks Over Knives Chef

Chef AJ macht mich gespannt darauf, in die Küche zu gehen und ihre Rezepte auszuprobieren. Ihre Gerichte werden viele von Ihnen mit neuen Getreidesorten wie Quinoa und Hirse sowie mit neuen Gewürzen wie Chilipulver, Paprika und Knoblauch vertraut machen. Am wichtigsten ist, dass sie Zutaten verwendet, die ich leicht auf meinem lokalen Markt finden kann.

— Mary McDougall, Mitgründerin des McDougall Program

In einem Bereich, in dem die meisten Bücher mit Dogmen durchsetzt sind und grundlose Regeln und Beschränkungen auferlegen, schneidet Chef AJs Titel das Fett ab. AJ hat ihr Programm auf einer soliden wissenschaftlichen Grundlage aufgebaut und sich gleichzeitig mit den wesentlichen Komponenten der Verhaltensänderung befasst. Mit praktischen Richtlinien und einfachen, aber köstlichen Rezepten, die ich persönlich befolge und liebe, bietet dieses Buch die perfekte Balance zwischen Struktur und Flexibilität, um echte Ergebnisse zu erzielen. Ich kann es jedem empfehlen, der einen gesunden, nachhaltigen Fettabbau anstrebt.

— Dr. David Goldman, R.D., C.S.C.S., Direktor von Research and Education, MealLogger

Sie haben kein Gewichtsproblem. Sie haben ein mathematisches Problem. Diese einfache, fundierte Einsicht ist das Herzstück von Chef AJs brillantem Buch. Und wenn Sie es erst einmal verstanden haben, wird es Ihr Leben verändern. Mit ihrem typischen Humor, ihrer atemberaubenden Verletzlichkeit und ihrem flotten gesunden Menschenverstand zeigt uns Chef AJ, warum das Adipositas-Problem der Industrieländer nicht sein muss. Dass wir weder Kalorien noch Portionsgröße einschränken oder zählen oder Sport treiben müssen, bis uns die Köpfe rauchen. Wenn Sie erst einmal die Fülle an Lebensmitteln entdeckt haben, die für Sie, mich und alle Menschen entwickelt wurden, werden die Pfunde dahinschmelzen und Sie werden die Freude verspüren, Ihr Gesundheitsschicksal wieder unter Kontrolle zu haben. Schalten Sie die spätabendlichen Werbesendungen aus, in denen Trainingsgeräte und Fettverbrennungs-Schwachsinn verkauft werden. Ignorieren Sie die Pseudo-Experten, die Sie auffordern, Ihre Verdauung mit gefährlichen Modeprotokollen zu manipulieren. Lehnen Sie höflich die Angebote Ihrer Multi-Level-Marketing-Freunde ab, die Ihnen für vierzig Dollar pro Liter exotische, fette Superfoods aus dem Dschungel von Borneo verkaufen wollen.

Lesen Sie dieses Buch. Weinen Sie. Lachen Sie. Entdecken Sie. Machen Sie. Jubeln Sie. Und dann teilen Sie diese Nachricht mit anderen.

— Dr. Howard Jacobson, mitwirkender Autor von »Whole: Rethinking the Science of Nutrition« und »Proteinaholic«, Host, the Plant Yourself Podcast, PlantYourself.com

Die köstlichen, einfachen und überraschenden Rezepte in diesem Buch beweisen, dass das pflanzliche Essen, das AJ propagiert, nicht nur für diejenigen wunderbar ist, die abnehmen wollen, sondern auch für diejenigen, die ihre Gesundheit verändern wollen.

— Ann Crile Esselstyn, Autorin mit Jane Esselstyn, »Essen was das Herz begehrt«

Chef AJ artikuliert eloquent eine der mächtigsten und lebensveränderndsten Methoden, um mit Erfolgsrezepten für ultimatives Abnehmen Ihr Idealgewicht zu erreichen. Seien wir ehrlich, Abnehmen ist schwer. Deshalb kämpfen die meisten von uns damit. Aber Chef AJ erklärt, wie Sie Ihr Gewicht für immer kontrollieren können. Das Verständnis der Nährstoff- und Kaloriendichte ist von größter Bedeutung, und niemand erklärt es besser als Chef AJ. Sie teilt auch ihre eigene inspirierende Gewichtsabnahme-Reise mit uns, und sie teilt ihre Geheimnisse mit uns. Wenn Sie Ihr Idealgewicht noch nicht erreicht haben, ist Chef AJs Buch ein absolutes Muss.

— Robert Cheeke, Gründer/Präsident, Vegan-Bodybuilding.com, Autor, »Shred It!«

Chef AJs Buch bringt das Thema Abnehmen definitiv auf den Punkt. Hier erfahren Sie, wie Sie Ihr Idealgewicht dauerhaft erreichen. Vor drei Jahren habe ich AJs Grundsätze in diesem unterhaltsamen und lehrreichen Buch verwendet, um 30 Pfund abzunehmen. Die Rezepte von AJ sind einfach, gesund, lecker und unterhaltsam zuzubereiten. Das kann jeder; Chef AJ macht es so einfach. Ihr Buch ist eine Blaupause für die Wiederherstellung Ihrer Jugend, Ihrer Kraft – und Ihrer Taille! Ganz einfach, das Programm von AJ funktioniert.

— Jeff Nelson, Gründer, vegsource.com und Healthy Lifestyle Expo

Wann immer mich jemand fragt, wie man mit einer pflanzlichen Ernährung gesund abnimmt, verweise ich ihn auf Chef AJ. Ich habe aus erster Hand die lebensverändernde Kraft und die wirklichen Ergebnisse ihres Ansatzes erlebt – durch ihre genial einfache Behandlung des kraftvollen Kaloriendichtekonzepts, der einfachen und köstlichen Rezepte und der genialen Techniken, die es praktisch und nachhaltig machen (auch unterwegs!). AJ hat uns allen einen Dienst erwiesen, indem sie wirklich das Geheimnis der gesunden Gewichtsabnahme lüftet.

— Matt Frazier, Autor, »No Meat Athlete« und »The No Meat Athlete – Das Kochbuch«

Chef AJ war meine allererste Liebe in der veganen Welt sowie meine erste persönliche Begegnung in der Bewegung. Ich traf sie 2013 auf dem NOLA VegFest, als ich gerade meine vegane Reise begann. Ihr erstes Buch, Unprocessed, war ein Gewinn für meine Frau und mich, als wir zu diesem Lebensstil wechselten. Seitdem habe ich AJ sprechen hören und ich habe sie mehrmals getroffen. Nicht nur meine Liebe hat sich vertieft, sondern auch mein Wissen über die Kaloriendichte und darüber, wie ich endlich erfolgreich und selbstbewusst das Gewicht senken kann. Dieses Mal habe ich 230 Pfund abgenommen, mit Pflanzen, mit Kaloriendichte und durch Chef AJs Vorbild und ihren sehr geradlinigen Ansatz. Dieser vermittelt, was sie von den WFPB-Giganten, insbesondere von Dr. McDougall, gelernt hat. Dieses Buch ist eine großartige Erweiterung des Werkzeugkastens und hat mich weitergebildet und befähigt, mich zuversichtlich zu fühlen, dass ich endlich das Erfolgsrezept für ultimatives Abnehmen gefunden habe. Ich liebe es, dieses Geheimnis teilen zu können, und dieses Buch hat es wirklich leicht gemacht. Und ihre Rezepte sind immer ein Publikumsmagnet, was für den Fortschritt der veganen Bewegung entscheidend ist. Holen Sie sich das Buch und helfen Sie ihr, die Welt zu verändern.

— Joshua Dan LaJaunie, veganer Athlet

Ich habe gesehen, wie Chef AJ mit ihrem Humor und ihrer Ehrlichkeit ein Publikum in Atem gehalten hat. Jetzt erzählt sie die Wahrheit noch einmal in ansprechender schriftlicher Form und erzählt die ultimative Geschichte der Überwindung der Nahrungsmittelsucht, die Sie dazu bringt, die Seiten umzublättern, ob Sie abnehmen möchten oder nicht.

— Miyoko Schinner, Unternehmer, Autorin, »Veganer Käse« und »Vegane Vorratskammer«

Ich traf Chef AJ, als sie zu einem Kochkurs kam, den ich vor langer Zeit mit meiner Frau Sanae Suzuki in unserem Haus gab. Sie war sehr begeistert und neugierig auf gesundes und leckeres Essen. Ihr neues Buch enthält über 100 Rezepte, die alle leicht zuzubereiten und teuflisch lecker sind, obwohl sie ohne Öl, Salz, Nüsse, Samen, Soja oder Gluten zubereitet werden. Wenn Sie sich gefragt haben, wie Veganismus neue Freude am Kochen und Essen bringen kann, suchen Sie nicht länger.

— Eric Lechasseur, veganer Koch, Autor, »Love, Eric cookbook«

Als Küchenchef, der sein Geld mit zucker-, öl- und salzfreiem Essen verdient, weiß ich aus erster Hand, wie schwierig es ist, es gut schmecken zu lassen. Chef AJ leistet einen wunderbaren Job, um dies zu erreichen. In diesem Buch finden Sie einen köstlichen Weg zum Abnehmen.

— Chef Ramses Bravo, Chefkoch TrueNorth, Health Center, Autor, »Bravo!«

Für die meisten von uns behindert eine bestimmte Emotion den Übergang von der Nahrungssucht zur lebenslangen gesunden Ernährung: Angst. Wir befürchten, dass gesundheitsfördernde Lebensmittel uns nicht befriedigen werden. Warum also die Mühe machen? Aber mit Chef AJs Ratgeber kann diese Angst ein für alle Mal beseitigt werden. Ihre köstlichen und kreativen Rezepte opfern nicht den Geschmack für Gesundheit und Gewichtsverlust. Ich bin ein echter Fan und empfehle Chef AJs Buch jedem, der bestrebt ist, seine Ernährung, sein Aussehen und sein Gefühl nachhaltig zu verändern.

— Cathy Fisher, Autorin, »Straight Up Food: Delicious and Easy Plant-based Cooking without Salt, Oil or Sugar«

Chef AJ ist eine leidenschaftliche und lebendige Pädagogin, deren Mission es ist, »gesunden Geschmack köstlich zu machen«. In ihrem neuen Buch erreicht AJ genau dies mit köstlichen Rezepten, die den Prinzipien der Kaloriendichte und ihren eigenen 10 Geboten für ultimativen Gewichtsverlust folgen. Die inspirierende Lebensgeschichte von Chef AJ und ihre einfachen und leicht zu befolgenden Ratschläge werden Ihr Leben für immer verändern.

— Dr. Rosane Oliveira, D.V.M, Außerordentliche Assistenzprofessorin für Public Health Sciences, University of California Davis School of Medicine, Founding Director, UC Davis Integrative Medicine

Weitere Titel im Unimedica Verlag

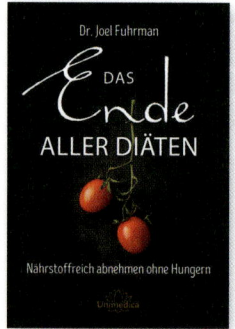

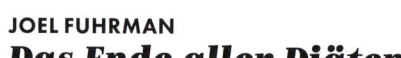

JOEL FUHRMAN
Das Ende aller Diäten
Nährstoffreich abnehmen ohne Hungern
416 Seiten, geb., € 24,–

Willkommen in einem Leben ohne Diäten. Dr. Fuhrman, renommierter Arzt und Bestsellerautor von EAT TO LIVE, weist den Weg aus dem Diätendschungel. Man muss keine Kalorien zählen, sich stark eiweißhaltig oder kohlenhydratarm ernähren, um abzunehmen. Keine Listen, keine Verbote, kein Hunger. Der Schlüssel zu nachhaltigem Erfolg ist, jene Lebensmittel zu sich zu nehmen, die eine besonders hohe Nährstoffdichte pro Kalorie haben. Der erfolgreiche Arzt erläutert, was es mit der Nährstoffdichte auf sich hat, welche Lebensmittel eine hohe Dichte aufweisen und warum diese für den Körper besonders wertvoll sind. Wer den Anteil jener Lebensmittel auf seinem Speiseplan erhöht, wird nachhaltig Pfunde verlieren, ohne Hunger zu leiden.

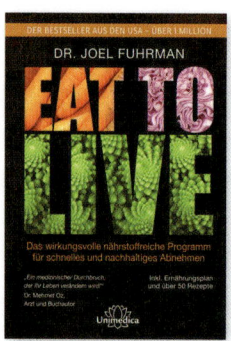

JOEL FUHRMAN
Eat to Live
Das wirkungsvolle, nährstoffreiche Programm für schnelles und nachhaltiges Abnehmen
432 Seiten, geb., € 24,80

EAT TO LIVE ist das Grundlagenwerk für gesunde Ernährung. Der amerikanische Erfolgsautor und Arzt Dr. Fuhrman stellt damit ein mächtiges Werkzeug zur Verfügung, um dauerhaft Gewicht zu verlieren und die Gesundheit wiederzuerlangen. In den USA ist es ein Dauerbrenner, über 1 Million verkaufte Bücher sprechen für sich. Joel Fuhrman zeigt, wie allein mit der richtigen Ernährung Bluthochdruck, Diabetes, Autoimmunkrankheiten, Migräne, Asthma und Allergien dauerhaft geheilt werden können. Mit seinem 6-Wochenplan kann man Heißhungerattacken und Verlangen nach Junkfood hinter sich lassen. Das Geheimnis liegt in der Nährstoffdichte, das bedeutet die Einnahme von viel nährstoffreicher Nahrung. Übergewichtige sind trotz Überernährung meistens damit unterversorgt. Das Buch revolutioniert unser Denken und unsere Essgewohnheiten.

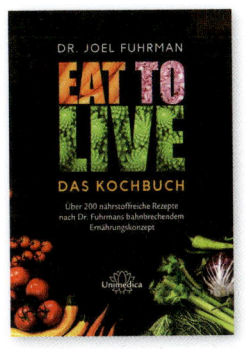

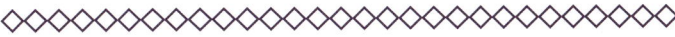

JOEL FUHRMAN
Eat to Live - **Das Kochbuch**
Über 200 nährstoffreiche Rezepte nach Dr. Fuhrmans bahnbrechendem Ernährungskonzept
448 Seiten, geb., € 34,–

EAT TO LIVE hat Millionen von Menschen dabei geholfen, abzunehmen und ihr Leben um kostbare und gesunde Jahre zu verlängern. Mit EAT TO LIVE – DAS KOCHBUCH ist eine gesunde Ernährung und ein fantastisches Lebensgefühl nun einfacher als je zuvor. Der weltweit renommierte Arzt Joel Fuhrman konnte bei über zehntausend Patienten mit seiner nährstoffreichen, vorwiegend pflanzlichen Ernährung eine Vielzahl von chronischen Krankheiten wie Bluthochdruck, Diabetes, Allergien, Asthma und Autoimmunkrankheiten heilen. In seinem Kochbuch präsentiert der erfolgreiche Arzt 200 köstliche und kerngesunde Rezepte.

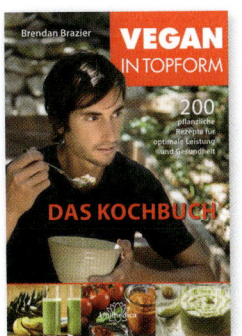

BRENDAN BRAZIER
Vegan in Topform - **Das Kochbuch**
200 pflanzliche Rezepte für optimale Leistung und Gesundheit
440 Seiten, geb., € 29,–

Nach dem überragenden Erfolg des Klassikers Vegan in Topform erschien nun auch Vegan in Topform – Das Kochbuch. Der berühmte Ironman-Triathlet Brendan Brazier hat aufgrund seiner jahrelangen Erfahrung die vegane Ernährung revolutioniert und für Sportler und Höchstleistungen optimiert. In seinem Werk zeigt der beliebte Sportler die Zusammenhänge zwischen Klimaschutz, tierischen und pflanzlichen Nährstoffen und benötigten Resourcen auf. Er belegt, dass ausgewogene pflanzliche Nahrung die beste Art von Gesundheitsvorsorge und nachhaltigem Umweltschutz ist.

Sein Kult-Kochbuch bietet 200 Rezepte für nährstoffreiche Gerichte, die leicht zuzubereiten sind und sich die Kraft von Superfoods wie Maca, Chia, Hanf und Chlorella zunutze machen. Dabei greift er nicht auf potentiell allergieauslösende Produkte wie Weizen, Hefe, Gluten, Soja und Mais zurück.

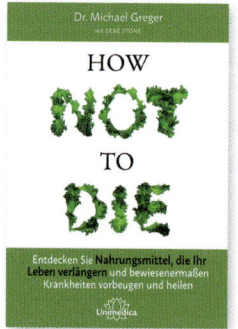

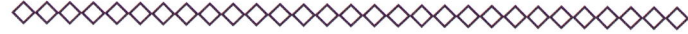

MICHAEL GREGER / GENE STONE
How Not To Die
Entdecken Sie Nahrungsmittel, die Ihr Leben verlängern und bewiesenermaßen Krankheiten vorbeugen und heilen
512 Seiten, geb., € 24,80

Die meisten aller frühzeitigen Todesfälle ließen sich verhindern – und zwar, so überraschend es klingen mag, durch einfache Änderungen der eigenen Lebens- und Ernährungsweise. Dr. Michael Greger, international renommierter Arzt, Ernährungswissenschaftler und Gründer des Online-Informationsportals Nutritionfacts.org, lüftet in seinem weltweit außergewöhnlich erfolgreichen Bestseller das am besten gehütete Geheimnis der Medizin: Wenn die Grundbedingungen stimmen, kann sich der menschliche Körper selbst heilen. In How Not To Die analysiert Greger die häufigsten 15 Todesursachen der westlichen Welt und erläutert, wie diese verhindert, in ihrer Entstehung aufgehalten oder sogar rückgängig gemacht werden können.

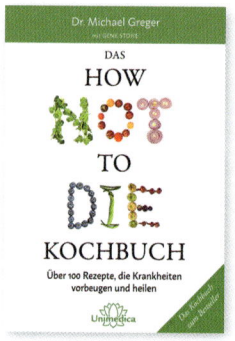

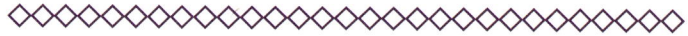

MICHAEL GREGER / GENE STONE
Das HOW NOT TO DIE Kochbuch
Über 100 Rezepte, die Krankheiten vorbeugen und heilen
272 Seiten, geb., € 29,–

Der Ernährungsguru, Arzt und begeisterte Wissenschaftsfreak Dr. Michael Greger hat dem Drängen Tausender Fans nachgegeben und ein Begleitkochbuch zu seinem internationalen Bestseller How Not To Die verfasst. Dieses ungeduldig erwartete Kochbuch enthält über 100 Rezepte für köstliche pflanzenbasierte Gerichte, die so gesund sind, dass sie Leben retten. Die verwendeten Zutaten basieren überwiegend auf dem „Täglichen Dutzend" – den Lebensmitteln und Energielieferanten, die am nährstoffreichsten sind und reichlich Abwehrstoffe enthalten. Einführend erläutert Dr. Greger die Gründe für seine ernährungswissenschaftliche Mission, geht auf die 15 häufigsten Todesursachen der westlichen Welt ein und verrät die beste Strategie, um diesen zu entkommen: eine vollwertige, pflanzenbasierte Ernährung. In diesem Buch finden Sie Rezepte für sämtliche Tageszeiten und Anlässe, von leckeren Ideen für Frühstück, Mittag- und Abendessen über Snacks für zwischendurch, Salate, Suppen und Beilagen bis hin zu Desserts oder Getränken.

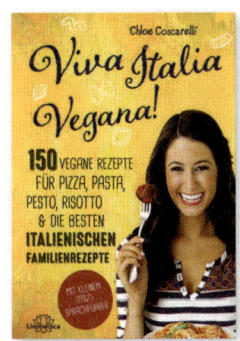

CHLOE COSCARELLI

Viva Italia Vegana!

150 vegane Rezepte für Pizza, Pasta, Pesto, Risotto & die besten italienischen Familienrezepte. Mit kleinem Italo-Sprachführer. 296 Seiten, geb., € 24,80

Als Shooting Star der kalifornischen veganen Küche verbindet Chloe Coscarelli den Genuss der klassischen „Cucina italiana" ihrer Urgroßmutter mit dem leichten Lebensgefühl der amerikanischen Westküste. 150 Rezepte für Antipasti, Bruschetta, Pasta, Pesto, Risotto, Gnocchi, Polenta – mit viel Gemüse, frischen Kräutern und raffinierten Tricks, die die üblichen Zutaten wie Parmesan und Carbonara schnell vergessen lassen. Dazu eine üppige Auswahl süßer Verführungen! Chloe Coscarelli ist eine Dessert-Künstlerin. Nicht umsonst ging sie als Siegerin aus den US „Cupcake Wars" hervor. Sämtliche Rezepte verzichten auf Milch und Eier, häufige Allergene bei Kindern und Erwachsenen – zu vielen gibt es gluten-, nuss- und sojafreie Variationen.

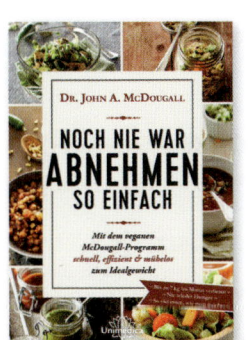

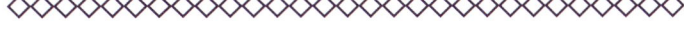

JOHN MCDOUGALL

Noch nie war Abnehmen so einfach

Mit dem veganen McDougall-Programm schnell, effizient und mühelos zum Idealgewicht – Bis zu 7 kg im Monat verlieren – Nie wieder Hunger - So viel essen, wie man möchte 392 Seiten, geb., € 24,80

Deutlich an Gewicht verlieren, so viel essen, wie Sie wollen, sich dabei gesund fühlen und auch noch großartig aussehen – alles nicht mehr als ein unerfüllbarer Traum? Dank diesem Bestseller des international renommierten Arztes und Ernährungsexperten Dr. John McDougall ist dieser Traum schon für Tausende Menschen Realität geworden. In seinem bahnbrechenden Buch präsentiert Dr. McDougall einen einfachen, leicht umsetzbaren Plan zum Abnehmen, der auf den neuesten wissenschaftlichen Informationen zu den Themen Ernährung, Stoffwechsel und Hunger basiert. Er beweist, wie wichtig Kohlenhydrate nicht nur zum Stillen des Hungers, sondern auch für die Gesundheit sind und wie Lebensmittel wie Hülsenfrüchte, Vollkornprodukte, Kartoffeln und Gemüse die Pfunde schmelzen lassen. Sie erfahren außerdem, welche Lebensmittel Sie zunehmen lassen, wie sich Alkohol- und Kaffeekonsum auf Ihr Gewicht auswirken.

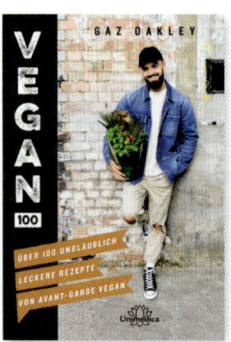

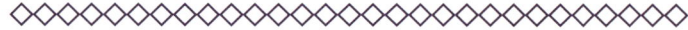

GAZ OAKLEY

Vegan 100

Über 100 unglaublich leckere Rezepte von Avant-Garde Vegan
224 Seiten, geb., € 24,80

Gaz Oakley ist der neue Shootingstar der veganen Szene – und das nicht nur in Großbritannien. Mit diesem Kochbuch mischt er die Küche ordentlich auf. Einfach alles ist möglich: Ob Comfort Foods wie Kentucky Fried Chick'n oder süße Verführungen wie Tiramisu – Gaz zeigt, dass die Welt der pflanzlichen Köstlichkeiten weder Grenzen noch Verzicht kennt. Innovativ, wunderschön in Szene gesetzt und einfach nachzukochen – VEGAN 100 ist für Foodies ein absolutes Muss! Schauen Sie sich auch Vegan Christmas von Gaz Oakley an.

„Gaz Oakley haucht mit seinem verwegenen Debüt dem pflanzenbasierten Kochen neues Leben ein. Seine fantastischen Rezepte sind einfach und gleichzeitig innovativ – ein grandioses Beispiel dafür, was die pflanzenbasierte Küche zu bieten hat."
– Publishers Weekly

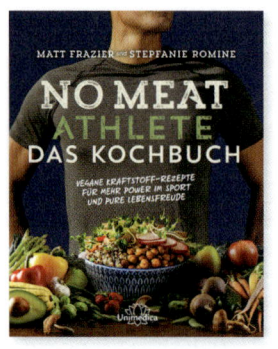

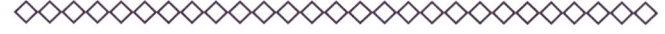

MATT FRAZIER / STEPFANIE ROMINE

No Meat Athlete – Das Kochbuch

Vegane Kraftstoff-Rezepte für mehr Power im Sport und pure Lebensfreude
312 Seiten, geb., € 24,80

Matt Frazier, passionierter Ultraläufer, Bestseller-Autor und bekannt als No Meat Athlete, hat sich eine riesige Fangemeinde begeisterter Läufer erobert, die ein gemeinsames Credo teilen: Mit einem pflanzenbasierten und nachhaltigen Lebensstil läuft es sich einfach besser! Schnellere Regeneration, Leistungssteigerung und ein höheres Energielevel sorgen für eine bessere Kondition, mehr Spaß beim Training und ein gesteigertes Wohlbefinden im Alltag. In seinem lang erwarteten Kochbuch präsentiert Frazier 150 vollwertige und vegane Rezepte, die das No Meat Athlete-Konzept praktisch umsetzen und sich schnell und einfach zubereiten lassen.

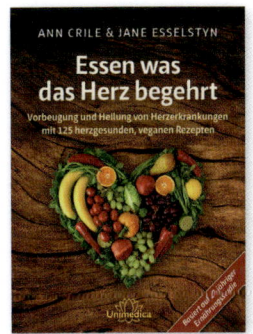

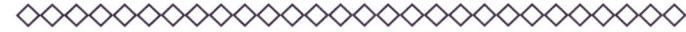

ANN CRILE ESSELSTYN / JANE ESSELSTYN

Essen was das Herz begehrt

Vorbeugung und Heilung von Herzerkrankungen
mit 125 herzgesunden veganen Rezepten.
264 Seiten, geb., € 29,–

Dr. Esselstyn ist einer der bekanntesten Ärzte weltweit, der auch schwerste Herzerkrankungen mit einer speziellen Ernährung heilen kann. In diesem beliebten Kochbuch werden 125 der bewährten Rezepte weitergegeben, die seine Frau und Tochter für viele dankbaren Patientinnen und Patienten entwickelt haben. Mit Dr. Esselstyns Ernährungskonzept lassen sich Herzerkrankungen vorbeugen, das Fortschreiten stoppen und die Folgen tatsächlich wieder rückgängig machen. Die Ernährung ist rein pflanzlich, sehr fettarm und äußerst nährstoffreich. Den Erfolg seines Ernährungskonzepts hat Esselstyn in mehreren Langzeitstudien beweisen können.

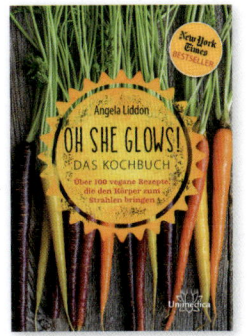

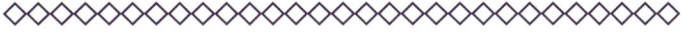

ANGELA LIDDON

Oh She Glows! Das Kochbuch

Über 100 vegane Rezepte, die den Körper
zum Strahlen bringen
344 Seiten, geb., € 29,–

„Angela Liddon weiß, dass die besten Köche nur mit den frischesten Zutaten arbeiten. Jedes einzelne Rezept in diesem fantastischen Kochbuch lässt einem das Wasser im Mund zusammenlaufen!" – Isa Chandra Moskovitz, Autorin von „Isa Does It" „So viele Rezepte, die ich unbedingt ausprobieren muss! Dieses Buch gehört in jede Küche!" – Sara Forte, Autorin von „The Sprouted Kitchen". Die Kanadierin Angela Liddon ist Autodidaktin in Sachen Kochen und Fotografie. Ihr kulinarisches Knowhow auf dem Gebiet der rein pflanzlichen Küche hat sie über viele Jahre hinweg bis ins Detail perfektioniert und dabei innovative und köstliche Rezepte entwickelt, die ihr eine treue Fangemeinde auf der ganzen Welt eingebracht haben. Dabei blickt sie selbst auf eine bewegte persönliche Geschichte zurück. Bevor sie mit ihrem Blog erfolgreich wurde, kämpfte Angela Liddon selbst mehr als zehn Jahre lang mit einer Essstörung.

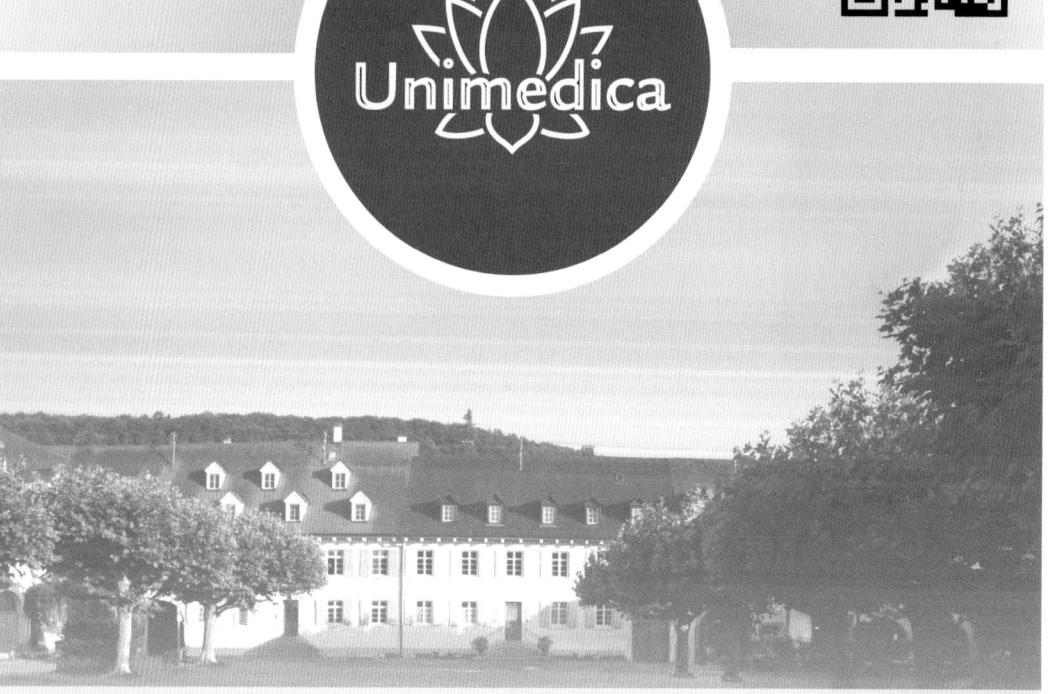